間接法による吃音訓練

自然で無意識な発話への遡及的アプローチ
―環境調整法・年表方式のメンタルリハーサル法―

都筑 澄夫 編著

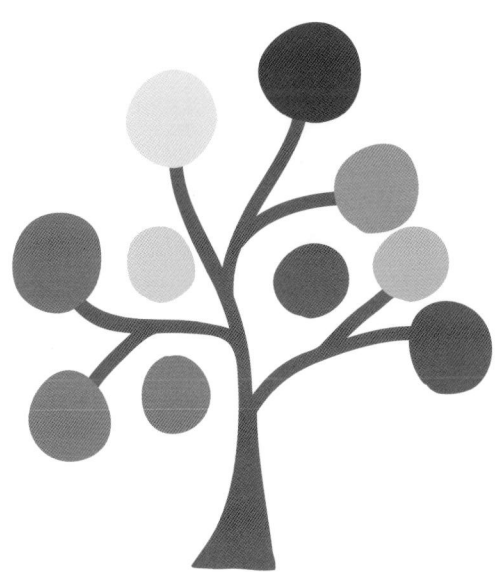

三輪書店

執筆者一覧

【編著】　都筑澄夫　　都筑吃音相談室 代表　言語聴覚士

【執筆】　都筑澄夫　　同上（第1章～第3章，第4章〈4-1～4-4, 4-9〉，第5章，第7章〈7-2～7-6〉，第9章）
　　　　　池田泰子　　目白大学耳科学研究所クリニック　言語聴覚士（第7章〈7-1〉）
　　　　　宇都宮由美　新宿ボイスクリニック　言語聴覚士（第6章）
　　　　　荻野亜希子　東京大学医学部附属病院リハビリテーション部　言語聴覚士（第4章〈4-10〉）
　　　　　小内仁子　　新宿ボイスクリニック　言語聴覚士（第8章）
　　　　　塩見将志　　川崎医療福祉大学リハビリテーション学部言語聴覚療法学科 教授　言語聴覚士（第4章〈4-5～4-8〉）
　　　　　島屋敷英修　鹿児島第一医療リハビリ専門学校言語聴覚学科 専任教員　言語聴覚士（第10章）

　　　　　　　　　　　　　　　　　　　　　　　　　　　　　　　　　　（　）内執筆担当

はじめに

　本書は吃音臨床に携わる臨床家のための本として，幼児から成人まで一貫した考え方に基づく間接法による吃音の指導・訓練法の考え方を知ってもらうねらいで作成しました．内容としては『自然で無意識な発話への遡及的アプローチ（RASS）』，およびこのアプローチの中にあり幼児から学童低学年にまで単独でつかえる「環境調整法」と吃音が進展した学童から成人までに適用できる「年表方式のメンタルリハーサル法」の基礎理論を詳述しました．

　本間接法は【健常者と同じ自然な発話や発話努力の必要がない無意識な発話，肯定的な感情・情動反応の増大，吃音への否定的価値観からの脱却，肯定的自己認識の回復】について一体的に対応するアプローチです．したがって，日常生活のさまざまな発話条件から発話を分離して練習したり，発話技術を使い意図的な発話操作をしてブロックを抑え込もうとして発話症状と格闘し続けたり，発話を否定的な感情・情動反応とは別に対応する方法とは逆のアプローチです．

　「自然で無意識な発話への遡及的アプローチ」とは，対象者が学童から成人の範囲では幼児期の吃音悪化要因にまで遡って対応することと，吃音の悪化により「吃ることが恥ずかしく，辛く，発話回避や場面回避」にまで進んでしまった段階から，進展段階を遡り正常域まで達することを意図したアプローチです．この遡る過程で，吃音に由来する否定的自己認識が肯定的自己認識に変わり，吃音に対する恥ずかしさ・辛さなどの悩みが減少したりなくなったりします．並行して「話す時に意図的操作をしなければならない煩わしさや，吃音のことを日々気に掛けざるをえない状態」から解放されて，楽になっていきます．発話症状も同様に軽減・改善していきます．幼児の環境調整では第2層，第1層から正常域に戻ろうとします．

　吃音が進展した吃音児者は，「とりあえず目の前の場面を切り抜けたい」との思いで，訓練法に速効性を求める方が多くいますが，RASSは目の前の問題への対応ではなく，生活者という長期的な視点で吃音に対応するものです．

　RASSの吃音臨床は収集すべき情報が多く，その評価は臨床において重要な位置を占めます．本書ではRASSで臨床を始めようとする臨床家にとって対象者の情報の評価と対応がしやすくなるように，吃音質問紙の項目別に基本的な評価内容と対応の方向性を示してあります．

　本書の考え方はすでに吃音臨床に携わっている臨床家にとっては，従来の直接法とは全く逆の考え方に基づいていることに驚くかもしれません．しかし表面的なテクニックだけではなく基本的な考え方まで理解して臨床を行うのであれば，これから間接法で吃音臨床に携わる臨床家にとって，きっと大きな力になるものと考えています．また本理論での実践は先達の指導を受けながら実施していくことが望ましいと考えます．

なお，年表方式のメンタルリハーサル法にも実施するうえで注意しなければならない条件があります．本訓練法の臨床テクニックを表面的にまたは部分的に抜き出して実施したり，同一の吃音児者に直接法と同時に使ったりすると，効果の低下や吃音の悪化を招く恐れがあります．なお，吃音をもつご本人がこの本を手にして，この訓練法で訓練をしたいと思った場合は独自に実施することはせずに，間接法ができる臨床家を訪ねてください．

2015 年 7 月
編　者

Contents

はじめに　iii

第1章　吃音の基本的事項

1-1 吃音症状の発生は頭の中 …………………………………………………………… 2
　　　話すってどんなこと？　2

1-2 発話は考え・思考内容の伝達が目的 ……………………………………………… 4
　　　1）健常者の発話行動　4　／　2）吃音者と健常者の発話行動の相違　5

1-3 吃音の症状の種類，行動，否定的情動反応 ……………………………………… 6
　　　1）吃音児者に生じる問題　6　／　自己の意思とは無関係に生じる症状　6　／
　　　3）二次的症状　7　／　4）考え方　10

1-4 吃音の進展 ………………………………………………………………………… 10
　　　1）吃音の進展　10　／　2）進展段階を臨床で用いる目的　10　／
　　　3）吃音の症状の積み重ね　12　／　4）進展段階の鑑別　12　／　5）進展段階の特徴　12

1-5 否定的価値観と苦悩 ……………………………………………………………… 19

1-6 悪循環と健常者の発話行動の相違 ……………………………………………… 20

1-7 吃音の悪化要因とその積み重ね ………………………………………………… 23
　　　1）吃音の悪化要因（改善阻害要因）　23　／　悪化要因（改善阻害要因）の積み重ね　24

第2章　間接法での吃音への対応

2-1 吃音治療における直接法・間接法とは ………………………………………… 30

2-2 間接法であるRASSの適用 ……………………………………………………… 30
　　　1）間接法（RASS）の適している年齢区分　30　／　2）間接法（RASS）での発話への対応　30　／
　　　3）間接法（RASS）での感情・情動面（不安・恐怖感）への対応　30　／
　　　4）吃音悪化要因への対応　32　／　5）考え方・行動面　32

2-3 間接法（RASS）が焦点をあてる発話 …………………………………………… 32
　　　1）吃音児者の発話には吃っている発話と，正常な発話の両方が存在　32　／
　　　2）発話行動への注目の違いが訓練法に与える影響　33

2-4 症状の抑制の枠組みとその枠組みからの離脱 ………………………………… 34
　　　1）症状の抑制の枠組みとその枠組みからの離脱　34　／
　　　2）症状の抑制の枠組みの中で闘うことの不利益　34

2-5 環境の内容 ………………………………………………………………………… 35

1）外的環境と内的環境　35　／　2）環境の調整　36　／　3）環境の評価対象　37

第3章　自然で無意識な発話への遡及的アプローチ〔Retrospective Approach to Spontaneous Speech（RASS）〕

3-1　自然で無意識な発話への遡及的アプローチ（RASS）とは ……………………… *42*

3-2　遡及する理由 ……………………………………………………………………… *42*
　　　1）進展段階を正常域まで遡る　42　／　2）過去の吃音悪化要因まで遡る　42

3-3　RASSでの軽減・改善過程について ……………………………………………… *43*
　　　1）学童の場合　43　／　2）中学生以降の場合　43　／
　　　3）M・R法での発話，情動的問題，吃音への否定的価値観の軽減・改善過程　44

3-4　M・R法で現実的に到達可能なレベル …………………………………………… *47*
　　　1）M・R法での到達可能レベルと進展段階　47

3-5　M・R法と直接法での改善の相違 ………………………………………………… *52*

3-6　認知行動療法の吃音治療への適用とM・R法との相違点 ……………………… *53*

3-7　RASSで目指す自然で無意識な発話 ……………………………………………… *54*
　　　1）自然で無意識な発話過程は自動化された過程　54　／　2）自然な発話とは　54

第4章　環境調整法

4-1　環境調整法のねらい ……………………………………………………………… *58*
　　　1）環境調整法とは　58　／　2）RASSにおける環境調整法のねらい　58

4-2　環境調整法の導入時期 …………………………………………………………… *59*
　　　1）環境依存性が強い時期　59　／　2）悪化要因が少ない時期に介入　59　／
　　　3）環境の調整のしやすい時期に使用　59

4-3　環境の調整の大枠 ………………………………………………………………… *60*

4-4　感情・情動，意思，発話・行動の表出のねらい ……………………………… *61*

4-5　言語環境と養育環境の調整 ……………………………………………………… *62*
　　　1）環境調整法での基本　62　／　2）言語環境の調整　63　／　3）養育環境の調整　63

4-6　環境調整中の評価項目の詳細 …………………………………………………… *65*
　　　1）感情・情動の状態の評価　65　／　2）環境側の評価　68　／　3）発話の評価　72

4-7　環境調整でねらう対象児の行動の変化 ………………………………………… *74*
　　　1）家庭内での変化　75　／　2）友達への対応の変化　77　／
　　　3）同級生，園，学校生活での変化　77　／　4）周囲からの心理的圧力と本人の能力との関係　77

4-8　進展段階と環境調整法の適応範囲 ……………………………………………… *80*

4-9　環境調整法での改善率 …………………………………………………………… *81*

4-10　環境調整法の実施 ……………………………………………………………… *81*
　　　1）環境調整法の臨床の流れ　81　／　環境調整法の概要　83　／

  3) 初期の臨床で出現する行動の流れ　83　／　4) 問題発生時の対応　85　／
  5) 観察・聴取のポイント　85　／　6) 評価とフィードバック　86

第5章　年表方式のメンタルリハーサル法（M・R法）

5-1　RASSと年表方式のメンタルリハーサル法との関係 …………………………… 90
5-2　年表方式のメンタルリハーサル法の基本的事項 ……………………………… 90
  1) 年表方式のメンタルリハーサル法の大枠　90　／
  2) 獲得すべき能力，取り除くべき事項，防止する基本的事項　91　／
  3) M・R法での実施内容と禁止事項　92

第6章　臨床のすすめ

6-1　吃音臨床の流れ ……………………………………………………………………… 106
6-2　初回面接 ……………………………………………………………………………… 106
  1) 基本情報の収集　106　／　2) 発話症状の評価　107　／　3) 学童での知的発達の側面　107　／
  4) 親と対象児の行動の観察　107　／　5) 初回面接でのスクリーニング　108　／
  6) 吃音の現状の評価　109　／　7) 吃音質問紙の実施　109　／　8) 対応方法の決定　112　／
  9) 吃音の症状の説明　113　／　10) 進展段階の説明　113　／　11) 訓練方針の説明　116　／
  12) 今後のスケジュールの提示　120
6-3　面接第2回以降 ……………………………………………………………………… 121

第7章　情報収集と情報分析時の着眼点

7-1　吃音質問紙による情報収集 ………………………………………………………… 124
  1) 吃音質問紙の概要　124　／　2) 基本情報の収集　124　／
  3) 注目，意図的操作，工夫の状況　124　／　4) トラック1〜4　127　／
  5) 言語環境，養育環境，対人行動，本人の規範性，園，吃音以外の問題　127　／
  6) 日常生活場面での行動，発話　131
7-2　情報分析時の着眼点 ………………………………………………………………… 133
7-3　発話・行動場面の条件 ……………………………………………………………… 133
7-4　相手・周囲の者の行動 ……………………………………………………………… 135
  1) 異質性（異常性）への注目　135　／　2) 発話症状への否定的価値観　135　／
  3) 症状の拒否　135　／　4) 拒否行動・規制の内容　135
7-5　吃音児者の内的状態と行動 ………………………………………………………… 136
  1) 肯定的情動反応の状態　136　／　2) 個々の事項で受容された経験の不足　136　／
  3) 受容された経験の不足　137　／　4) 発話症状への否定的価値観　137　／
  5) 異常性への注目と症状の否定的評価　137　／　6) 本人の行動　137　／
  7) Van Riperの吃音悪化要因との関係　137
7-6　基本的情動の問題 …………………………………………………………………… 138
  分析例1　138
  分析例2　139

第8章　M・R法の実施

8-1 **M・R法の臨床の流れ** …………………………………………………………… *144*
　　1) M・R法の臨床の流れ　144

8-2 **M・R法の実施** ………………………………………………………………… *147*
　　1) 情報収集　147　／　2) 訓練で実施すること・考え方の説明　150　／
　　3) 日常生活で実施すること　153　／　4) リラクセーションと中性イメージの想起　155　／
　　5) 対立内容の導入　158　／　6) M・R実施上の注意点　161　／
　　7) M・Rの実施状況の確認　164

第9章　吃音質問紙の項目の基本的解説と対応

Ⅰ　**言語環境** ……………………………………………………………………………… *166*
　　1. 発話の干渉　166　／　2. 言語的要求水準　173　／
　　3. 親からの話しかけ方　173　／　4. 聴き方（本人の発話行動への親の対応）　175　／
　　5. 本人の発話量　178

Ⅱ　**養育環境** ……………………………………………………………………………… *178*
　　1. 幼児教育　178　／　2. 躾　182　／
　　3. 親同士，親子関係　187　／　4. 対象児の対人行動　201　／
　　5. 本人の性格（自己判断）　209　／　6. 幼稚園，保育園での行動　209

Ⅲ　**吃音以外の問題** ……………………………………………………………………… *210*
　　1. 特定の行動または心理的不安　210　／　2. 登園拒否，不登校　211　／
　　3. 発達の問題　214　／　4. 他特記事項　216

Ⅳ　**語音，発話等への注目や工夫** ……………………………………………………… *217*

Ⅴ　**現在，または過去の発話症状の有無** ……………………………………………… *217*

Ⅵ　**友達，学校，職場の自宅以外の場面での発話** …………………………………… *217*

Ⅶ　**吃音以外** ……………………………………………………………………………… *217*

第10章　事例

　　1. 対象児の基本情報　220
　　2. 幼児期の言語環境と養育環境の評価　221
　　3. 語音，発話等への注目や工夫の評価　221
　　4. 訓練方針　221
　　5. 訓練経過　223
　　　1) 臨床の期間，間隔，回数　223　／　2) 対立内容導入の順番の大枠　223　／
　　　3) 日常生活場面での変化　223　／　4) 訓練経過日数と対立内容数と日常生活場面での変化　224　／
　　　5) 身体的反応　225　／　6) 回避，意図的発話，注目での変化　225　／
　　　7) 面接ごとの対立内容の内容　226
　　6. 日常生活場面の恐れと行動の状態と発話の状態の推移　232
　　【付表】リラクセーションの口頭指示例　236

　　文献　235
　　索引　238

第 1 章　吃音の基本的事項

1-1　吃音症状の発生は頭の中

1-2　発話は考え・思考内容の伝達が目的

1-3　吃音の症状の種類，行動，否定的情動反応

1-4　吃音の進展

1-5　否定的価値観と苦悩

1-6　悪循環と健常者の発話行動の相違

1-7　吃音の悪化要因とその積み重ね

1-1 吃音症状の発生は頭の中

話すってどんなこと？

今の天候を言ってください．
①声を出して「雨」あるいは「晴れ」と言った場合は話したと判断するでしょう．
②声を出さないで，構音器官も動かさないで，呼吸も止めて，頭の中で「雨」あるいは「晴れ」と言ってください．頭の中で言えることを確認できます．でも音声は生じていませんので，他の人には聞こえません．この場合は話していないと思うでしょう．

①は言語外→言語→発話→構音→音声の発生で，②は言語外→言語→発話の段階までで終わりました．②は構音しないので音声は出ていません．しかし両方共に発話の段階まで働き，話したのです．話すことと構音することは別の機能です．

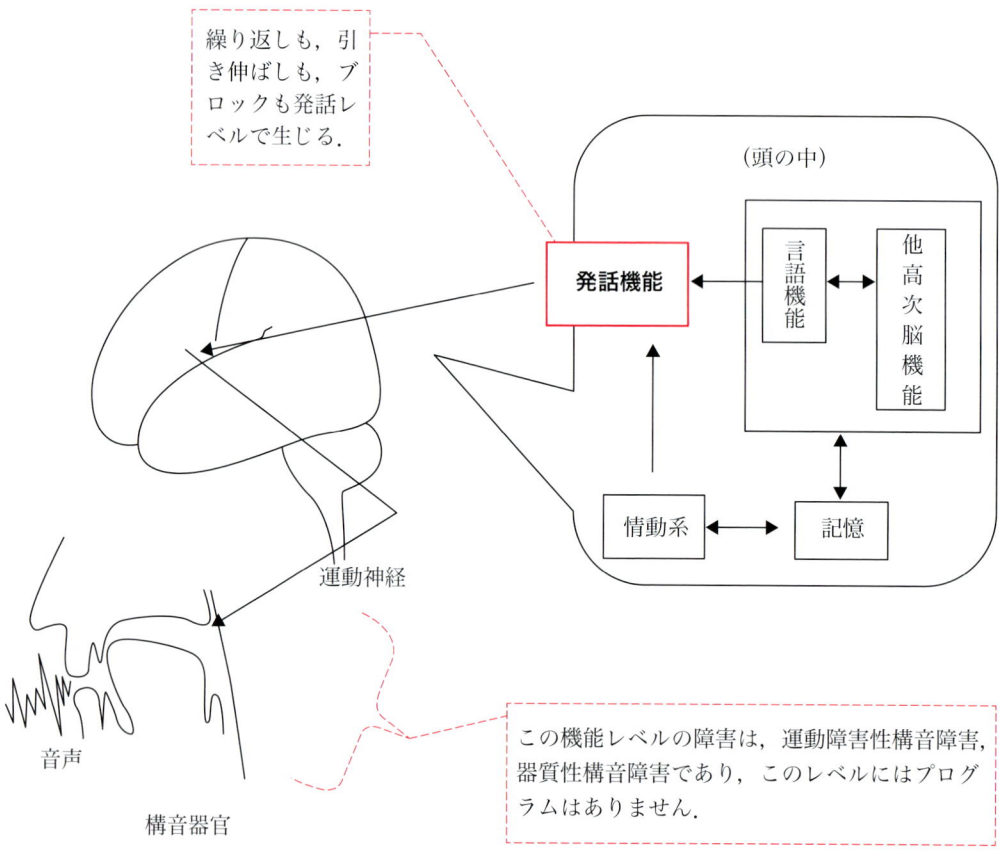

繰り返しも，引き伸ばしも，ブロックも発話レベルで生じる．

この機能レベルの障害は，運動障害性構音障害，器質性構音障害であり，このレベルにはプログラムはありません．

＊本書では構音障害を中心前回から末梢の器官までで起こる構音の問題と定義しています．

吃音の発話症状は発話の段階で生じます．つまり頭の中で生じています．
　広義の言語障害には狭義の言語障害，発話障害，構音障害が含まれますが，本書では吃音は構音障害ではなく発話障害であるとの立場をとります（📌1）．吃音の発話症状はこの発話機能のレベルで生じます（📌2）．吃音の進展段階の第4層の吃音者がブロックを恐れ，言えるか言えないかを確かめるために声を出さないで頭の中で一度話し，ブロック（📌3）したら言うのをやめ，言えると判断した時には声を出して言う行動（構音）は珍しくはありません．このように話すという行動と話した結果は頭の中で生じています．したがって吃音の発話症状も頭の中で生じていると考えています．末梢の構音器官で吃っているわけではありません．PETやfMRIによるブレインイメージングでの研究で，吃った時の脳活動は流暢に話した時の脳活動とは異なっているという知見からも，発話症状は頭の中で発生しているといえるのです[1]．したがって頭の中で症状が発生していれば，意図的操作を使い発話症状を隠し，症状が外に出なくても吃っているとする立場をとります（📌4）．
　なお，吃音者は不安や恐怖心（情動の否定的反応）が湧くと吃りやすく，反対に安心している場面では流暢に話せる場合が多くあります．このように吃音者の

MEMO 1　吃音は発話機能レベルの問題？　運動神経レベルの問題？　構音器官の問題？
吃音の中核症状は発話機能レベルで生じます．運動神経レベルの損傷では運動障害性構音障害，構音器官の一部欠損では器質性構音障害が生じます．

MEMO 2　本書ではモータースピーチ（motor speech）の用語を用いない．
この用語は本書でいう発話と構音の両方を含んでいる広い概念ですが，本書では吃音は構音障害ではなく発話障害である，という立場をとっています．この用語を用いて，ある時は中枢の機能である発話機能のことを指し，またある時は末梢の事項である構音や構音運動について述べることを避けるため，本書では用いないこととしています．

MEMO 3　ブロックとは
ブロックは「構音運動の停止」です．音声言語医学会の吃音検査法〈試案Ⅰ〉吃音症状分類では「発語運動企画がありながら，音声化直前に構音運動を停止させてしまったとき，停止の瞬間から停止持続終了までを採取，停止の瞬間が明確で，目的音は音声化されていないこととする．」とされています．

MEMO 4　ブロックを隠しても吃っている．
第4層の吃音者は，頭の中で一度言ってみて，頭の中で吃ると構音するのを止め，再度発話技術を使ってブロックを生じさせないようにして，構音します．ブロックが外に出ないと吃っていないと思いがちです．しかし頭の中で症状が発生していれば吃っているのです．

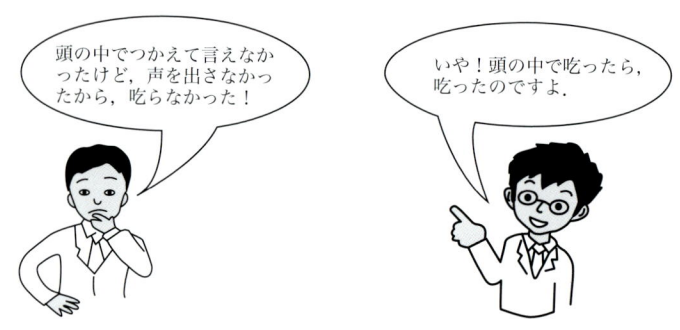

発話行動は情動系からの影響を強く受けています．

1-2 発話は考え・思考内容の伝達が目的

1）健常者の発話行動

　　健常者は思考内容だけが念頭にあり，コミュニケーションにおいて思考内容の表出行動自体については意識していません．思考内容を表出すべきか否かの判断は発話機能の役割ではなく，別の機能である判断力によってなされます．

　　健常者は発話に対しても構音に対しても意図的な行為は何もせず，「**無意識のうちに自然な発話を遂行した結果が生じて**」伝わっている状態を達成しています（図 1-1）．

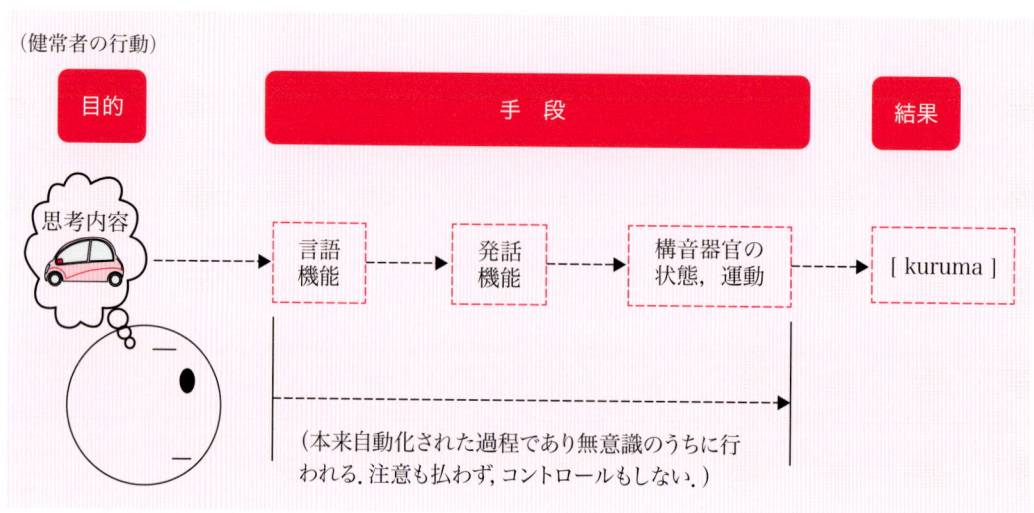

図 1-1　健常者の発話行動

4

> **MEMO** "健常者"の用語の使用について
>
> 本書で述べる訓練法では，吃音は発話障害であるとの立場をとっています．本方法で目標とする発話や行動は，吃音をもたないまたは吃音が無いという範囲だけでなく，他の発話障害である発語失行や早口症等によるものも除外したものであり，全く問題が無い発話です．"吃音をもたない人の発話"または"非吃音者の発話"の言い方では表し得ません．そしてこの"全く問題が無い発話"を実行する発話行動においても"吃音をもたない人の発話行動"では表し得ないものです．したがって，"健常者"の用語を用いています．

2) 吃音者と健常者の発話行動の相違

　　　　第3〜4層の吃音者は，話そうと意図しなければ話す行動が生じないから話さないことになり，相手には自分の考えが伝わらないと考えます．したがって，発話の表現形式にも気をつかいながら思考内容を言語表現に変換し，特定の語音や語句を話せるかブロックするかをチェックし，ブロックを予測すれば他の語句に

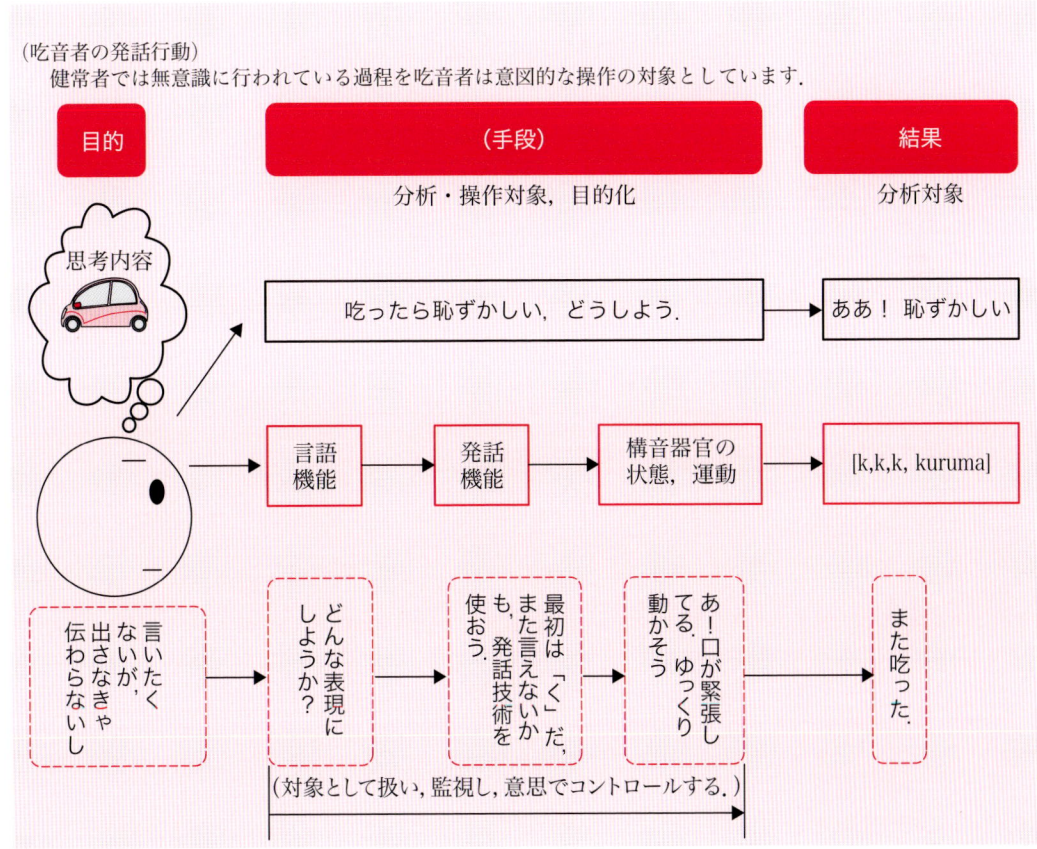

図1-2　吃音者の発話行動

替えることがあります．発話（語音，語，文）の表出自体を意図し，いろいろな発話技術を使ってブロックしないように発話を操作します．不安や恐怖を感じており，いろいろな動作をして逃れようと試みます．これらの操作行動により一時的にはよいのですが，結果的には不安が増大します．同時に自己の身体や構音器官の緊張にも注意を払い，この緊張からも脱出しようとします．そして構音器官の運動をチェックしながら構音をコントロールします．構音をした後には「ブロックせずにうまく言えた，言えなかった」とその結果に注目し分析し，もしブロックした時には自己を否定的に評価して，嫌な感情に浸ることになるのです（図1-2）．

1-3 吃音の症状の種類，行動，否定的情動反応

1）吃音児者に生じる問題

　吃音の症状は自分の意思とは無関係に生じる「繰り返し」「引き伸ばし」「ブロック」といった発話症状が中核症状です．そして身体運動で現れる随伴症状，吃音者が自分の意思で行う解除反応などの発話の意図的操作や回避行動などの二次的症状があります．さらに，感情・情動の問題や考え方にまで悪影響が及びます．

　したがって吃音を評価する時には発話症状だけでなく，随伴症状や身体的過緊張などの身体症状，吃音に対する考え方や吃音を持つ自己に対する考え方，それらの考え方によって引き起こされる行動，そして感情・情動の問題をも訓練の対象として評価していく必要があります（図1-3）．

　また，吃音の発話症状（中核症状），随伴症状，二次的症状等は吃音者の意思によるものか，あるいは意思とは無関係に生じているものかにより，分けて捉える必要があります．

2）自己の意思とは無関係に生じる症状

①中核症状

　「音節や語の部分の繰り返し」「引き伸ばし」「ブロック（阻止）」の三つの発話症状が吃音の中核症状です．「音節や語の部分の繰り返し」は単音や音節，語の部分を繰り返す発話症状です．「引き伸ばし」は子音や母音を引き伸ばす発話症状です．「ブロック」は構音器官の一部が固着し，構音運動が停止する症状です（表1-1，8頁）．

②随伴症状

　随伴症状は発話行動に伴い四肢，体幹，顔面，頸部に現れる身体運動です．発話行動がない時は現れません．そして随伴症状は中核症状に含まれませんが，自

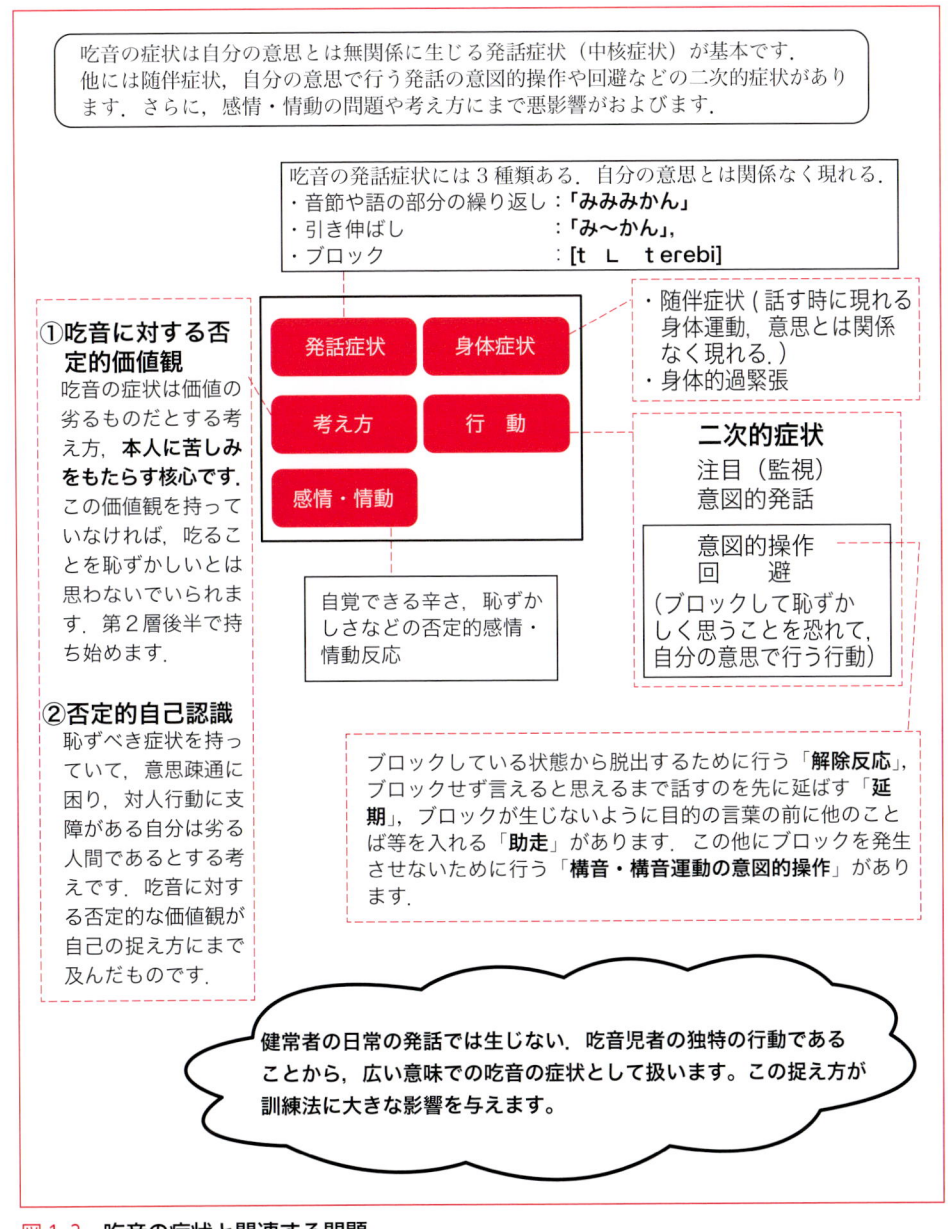

図1-3 吃音の症状と関連する問題

己の意思とは無関係に現れます．

3) 二次的症状

二次的症状とは「吃音に対する否定的価値観」により，ブロック（この価値観が生じる以前から現れていた）を否定的に評価し，発話の意図的操作を行い，ブロックから逃れる行動です．この行動がやがて吃音を第4層の段階まで進展させ，本人を苦しめる結果を招き，QOLに悪影響を及ぼします．注目（監視），意図的発

表1-1 症状，行動，感情・情動，考え方の一覧表

発話症状	中核症状	＊音節や語の部分の繰り返し	音や音節の反復	（例）「みみみかん」	自分の意思とは無関係に生じる発話症状
		＊引き伸ばし	子音部・母音部またはモーラの不自然な伸び	（例）「み〜かん」	
		＊ブロック	構音運動の停止	[t └ terebi]	
身体症状	随伴症状	話す時に現れる身体運動	正常な発語に必要とされる以上の身体運動		
行動	二次的症状	注目（監視）	語音，発話，身体の状態，発話の結果等への注目		ブロックを恐れて，発話技術を使い，自分の意思でブロックを抑え込もうとしてとる行動
		意図的発話	意図して言葉を出そうとする行動		
		意図的操作	＊解除反応		
			＊助走		
			＊延期		
			その他		
		回避	発話や場面を避ける行動		ブロックして恥ずかしい思いをしないように話すことや話す場面に入ることを避ける行動
感情・情動	（顕在性）否定的情動反応		（自覚できる）辛い，悲しいなどの感情・情動反応		
考え方	吃音に対する否定的価値観		吃音の症状は価値の劣るものだとする考え		
	否定的自己認識		自分は価値の劣る人間だとする考え		
健常者にも見られるもの	＊語句の繰り返し		語・句以上のまとまりの反復で，強調や感動の表現でないもの	これはこれはぼうし	この枠内のものは健常者にも認められるもので，吃音の症状ではないが，上記の意図的操作の方法として用いた場合には，二次的症状と評価される．
	＊言い直し		助詞等の変更を伴って既発分節の修正・反復	おんなのこを　いやおんなのこのあそんでる	
	＊挿入		文脈からはずれた意味上不要な語音・語・句の挿入	えーと，あのー	
	＊中止		語・分節または句が未完結に終わる	い｜　あの　いしに	
	＊間		語句間の不自然な間	たいようの＿＿ばんに	

（＊印：赤星俊，小沢恵美，国島喜久夫，他：吃音検査法〈試案1〉について，音声言語医学，22，194-208，1981より）[2]

話，意図的操作，回避があります．

①語音，言葉や自己の発話への注目（監視）

語音，言葉，自己の発話の状態や結果を過剰に気にして，監視する行動です．

この行動は進展段階の第2層後半で出現します．第3層で意図的な発話技術を使い始めますが，この段階になると，発話だけでなく不安などの心理的状態や構音器官や身体の緊張，構音運動の状態に対しても注目し始めます．

②言葉の表出自体を意図する行動（意図的発話）

言葉は意識して表出するものだとの誤解から，言葉の表出自体を意図し，表出行動自体を目的とする行動です．

③意図的操作

意図的操作とはブロックを恐れ，発話技術を使い，自己の意思で発話を意図的に操作し，ブロックを抑え込んだり頭の中では発生していても外に出ないようにする行動です〔吃音質問紙（本書非掲載）pp21-22参照〕．

④回避

回避行動の一つである発話回避はブロックして恥ずかしい思いをしたくないと

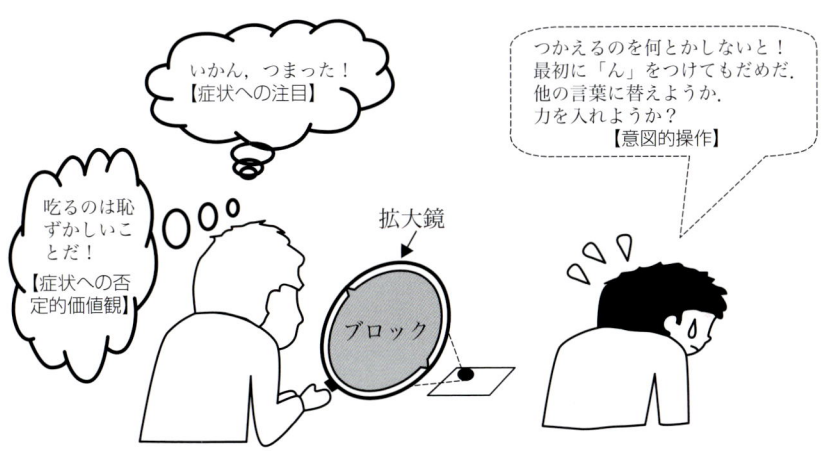

図1-4 症状への否定的価値観と注目と意図的操作

MEMO 本書での発話回避とは

発話回避の内容についてはいくつかのことが考えられます．想起した語，または文を話そうとするとブロックするであろうと瞬時に判断し，対象の語や文を表出することを避けて，意図的に他の語へ変えたり（語の置き換え），表現方法を変えたりして発話する場合があります．第3層で出現するこの行動を"対象の語または文の表出の回避"と捉える考え方もありますが，この場合には発話行動自体は発生しています．さらに第4層に進むと表出対象とした語を含め，語の置き換えや意図的に変えた表現であれ，話す行動自体をほぼやめてしまう状態が生じます．したがって，広い意味では回避は連続的であり，対象とする発話（一回の発話）で，語を置き換えたり表現を変えたりするが発話行動自体がある状態から，発話行動はゼロではないが短い返答だけの場合，さらには発話行動がない場合まで幅があります．本書では一言の返答だけの場合以降を発話回避と定義しています．

考え，話さないでその場をやり過ごす行動です．症状がさらに重くなると場面回避が生じます．

4) 考え方

①吃音に対する否定的価値観

吃音に対する否定的価値観は中核症状（特にブロック）の異質性に注目し，好ましくないものとして捉える価値判断が生じ，あってはならないものとして否定し，拒否する考え方です（図 1-4）．

②否定的自己認識

吃音に対する否定的価値観をもち，自己に対しても否定的評価を行い，自分はだめな者であると考えることをさします．このような認識が生まれる背景には何年にもわたって発話における失敗を繰り返すなかで，吃音や自己の否定的側面に注目する行動が習慣化してしまうということがあります．

1-4 吃音の進展

吃音の各進展段階で出現する特徴を判断し，進展段階を吃音訓練の地図として用います．

1) 吃音の進展

吃音は進展したり戻ったりします．多くの場合に，第 1 層から始まり，第 1 層から正常域に戻って自然に治癒する場合や，第 1 層と第 2 層の間を行ったり戻ったりしながら第 1 層に戻りさらに自然に治っていく場合があります．しかし数年の内に第 2 層から第 3 層に進み，さらに数年をへて第 4 層にまで達する場合もあります．第 4 層にまで進むと自然治癒は望めません（表 1-2）．

2) 進展段階を臨床で用いる目的

①吃音児者のもつ症状や行動などの把握

吃音は進展するに従い症状の種類が増え，複雑になります．進展段階を用いるのは，発話症状だけでなく各進展段階で生じる吃音の自覚や，発話等への注目，意図的発話，発話や構音運動の意図的操作や回避の出現状況を判断するためです．さらに進展段階に応じた意思疎通のための行動の状態，感情・情動の問題，吃音をもつ自己の捉え方を臨床家が把握するためです．

表1-2 進展段階（筆者，一部改変）

中核症状（第2層までに出そろう）

吃音の自覚の有無と感情・情動の関係、吃音を本人がどう捉えるか、どのような行動が現れるかの判断基準となる．

	吃音症状	変動性（波）	自覚および情緒性反応				苦悩
			吃音の自覚	感情・情動	認知	行動	
第1層	・音節や語の部分の繰り返し ・引き伸ばし	・一過性に吃る ・変動性が大きい	なし	（顕在性の反応はない、**恥ずかしくはない**）		・すべての場面で自由に話す ・まれに瞬間的なもがきあり	なし
第2層	・ブロック（阻止） ・随伴症状	・慢性化 ・一時的な消失あり	あり	（顕在性の反応はない、**恥ずかしくはない**）	・吃音者であると思っている ・吃音への否定的価値観	自由に話す（発話等への注目出現）	なし
第3層	・回避以外の症状が出そろう ・解除反応、助走、延期を巧みに使う ・意図的な語の置き換え	・慢性的	あり	吃音に憤り、いらだち、嫌悪感、フラストレーションをもつ（**恥ずかしさがあり**）	欠点、問題として把握する	（意図的操作をしてその場を切り抜けようと努力する）	あり
第4層	・回避が加わる ・解除反応、助走、延期、回避を十分発展させる	・慢性的	あり	強い情緒性反応（**恥ずかしさが強くあり**）	深刻な個人的問題とみなす	特定場面回避	強くあり

軽減 ↑ ↓ 悪化

＊網掛けした欄は筆者の加筆

二次的症状

症状の出現・消失期間の状態も進展・改善状況の目安となる．

（赤星俊，小沢恵美，国島喜久夫，他：吃音検査法〈試案Ⅰ〉について，音声言語医学，22, 194-208, 1981より）[2]

> **MEMO** 進展段階が進むにつれ症状の種類が増えたり、意思疎通に支障をきたす度合いが大きくなったり、悩みが深くなったり、生活への支障が大きくなることから、本書では進展段階が進むにつれ「悪化」と判断し、遡った場合は本人の不都合が減少することから「軽減」したと判断します．

②進展段階に合った訓練法の選択

指導・訓練法は可能なかぎり個人の条件に合わせて選択する必要があります．進展状況の情報は指導・訓練法の選択の重要なよりどころの一つになります．「小児・成人」，「幼児・学童，成人」の区分，「自覚の有無」や「ブロックの有無」の判断だけで訓練法を選択するのでは大雑把すぎて，適応しない訓練法を選択しかねません．年齢区分による訓練法の選択と同時に進展の状態に基づく訓練法の選択も必要です．

③改善・悪化の評価尺度

進展段階は訓練期間中の進展，軽減・改善の大きな枠組みでの変化を把握するための尺度として使用できます．例えば航海時の海図としての役割を果たします．

3) 吃音の症状の積み重ね

吃音の症状は進展するに従い，入れ替わるのではなく積み重なります（表1-3）．「音節や語の部分の繰り返し」と「引き伸ばし」は第1層から出現し，どの段階でもでます．ただし，第4層ではきわめて少ない状態です．第1層では繰り返しが，引き伸ばしより先に出現します．ブロックは第2層前半で，随伴症状は第2層後半で出現し，進展しても出現し続けます．発話の意図的操作（解除反応，助走，延期等）は第3層から行い始め，第4層ではさらに複雑になります．回避は第4層で出現し，発話回避が先に出て，さらに進むと場面回避が生じます．

4) 進展段階の鑑別

繰り返し，引き伸ばしがあり他の症状がなければ第1層です．ブロックがあれば第2層以降であり，ブロックがあっても第3層～4層の症状が無ければ第2層です．意図的操作（解除反応等）があれば第3層以降であり，この状態があっても回避がなければ第3層です．回避があればこれだけで第4層です．

5) 進展段階の特徴

①第1層の特徴

進展段階の第1層の発話症状（中核症状）は音節・語の部分の「繰り返し」と

表1-3　症状の積み重ね

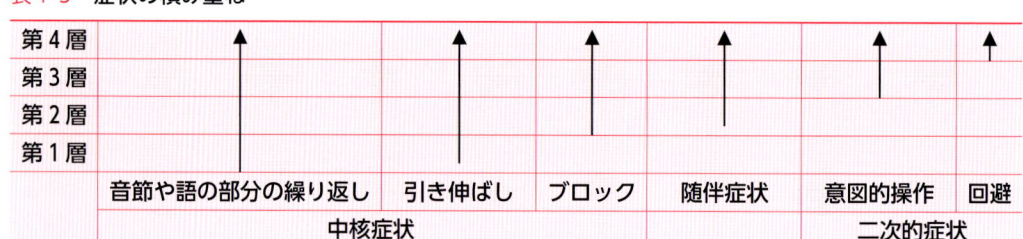

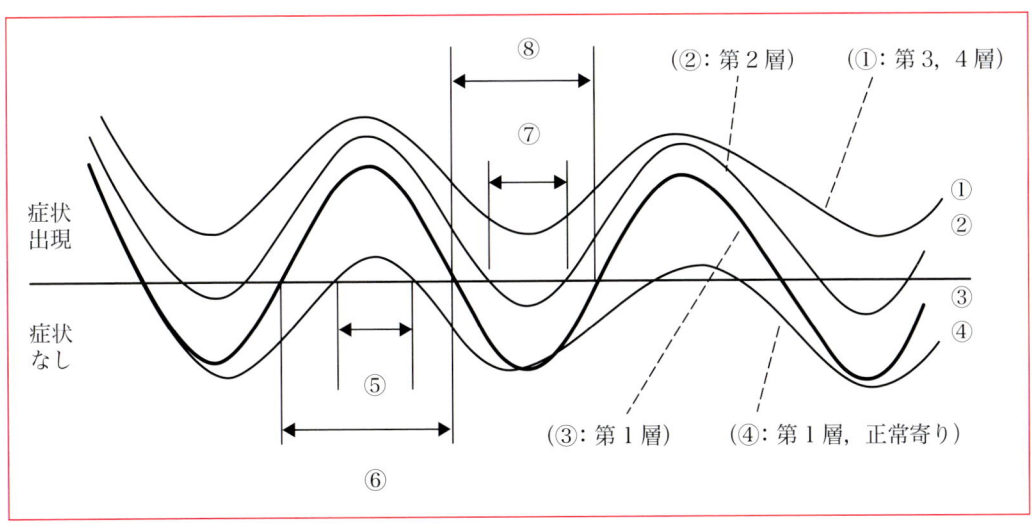

図 1-5　吃音症状の変動性（波）の模式図
- 変動性が現れる期間：変動性は週，月単位で現れます．
- 症状の出ていない期間：長くなれば改善方向（⑦→⑧）．症状が出ていなくても治ってはいません．第1層のこの状態を治癒と誤解されていることが多くあります．
- 症状が出ている期間：短くなれば改善方向（⑥→⑤），長くなれば悪化方向（⑤→⑥）．症状が出ない期間から出現する期間に入ると，第1層の段階では再発したと誤解されがちです．

「引き伸ばし」（表 1-2，前出）の症状だけです．

　自覚および情緒性反応の面では吃音の自覚はなく，自覚できる感情・情動反応を示すことはなく，恥ずかしさや辛さを訴えることもありません．そして吃っても自由に話します．第1層の段階では周囲の者も吃音を深刻には捉えず，臨床家に相談することも少ないのが現状です．

a）変動性（波）の特徴

　第1層では発話症状の変動性が大きく，おおよそ数週間〜月単位で発話症状が現れたり現れなかったりする期間が交互に生じます（図 1-5）．

a-1）症状の出ない期間と出る期間（改善と悪化）

　変動性は，症状が出ない期間が長くなれば軽減方向に向かっており，短くなれば第2層の方向に向かい悪化と判断できます．この段階では症状が現れなくなった期間は吃音が治ったわけでなく，再度発話症状が現れた場合も再発ではありません．親からは誤解に基づいて治癒と再発を繰り返したと報告されることが多くあります．指導中は症状が現れていないか，どのくらいの期間にわたって現れているかについて，親から情報を得て臨床家がチェックします．

a-2）逆戻り要注意期間

　環境調整法（「第4章　環境調整法」参照）では，「引き伸ばし」が出なくなり「繰り返し」だけとなって第1層の前半に戻ってから，さらに軽減していくと症状が現れない時期に入ります（図 1-6）．この症状が現れない期間の後に再度症状が現

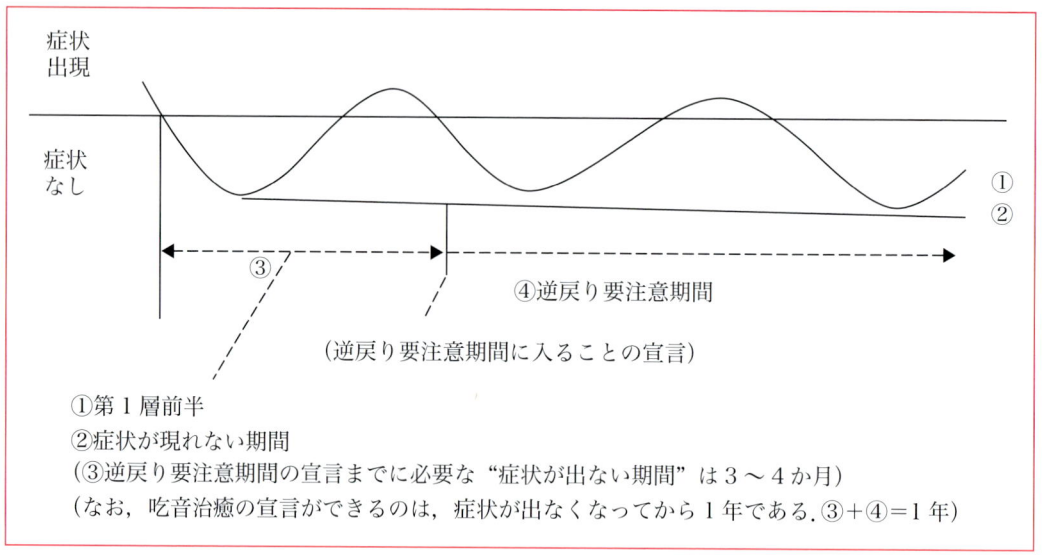

図 1-6 逆戻り要注意期間

表 1-4 症状が外に出ない状態とその場合の判断

症状が外に出ない場合に考えられる状態	判断のしかた
①第1層で症状の出ない期間内である場合	次に症状が出現する期間に入り判明する
②症状が戻る可能性のある"逆戻り要注意期間"の場合	見誤ることはない
③治癒した場合	症状が出ないだけでなく，発話量も多く誰とでも話す
④発話の意図的操作をして隠している場合	発話技術を使っているか具体的に尋ねる（吃音質問紙 pp21-22）
⑤第4層で発話回避をしている場合（この場合を治癒と勘違いしてはならない．）	発話量が極めて少ない場合は発話回避をしているか具体的に尋ねる．具体例は表7-3「注目，意図的発話，工夫（126頁）」を参照

れる期間に入るのか，そのまま治るのかは予測がつきません．しかし症状が現れない期間が3～4カ月間になった時点で「逆戻り要注意期間」に入ることを宣言できます．その後，9～8カ月（症状が出なくなってから計1年）経ても症状が出現しなければ治癒の宣言ができます．筆者の経験では症状が出なくなってから8カ月経過後に再度症状が出現した例がありますが，1年経過後ではありません．

a-3）症状が外に出ない場合の判断

症状が観察できない状態には①第1層で症状の出ない期間内である場合，②逆戻り要注意期間の場合，③治癒した場合，④発話の意図的操作をしてブロックが外にでないようにコントロールしている場合，⑤第4層で発話回避をしている場合の上記の5つの場合があります（表1-4）．④の場合は頭の中では症状が生じて

おり，間接法ではこの状態も吃っていると判断します．⑤の発話回避をしている場合は回避が進むと話さないために症状が外にでない状態であり，この場合も自己の意思表出行動と発話行動が減少して，治癒の場合とは明らかに異なります．症状が外に出ないことだけに注目していると，回避による場合を治癒と誤解しがちですので注意が必要です．

> **MEMO** 第3, 4層の吃音児者に一日の内に変動性（波）が生じるか？
> 第3, 4層では症状は慢性化しており，変動性（波）はありません．しかし吃音児者にとって場面に対する恐れや心理的圧力などの話しにくくなる条件（吃音悪化要因）は数多くあります．わずか一日の内に，そのさまざまな話しにくくなる条件のある場面に遭遇するか否かにより，話しやすかったり話しにくくなったりします．この段階の吃音児者は自覚できる不安や恐れをもつ場面に遭遇し，その時に生じた嫌な気持ちを引きずっています．こうした一日の内にみられる変化は変動性（波）とはいいません．

②第2層の特徴

　発話症状（中核症状）として，「ブロック（阻止）」が現れれば第2層です．さらに進むと身体運動として随伴症状（表1-2, 前出）が現れます．第2層の段階では症状が出ていない期間よりも症状が出ている期間のほうが長くなっていて，ほぼ慢性化の状態ですが，厳密にはまだ変動性（波）があります．

　自覚・情緒性反応としてはまれに言いにくさを訴えることもあり，吃音児である自覚が出現しますが，まだ恥ずかしさはなく，どこででも話します．第2層後半では吃音の症状（特にブロック）に対する周囲の者からの否定的な対応によって，自己の発話に注目する行動が始まります（図1-7）．

a）第2層後半で生じる吃音に対する注目と否定的価値観

　RASS（後出）による指導・訓練をした症例から得られた情報に基づいて述べます．

a-1）吃音に対する他者の否定的価値観

　第2層後半になるとブロックや随伴症状が目立ち始めます．吃音者は周囲の者からブロックや随伴症状が健常者のものとは異なるもの（異質なもの）だとみなされ，その異質性ゆえに拒否されるようになります．周囲の者が吃音に対してもった否定的価値観により，吃音を否定的に評価し，親の場合は愛情からでる場合が多いのですが，吃音への干渉や罰を与えることが始まります．

a-2）吃音児自身の中の吃音に対する否定的価値観

　周囲から自己の吃音への否定的反応（指摘，干渉，罰）を受けることで，吃音児は自己の発話に注目し，異質性に違和感をもち，自己の吃音を拒否し，症状を徐々に否定的に見るようになります（自己の吃音に対する否定的価値観）．最初は他者からの吃音の拒否だけであったが，自己の中に否定的価値観をもった後は吃

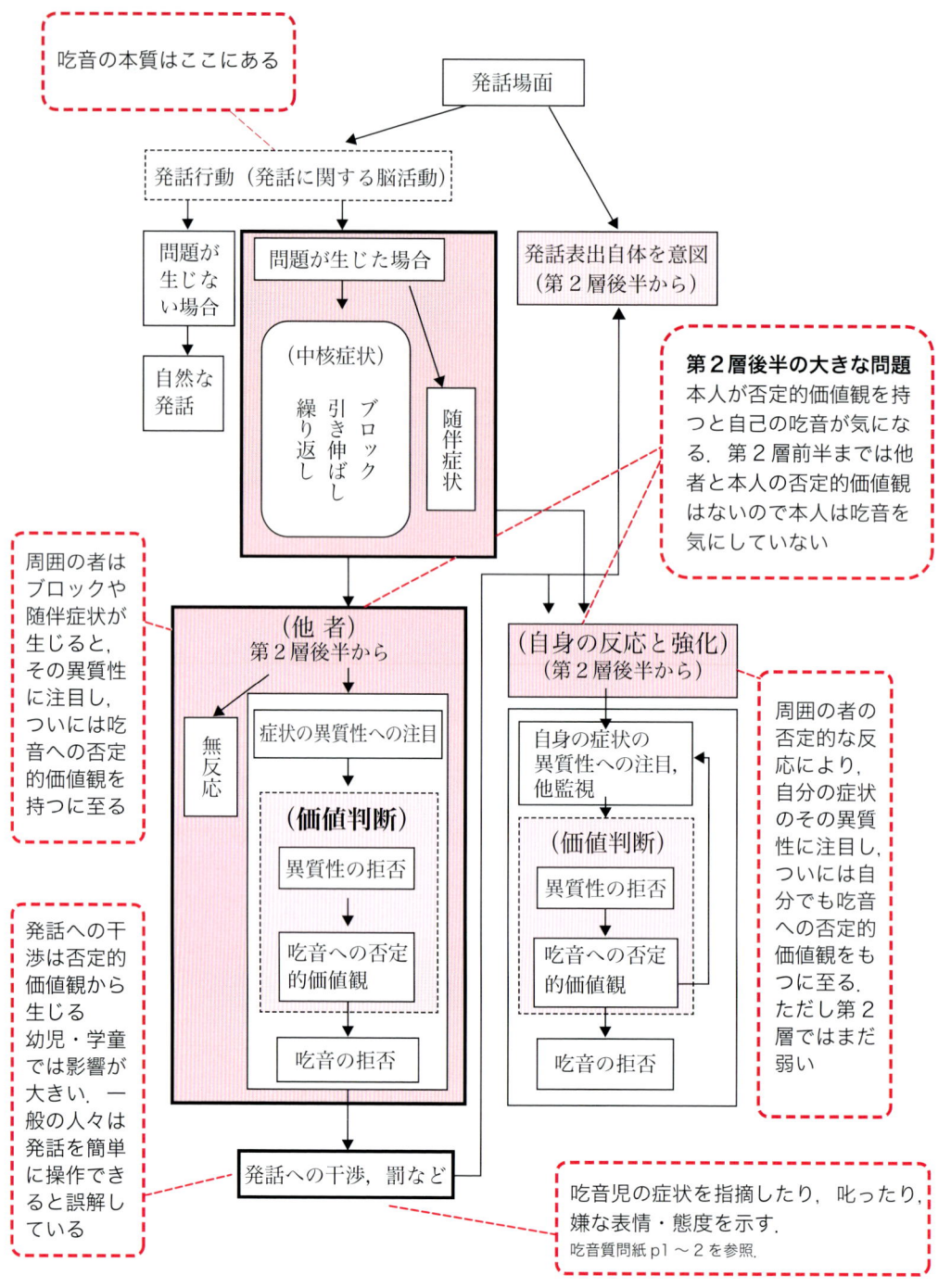

図 1-7　第2層後半での症状への注目と吃音への否定的価値観

音症状に対し他者から否定的反応を受けるとともに，自身で否定的に反応することの両方になります．ここで重要なことは本人が否定的価値観をもったことです．この段階に至ると他者からの否定的反応がない場合でも，**自身で否定的に反応する行動パターンの基盤**を作り上げたことを意味します．しかし，第2層後半での否定的価値観はまだ弱いものであると考えられます．

③第3，4層の特徴
a）第3層の特徴

周囲の者が吃音症状に対する否定的価値観に基づいて，吃音児に発話操作の技術を教え，本人がその技術を行い始めた時からが第3層です（図1-8）．第2層のブロックを否定し発話操作を教えることは第3層へ進展させてしまう結果になります．同時に第2層までの非意図的発話は第3層での「意図的発話」に変わり，発話は操作の対象に変わります．この段階で「回避」以外の二次的症状（「注目」，「意図的発話」，「意図的操作」）が出そろいます．

発話技術を使った発話操作の効果はブロックに対し，あたかも魔法の杖を手に入れたかのような即効性があり，吃音児には強力な報酬となります．しかしその

> **MEMO** RASS（Retrospective Approach to Spontaneous Speech；自然で無意識な発話への遡及的アプローチ）で進展段階が戻る過程で，吃音への否定的価値観が消えていきます．これにより第4層からの改善過程で「意図的操作」がなくなっていき，第2層後半まで戻っても，自己の発話を気にして監視し続ける行動（注目行動）がまだ見られます．自己の発話の状態を気にしていることから，弱い否定的価値観が残っていると考えられます．
> 第2層前半に戻ると，注意が向けられる対象は自己の発話から思考に移り，ブロックは出ますが発話の状態を意に介さないで話す行動が学童でも成人でも出現します．自己の発話への監視がなくなった第2層前半では，吃音児者（患者）からの報告によれば，日常生活で発話症状に注意が向いていない，またブロックしても恥ずかしくはないと報告されます．これらの報告から，注目行動と否定的価値観は第2層後半から出現すると推定しています．

> **MEMO** 魔法の杖と注意の転換
> ①"魔法の杖"とは意図的発話操作の技術のことです．吃音児者本人にとって今まで使ったことのない発話技術を使うと，ブロックを直ちに抑制することができます．この即効性のある効果を体験すると，まるで魔法の杖を手に入れたかのように思い込みがちです．この現象が起こる理由として"注意の転換"が生じていると考えられます．
> ②"注意の転換"とは目新しいことに注意を移す（そらす）ことをいいます．言語表現の仕方，発話や，緊張などの身体的状態や不安への注目，構音運動への注目や意図的制御，発話自体の表出を意図する行動等の下では，なかなかブロックから脱出できません．この状態下で上記の自己の内的状態への注目や意図的制御行動への注意がそれますと，発話過程は健常者と同じ非意図的な状態に戻り，発話が表出されやすくなるのです．

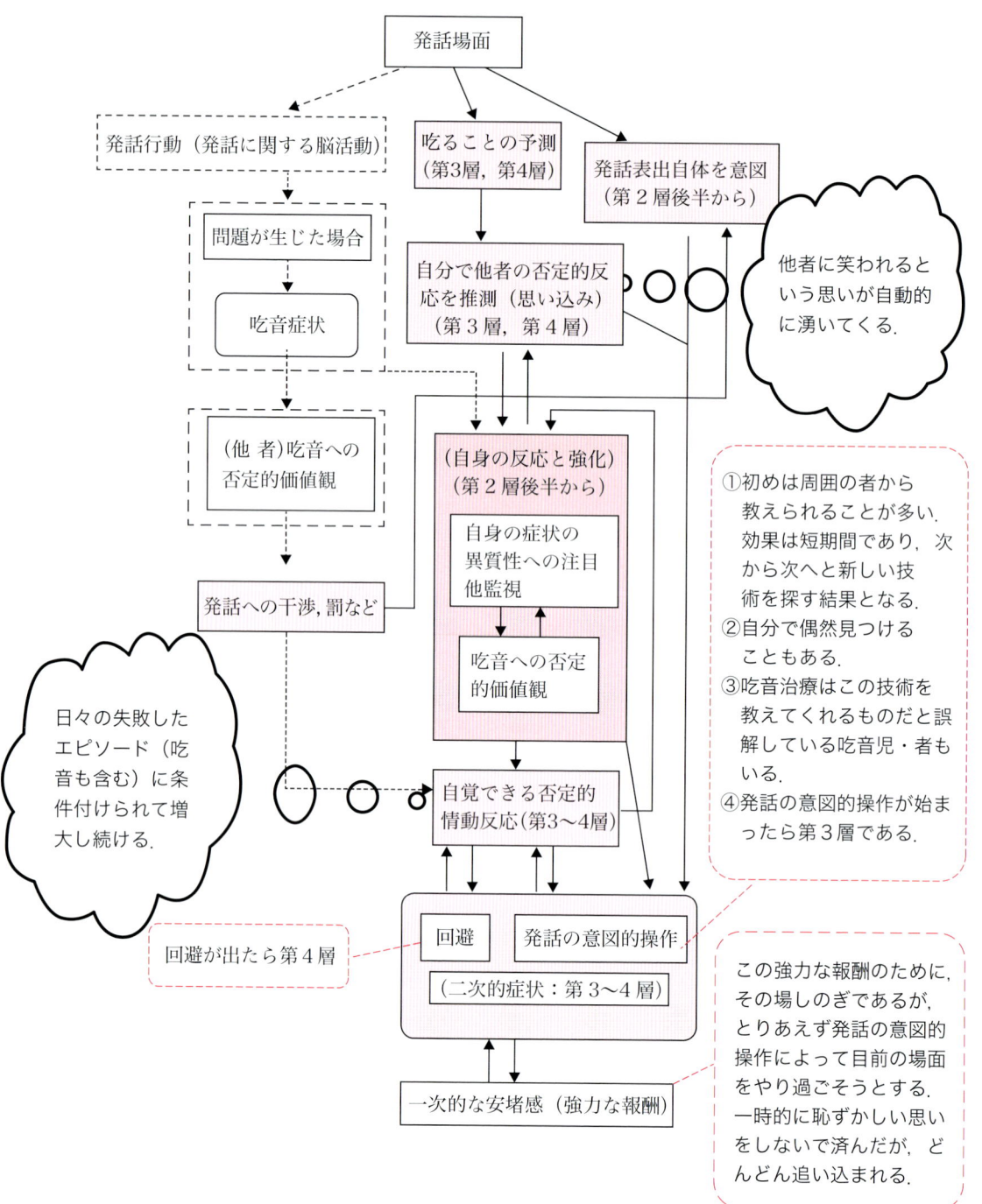

図 1-8 第 3, 4 層での意図的操作と回避の出現

効果は長続きせず，次々と新たな発話操作の技術を探し求めなければならず，失敗を重ねるという悪循環に陥ります．本人が自覚できる否定的情動反応はこの過程で強化され，恥ずかしいという思いが強まります．そして自身がもつ否定的価値観も強固になっていきます．過去の経験に照らし，吃ることの予期不安も発生します．吃ることの予測だけでなく，話す前から他者の否定的な反応を勝手に想像し，その想像によって生じる嫌な感情・情動反応に浸ることになります．健常者では非意図的である発話過程（図1-1，4頁）が第3層から意図的な操作の対象になります（図1-2，5頁）．その結果，発話は意図して表出するものだとの考えが強くなります．第3層では悪循環の中にいて辛い思いをしながらも，発話技術を使って目の前の発話場面をなんとか乗り切ろうとします．この発話技術を使って乗り切ろうとする行動の根底には吃ることは構音レベルの問題であると考えて，症状が外に出なければ吃っていないとする誤解があります（図1-9）．

b）第4層の特徴

二次的症状の「回避」が出たら，第4層になります．ただし，第4層の初期には発話の全てを回避するわけではありません．意図的発話操作を続け，一喜一憂している間に，以前から蓄積されている吃音悪化要因の上に，さらなる失敗経験によって悪化要因が積み重なっていきます．しだいに発話の意図的操作による「一時的な成功」では太刀打ちできない状態に追い込まれていき，ついには吃ることの恐怖感が言いたい気持ちより勝り，言うのをやめ始めます（発話回避）．そして時間をかけ，この回避行動が多くの発話場面に拡がっていきます．第4層ではさらに自分はだめだと考える否定的自己認識をもつようになります．吃音児者による否定的自己認識は概ね表1-5で示した能力で自分は劣る人間だとの考え方です．

表1-5 第4層の吃音者がもつ否定的自己認識の内容

①感情表出の抑制	気持ちを出せない，我慢してしまう
②性格	性格が暗い
③発話能力・伝達能力	社会的場面や職場でうまく話せない，伝達できない
④意思表出の抑制	考えを伝えるのをやめてしまう
⑤対人対応能力	他の人との対応が引っ込み思案である

1-5 否定的価値観と苦悩

吃音児者は自己の吃音に対する否定的な価値観をもち，発話技術を使い一次的な安堵感を得ることにより，悪循環の中をさ迷い続けます（図1-8）．この過程で吃ることに対し辛い思いを重ねる結果が生じます．

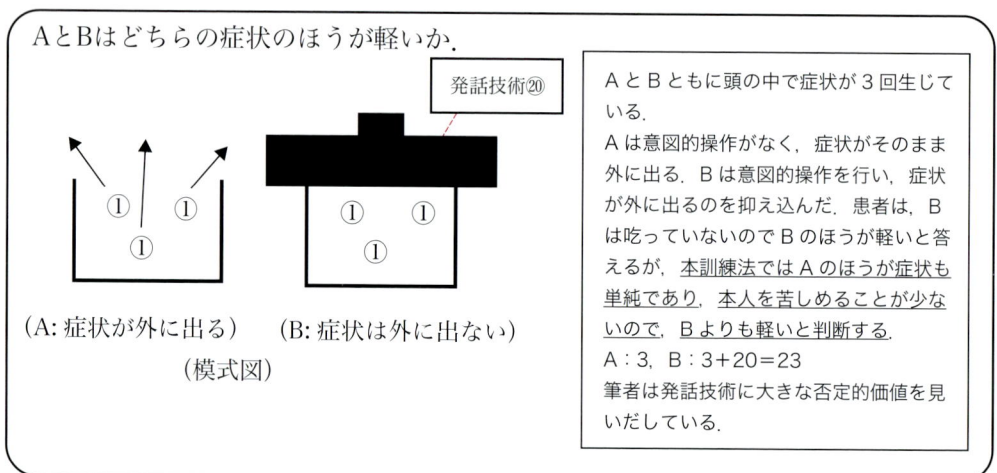

図 1-9 症状の重さの誤解の模式図

　第3層と第4層の吃音児者は吃るから辛い思いをしていると考えがちです．しかし同一人物が第1層や第2層で，自己の吃音に対する否定的価値観をもっていなかった段階では，吃っていても恥ずかしさや辛さを訴えることはなかったのです．このことから，辛い思いは吃音児者が吃ることは「あってはいけないこと，または恥ずかしいことである」との否定的価値観をもった後に生じた否定的評価行動の結果（否定的情動反応）であることを示します．また，訓練により第4層から第2層や第1層に戻った吃音児者は，吃音に対する否定的価値観がなくなり，第4層や第3層のときに示した辛さを示さず，吃っても平気になることからも同じことが言えます．

　このように吃音児者が苦悩することの問題の核心は，吃音に対する否定的価値観に基づき否定的評価行動をすることにあります（図 1-10）．この否定的価値観をもたなければ苦悩することはないのです．すでにもってしまった吃音児者にあってはこの価値観を捨てることができれば，否定的評価行動をせず否定的情動反応も生じないのです．

1-6 悪循環と健常者の発話行動の相違

　他者による発話症状の拒否から意図的操作が始まり，この段階で第3層に進展します．さらに意図的発話操作の技術を追い求めている過程で，本来は非意図的に行われる発話過程に注目するようになり，この過程を意識的に行う行動へと変貌します（図 1-11，22頁）．そして発話の目的が考え・思考内容の伝達ではなく，

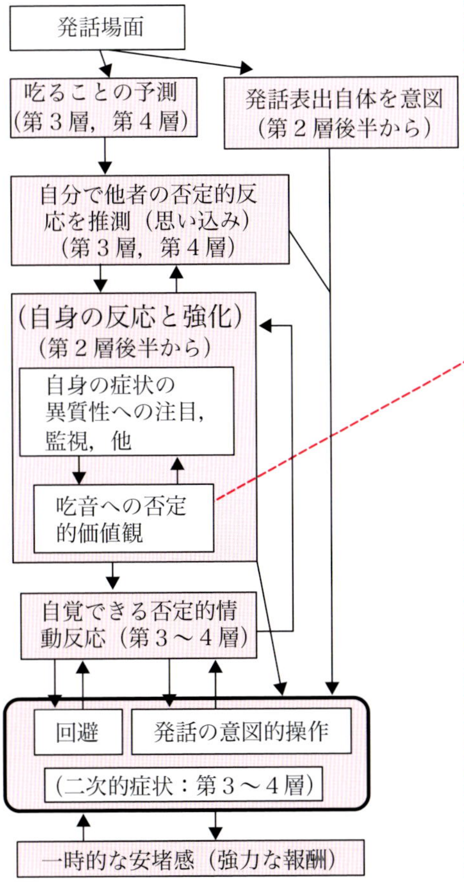

第1章 吃音の基本的事項

進展と苦悩の核心

a) 否定的価値観とその影響

　第3〜4層の吃音児者は過去の経験から吃ることを予測すると，話す前から，周囲の者に笑われると思い込み，自身の否定的価値観に基づいて否定的に反応して，嫌な感情・情動反応にどっぷりと浸ることになります（**予期不安**）．否定的価値観をもたなければ次の「自覚できる否定的情動反応」は生じません．

b) 苦悩の核心

　第3層からブロックに対し「恥ずかしいと思う」と否定的な反応をします．しかし，同一人物が第2層であった時には，ブロックが生じても恥ずかしさを示さなかったことが重要です．第3〜4層で恥ずかしい，辛いと思うのはブロックしたからではなく，他者の否定的反応と本人のもつ否定的価値観に基づいた評価行動から，自覚できる否定的情動反応が発生したことによります．ブロックは否定的評価行動の引き金ではあっても，ブロック自体が恥ずかしいのではないのです．ブロックが生じても否定的価値観をもっていなければ，本人は第2層の時のごとく恥ずかしいとは思いません．このことは第4層，第3層の段階では恥ずかしさや辛さを強く訴えていた患者が訓練により第2層に戻ると，「もう恥ずかしさはなく，平気になった」と述べることからも裏付けられます．このように第3〜4層の吃音児者が苦悩することの問題の核心は，ブロックすることではなく，健常者とは異なる発話に対し自身がもつ「否定的価値観」に基づく評価行動にあるといえます．

図 1-10　発話の意図的操作と回避の出現の簡略図

　発話過程の各段階をうまく行うことへと変わっていきます．この過程で自らも吃ることに対する否定的価値観をもち，吃ってはいけないと思い，ますます発話の意図的操作を加速させます．こうして発話症状と二次的症状を複雑にしていきます．しかし吃ることはおさまらず繰り返されるので，悪循環に陥ります．他方，この悪循環の中で迷っている間に嫌な思いはますます強まっていき，第4層では「恥ずかしい思いをしたくない，自分はだめだという思いをしたくない」との思いから，ついには回避を始め，ますます辛い思いをする状態に陥ります．

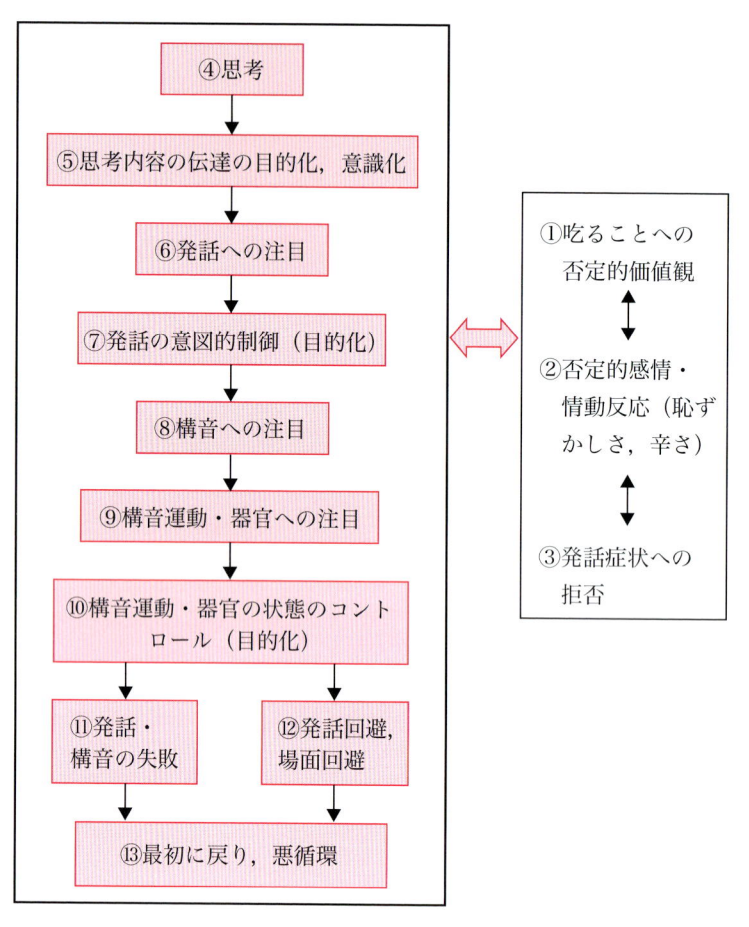

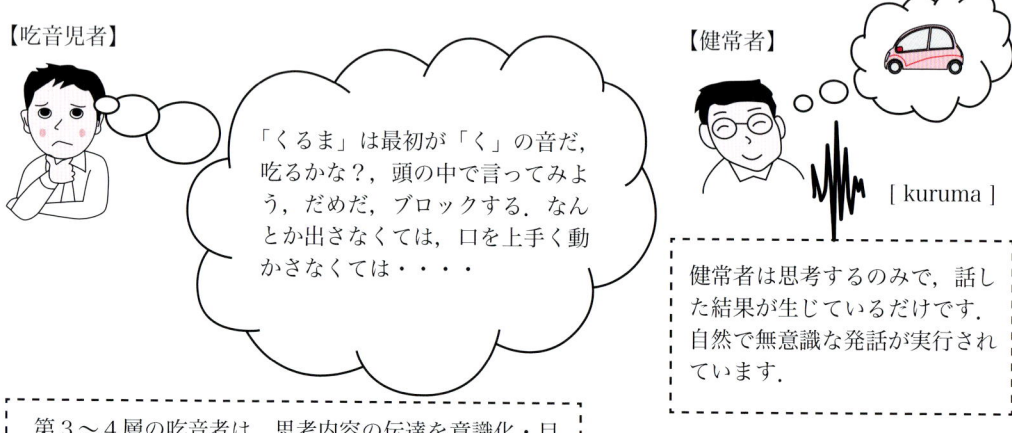

図1-11　第3，4層での悪循環

1-7 吃音の悪化要因とその積み重ね

1) 吃音の悪化要因（改善阻害要因）

Charles Van Riper の吃音悪化要因と流暢性の要因は，本書で後述する吃音訓練の考え方である RASS（自然で無意識な発話への遡及的アプローチ．後出）において重要な位置を占めます（表1-6）．

①否定的情動反応との関係
a）吃音悪化要因のすべては否定的な情動反応に関係します．
b）情動反応への対処が必要です．

表1-6　Charles Van Riper の吃音悪化要因と流暢性の要因

（吃音悪化要因）
1．罰：吃りに対して罰が加えられた時，あるいは過去に与えられた罰の記憶がある時
2．フラストレーション：経験，または記憶に残っているすべてのタイプのフラストレーション
3．不安：不安がある時（すべてのタイプの不安）
4．罪：罪の意識（物事がうまくいかなかったことの責任，または原因が自分にあるとする考え方）
5．敵意：はけ口の必要な敵意（罪の意識とは逆に，物事がうまくいかなかったことの責任や原因が自分ではなく，他者にあるとする考え方）
6．場面に対する恐れ：過去の不愉快な経験に基づく，場面に対する恐れ
　　　　　　　　　（吃ったことに関係する場面だけでなく，吃りに直接は関係しない事がらの場面でも恐れに関係する）
7．話すことに関する心理的圧力：話すことに関する心理的圧力の大きな場面，重要なことを言わなければならない時
8．語に対する恐れ：過去の不愉快な記憶に基づく特定の音，または語に対する恐れ
（流暢性の要因）
1．士気：士気ないし自我の強さ
2．流暢さ：本人が感ずる流暢さの程度（患者の主観的判断）

＊上記（　）は本章の筆者によるもの．
（チャールズ・ヴァン・ライパー著，田口恒夫訳：Speech Correction ことばの治療．新書館，pp248-249，1967 より一部改変引用）[3]

> **MEMO** 流暢性の要因について
> a）「士気」には肯定的情動反応が関与しています．成功体験を通して肯定的な情動反応を経験させ自信をつける必要があります．
> b）「流暢さ」には流暢な発話の経験が必要です．ただし本訓練法では"自然で無意識な発話"を経験させます．

②本人の考え方との関係
a）悪化要因の「罪」と「敵意」は本人の考え方と否定的情動反応に関係します．
b）吃音訓練では本人の考え方への対処が必要です．

③時間的側面との関係
a）現時点の悪化要因のみならず，過去の悪化要因も関与します．過去の悪化要因とはエピソード記憶に関係している否定的情動反応のことです．過去のものは普段は潜在化していて，現時点での吃音に影響を与え続けます．
b）治療，訓練では過去の悪化要因への現時点での評価が変わることが必要です．

2）悪化要因（改善阻害要因）の積み重ね

①悪化要因と進展段階
　時間経過とともに吃音の悪化要因は種類が多くなり（悪化要因の時間的側面），以前からあった要因に追加されていきます（悪化要因の量的側面）（表1-7）．そして本人の行動に強く影響します．**吃音悪化要因**は吃音治療において**改善阻害要因**として働く側面をもちます．現在の改善阻害要因に対応するには時間的側面（幼児期から現在まで），種類，量的側面（悪化要因の積み重ね）に同時に対応する必要があります．

②悪化要因（改善阻害要因）間での相互の影響
a）吃音悪化要因（改善阻害要因）は発話の失敗以外にも種類が複数あるとともに，これらの悪化要因は相互に影響しあっています．
b）吃音の指導・訓練では他の改善阻害要因から悪影響を受けます．

表1-7　吃音悪化要因の積み重ね

	第1層	第2層	第3層	第4層
	・言語環境での悪化要因 ・養育環境での悪化要因			
		・発話の失敗経験 ・他者からの罰 ・吃音の自覚 ・症状への注目		
			・吃音への否定的価値観 ・予期不安 ・意図的操作 ・場面への恐れ ・工夫の悪循環	
				・回避 ・否定的自己認識

（発話行動が受容されなかった経験）

（感情・情動表出の失敗，肯定的感情・情動の充足不足，発話以外の行動の失敗，行動が受容されなかった経験）

悪化要因の影響の範囲：悪化要因は図の網掛け内の左側の進展段階で生じたものが後の進展段階になっても影響する．

指導・訓練では一部の悪化要因への対応では，対応した部分の軽減・改善効果は他の未対応の改善阻害要因からの影響によって打ち消されてしまうことが生じます．したがって同時に多種多様な悪化要因への対応が必要です．

③年齢区分と過去の吃音悪化要因からの影響

a）年齢区分

吃音悪化要因間の影響を考える時に時間的側面の視点では，年齢区分を設けて考える必要があります．ただし表1-8の上段の"幼児，学童，成人"の区分ではおおざっぱすぎて臨床的ではありません．間接法による吃音訓練では表1-8の下段に示したようにより細かい区分で扱う必要があります．

b）過去の吃音悪化要因からの影響

・現在と過去の吃音悪化要因の関連

現在の吃音悪化要因は過去の悪化要因から影響を受け続けています．それぞれの年齢区分での悪化要因は，より若い時のものからの影響を受けています（図1-12）．例えば幼児期や学童の時に受けた吃音への罰からの影響を大人になっても受け続けています．

表1-8 年齢区分

年齢区分	幼児	学童			成人			
	家庭・園	低学年	中学年	高学年	＊中学生	高校生	大学生	20歳代〜50歳代

＊中学生は吃音の特徴と改善過程での特徴が成人と同じ状態を示すので成人として扱います．

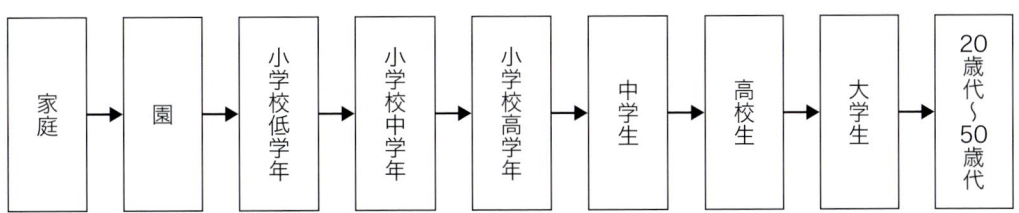

図1-12 過去の吃音悪化要因からの影響

> **MEMO** 学童の中学年以降に初めて現在の感情・情動に対応するのでは，幼児期の母子・家族との関係，友達・同年齢の子どもとの関係，園という集団との関係において，積み重ねられた悪化要因は未対応の状態で残されたままとなります．
> 仮に30歳代の成人の現在の悪化要因を軽減できたとしても，それ以前からあったものが残ったままでいると，いったん軽減したものまで復活し，全体としては軽減もしないということが起こります．したがって成人であっても悪化要因の探索は幼児期の問題まで遡る必要があります．

表1-9 年齢区分と悪化要因への対応時期

	時間経過	失敗経験の量 （吃音悪化要因・改善阻害要因）	悪化要因への対応時期
幼児期	↓	少	現在のみ
学童低学年		少	現在のみ，または過去と現在
学童中学年		中	過去と現在
学童高学年〜成人		多	過去と現在

- 過去の悪化要因が取り除かれていなければ，過去のものが改善阻害要因として働き，現在の悪化要因の除去による軽減効果が，打ち消されることが生じ得ます．

④ **年齢区分ごとの悪化要因の量と対応が必要な時期**

a）対象者が幼児であれば，まだ過去の失敗体験（吃音が関与する・しないにかかわらず）が少ないので，改善阻害要因からの影響は少なく「現在の悪化要因」に対応するだけでよい場合が多くあります（表1-9）．

b）学童低学年は移行期であり，現在の悪化要因への対応だけでよい場合と過去と現在のものの両方に対応すべき場合とがあります．後者の場合であっても，学童の低学年では過去の悪化要因への対応がむずかしいため（理由については後述），現在に対応しています．

c）学童中学年から成人では過去の問題と現在の問題への対応が必要であるとともに可能です．

⑤ **量の側面**

日常の生活場面では時間経過とともに，それぞれの吃音悪化要因に関わる個々のエピソードで失敗経験の回数が増えます．この回数が多ければ多いほど，該当する悪化要因は多くなります．

⑥ **悪化・改善要因の相対的量の問題と時間の関係**

Van Riperの吃音悪化要因と流暢性の要因の関係を簡略化し，筆者の吃音臨床の考えと対比して述べます．

Van Riperは，吃音の頻度と重症度の変動をわかりやすくするため吃音の悪化要因を分子とし，吃音の流暢性の要因を分母とする分数式を提案しました（図1-13，左枠内）．分数の解は0に近いほどよいということになり，分母を強化し，分子を減らす治療計画が立てられます．しかしVan Riperの分数式にはこれまで筆者が述べてきた悪化・改善要因と時間との関係が反映されていないため，現在の悪化要因にだけ対応する構図となってしまっています．

幼児期は両要因ともに現在のものとして対応できるので図1-13の①の式で対応できます．学童低学年は"過去と現在の問題"が関わり始める移行期として①の式（過去の問題への対応がむずかしいため）で，学童中学年以降（第3〜4層）

```
(分数式の解は0に近いほどよい.)

     分子 ＝ 悪化要因
    ─────────────         ①   現在の悪化要因
     分母 ＝ 流暢性の要因         ─────────────
    Riperの分数式の簡略化したもの      現在の流暢性の要因

                              (Riperの分数式：分母に過去なし)


②   (過去の悪化要因) ＋ (現在の悪化要因)
    ───────────────────────────────
            現在の流暢性の要因

(Riperの悪化要因, 流暢性の要因から筆者が作成した分数式：分母に過去なし)


③    過去の悪化要因  ＋  現在の悪化要因
    ───────────────────────────────
     過去の流暢性の要因 ＋ 現在の流暢性の要因

                   (筆者の分数式：分母・分子共に過去と現在あり)
```

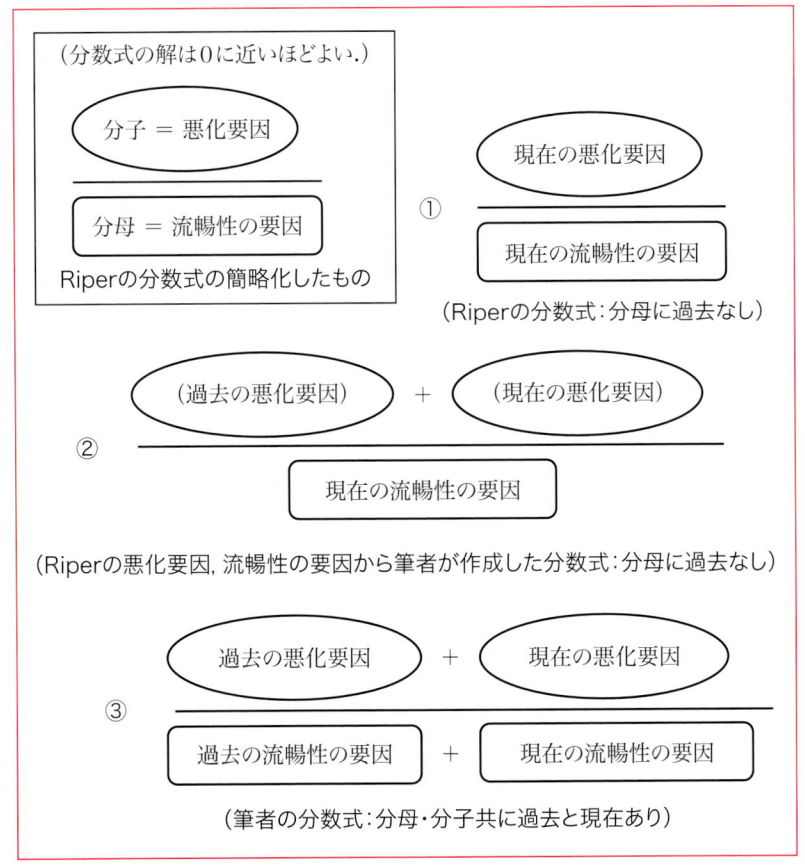

図 1-13　悪化・改善要因の相対的量の問題と時間の関係

1) 分数式①と③の場合
   悪化要因が比較的小さく流暢性の要因が大きい場合や，その逆もありえます．
2) 分数式①で悪化要因が初めから小さい場合
   悪化要因が初めから小さい場合は「流暢性」を大きくするだけでよく，最も対応しやすい条件下にあります．逆に，悪化要因が大きい場合は「流暢性の要因」を大きくすると同時に悪化要因を小さくする必要があり，悪化要因が大きいぶんだけその要因を小さくするのに手間取ったり，小さくし切れなかったりする場合が生じます．分数式①が該当する幼児吃音では，悪化要因が小さい場合は流暢性の要因だけを大きくする対応でよい場合もあり得ます．
3) 過去の悪化要因と環境調整法
   学童の中学年以降では分母も分子も現在と過去のものが存在します．この段階では現在の問題にしか対応できない環境調整法の単独使用では幼児期よりも効果が出にくくなります．他の訓練・指導法でも過去の問題が生じている段階で，現在の問題にしか対応できない方法では十分であるとは言えません．

では③の式で行う必要があります．進展段階第3～4層では現在のものだけに対応する①の式では過去の要因への対応がないので不十分なのです．

第2章　間接法での吃音への対応

- *2-1*　吃音治療における直接法・間接法とは
- *2-2*　間接法である RASS の適用
- *2-3*　間接法（RASS）が焦点をあてる発話
- *2-4*　症状の抑制の枠組みとその枠組みからの離脱
- *2-5*　環境の内容

2-1 吃音治療における直接法・間接法とは

　　吃音治療における直接法とは実際に声を出して発話訓練を行い，意図的なコントロールによって"流暢"な発話の達成を目的とする訓練法で，主なものに流暢性形成訓練，吃音軽減訓練などがあります．一方，間接法は声を出しての発話訓練や意図的コントロールを行わず"正常"な発話を達成しようとする方法です（表2-1）．本書で紹介する「自然で無意識な発話への遡及的アプローチ（Retrospective Approach to Spontaneous Speech：RASS）（「第3章」参照）」は間接法であり，健常者と同じ**"自然で無意識な発話"の獲得を目的とする方法**です．RASSに含まれる環境調整法と年表方式のメンタルリハーサル法（M・R法）は指導・訓練内容の詳細は異なりますが，目的と評価内容は共通した考えの上に立っています．したがってM・R法の幼児期の評価内容は環境調整法のものと同一です．

2-2 間接法であるRASSの適用

1）間接法（RASS）の適している年齢区分

　　間接法であるRASSが適した対象は幼児から成人までですが，RASSの中の環境調整法の場合は主に幼児から学童低学年で，進展段階は第1〜2層の吃音児です．M・R法の場合は進展段階第3〜4層で小学校3年から成人までに適用できます．M・R法を学童で使用する場合は環境調整法を併用します．

2）間接法（RASS）での発話への対応

　　間接法RASSでは，自然で無意識な発話の獲得を目指します．その方法として発話への対応は環境調整法では調整された環境下の日常生活場面で，M・R法では頭の中で想起した場面で自然で無意識な発話を多く体験させることによって対応します．

3）間接法（RASS）での感情・情動面（不安・恐怖感）への対応

　　間接法での不安・恐怖感への対応は，母子関係における基本的情動の安定を図り，感情表出，思考内容，発話行動，発話行動以外の行動の表出と，これらの行動が受容される体験を通して対応します．環境調整法では現在の生活場面で解決

表 2-1 間接法 RASS に含まれる「環境調整法」と「M・R法」の基本的内容

<table>
<tr><th colspan="2"></th><th colspan="2">間接法（RASS）</th></tr>
<tr><th colspan="2"></th><th>環境調整法</th><th>M・R法</th></tr>
<tr><td colspan="2">対象の年齢区分</td><td>・単独使用：幼児～学童低学年，進展段階は第1, 2層
・併用（M・R法と併用）：学童中・高学年，進展段階は第3, 4層</td><td>・小学校3年生から成人
・進展段階：主に第4層（第3層でも適応はある）</td></tr>
<tr><td colspan="2">目的とする発話</td><td colspan="2">自然で無意識な発話</td></tr>
<tr><td rowspan="8">発話への対応</td><td>注目・分析</td><td colspan="2">発話症状，心的・身体的・構音器官の緊張，構音運動，発話の結果への注目・分析の禁止</td></tr>
<tr><td>知識の取得</td><td colspan="2">発話・構音，構音器官の形態・運動に関わる知識の学習の禁止</td></tr>
<tr><td></td><td>（親に対してだけ，発話症状，進展段階，間接法での禁止事項等の知識，本人へは禁止）</td><td>健常者と同じ無意識な発話行動の体験であり，知識の学習はしない．</td></tr>
<tr><td>意図的発話</td><td colspan="2">意図して発話自体を表出しようとする行動の禁止</td></tr>
<tr><td>声を出しての練習</td><td colspan="2">禁止</td></tr>
<tr><td>発話・構音運動の制御</td><td colspan="2">発話技術を使っての意図的操作の禁止</td></tr>
<tr><td>頭の中</td><td>発話の練習はしない．（日常生活場面で自然で無意識な発話が実行される）</td><td>頭の中で自然で無意識な発話の実施（声を出しての発話訓練は禁止）</td></tr>
<tr><td>日常生活場面</td><td>環境調整下の日常生活場面で自然で無意識な発話の体験</td><td>発話の練習はしない．日常生活場面へのRASSの効果を体験により確認</td></tr>
<tr><td colspan="2">感情・情動（不安・恐れ）への対応</td><td>・基本的情動反応の安定
・感情表出，思考内容，発話行動，発話行動以外の行動の表出とそれらが受容される体験と成功体験を通して対応
・肯定的情動反応をたくさん経験させる．これは同時に耐性力の育成でもある．</td><td>・基本的情動反応の安定
・頭の中で一種の脱感作により否定的情動反応の減少
・M・R法でリハーサルした内容の現実の生活場面での成功体験を通して，発話・場面条件と関連した肯定的感情・情動反応の確認</td></tr>
<tr><td colspan="2">吃音悪化要因への対応</td><td>現在の悪化要因に対応するのみ，過去の悪化要因への対応はない．</td><td>過去である幼児期から現在までの悪化要因に関わるエピソードに対応する．</td></tr>
<tr><td colspan="2">考え方・行動</td><td>外的環境の調整を通して内的環境を調整する．感情表出，思考内容，発話行動，発話行動以外の行動が受容される体験と成功体験を通して対人行動に肯定的で積極的態度を育成する．</td><td>・吃音への否定的価値観の除去
・否定的側面への注目行動の除去
・否定的情動反応の強化行動の防止
・M・R法での感情・意思・発話・行動表出の成功体験を通し，肯定的考え方と積極的態度を強化する．</td></tr>
</table>

を図り，M・R法では頭の中で，環境調整法での対応事項と同じエピソードに関係する感情・情動面での問題から，現在の場面の問題までの解決をはかります．具体的には過去から現在までの不安・恐怖感・発話の失敗に関係するエピソード

場面と共通した条件をもつ場面を頭の中で想起して，その中で解決することで成功体験を積み重ね，恐れ等を軽減していきます．M・Rの中での成功体験は吃音に対する「否定的価値観から否定的情動反応，さらに発話を操作してブロックを隠そうとする悪循環の行動」を減少させる要因の一つになります．

4) 吃音悪化要因への対応

環境調整法では現在の吃音悪化要因のみに対応します．M・R法では過去である幼児期から現在までの悪化要因に関わるエピソードへの現時点での評価が変わることで対応します．

5) 考え方・行動面

考え方・行動面において，環境調整法では吃音児の外的環境（養育環境，言語環境）の調整を通して内的環境（考え方・反応・行動）を調整します．すなわち感情表出，思考内容，発話行動，発話行動以外の行動が受容される体験とそれによる成功体験を通して，肯定的な考えや対人行動での積極的態度を養います．M・R法も基本的には同じ考えによるものですが，そうした行動・体験を全て頭の中で行うことが環境調整法と異なります．肯定的考え方をもたせることは吃音への否定的価値観を取り除くための基礎となります．

2-3 間接法（RASS）が焦点をあてる発話

1) 吃音児者の発話には吃っている発話と，正常な発話の両方が存在

吃音児者の発話には，症状が発生している部分と，症状が発生していない部分の両方があります（図2-1）．吃音児者も臨床家も発話症状に注目しがちですが，間接法では健常者と同じように自然で無意識に話している部分（症状が発生していない部分）に注目するほうが重要であると考えます．

多くの吃音児者においても健常者と同じように正常に表出される発話が存在し，その正常な発話が産生されている時には，脳活動は発話症状を発生させない活動をしていると考えられます．Inghamら（2000）はPET（positron emission tomography）による研究で，吃音者が吃った時の脳活動と流暢に話した時の脳活動を測定し，流暢に話している時の脳活動は健常者に近いとの知見を得ています[1]．このことは発話時に症状を生起させない脳活動の存在を裏づけていると考えられます．

> 50文節の文章音読で20%の文節で発話症状が発生した場合には，10文節で症状は発生したが，40文節では吃っていない．このように発話行動の吃った側面に注目するか，または正常に表出された側面に注目するかの二つの見方ができる．

正常な発話 40文節，80%
症状：ブロック，10文節，20%

発話症状を発生させる脳活動を推定

（短時間にくるくる変わる）

正常なまたはそれに近い脳活動を推定

RASSでめざす自然で無意識な発話

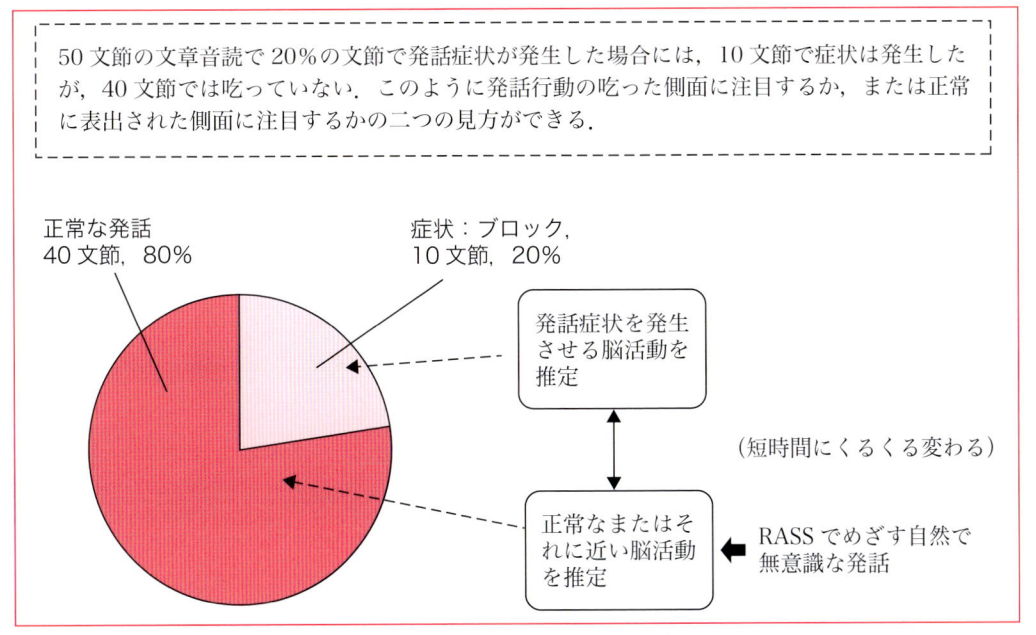

図2-1 吃音者の発話には吃っている発話と，正常な発話の両方が存在する

（直接法・包括的アプローチ）
流暢な発話 ／ 発話症状
訓練対象は発話症状です．発話技術を使い，症状の抑制をねらいます．

（間接法）
自然で無意識な発話 ／ 発話症状
訓練対象は健常者と同じ自然で無意識な発話です．この発話行動を拡大し，いかなる場面でも実行できることをねらいます．

（発話技術の使用は禁止．症状の抑制はしない．）

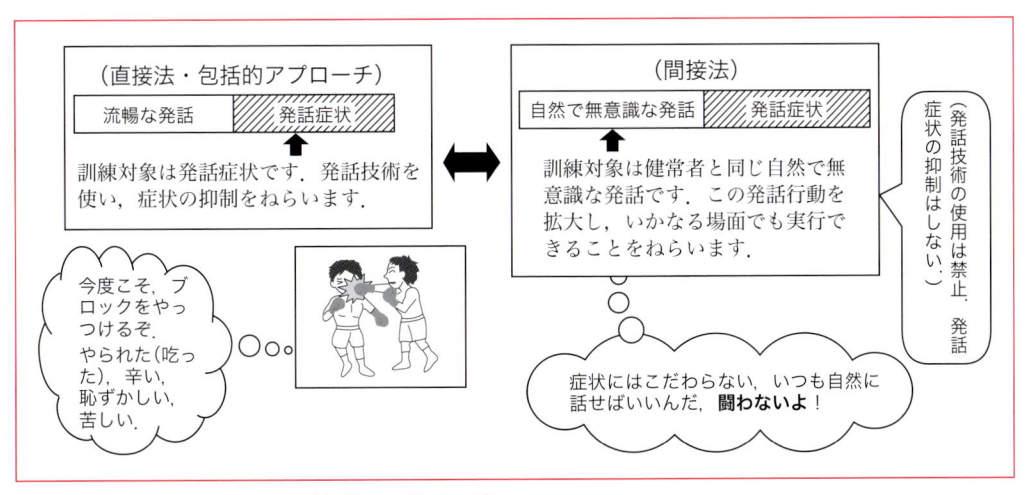

今度こそ，ブロックをやっつけるぞ．やられた（吃った）．辛い，恥ずかしい，苦しい．

症状にはこだわらない，いつも自然に話せばいいんだ，**闘わないよ！**

図2-2 直接法と間接法の発話行動への注目の違い

2) 発話行動への注目の違いが訓練法に与える影響

　　直接法と間接法では，吃音者の発話行動の吃った側面に注目するか，または正常に表出された側面に注目するかという点で大きく異なり，注目する側面の違いが訓練法にも大きく影響します（図2-2）．
　【症状に焦点をあてる立場】
　・直接法では発話症状（中核症状「繰り返し」「引き伸ばし」「ブロック」）が起こ

ることに焦点をあてます．したがって，症状が外に出ることと症状が外に出ないことにこだわり続けることになります．
- 対応としては，"流暢な発話"を求めて症状を抑え込むことを意図し，意図的な発話技術を使い，症状と闘い続けます．そのために直接法では自己の発話症状に気づき，症状を弁別・同定でき，身体の状態や構音器官の運動の状態，構音の状態に注目させるとともに，これらの知識を学習する必要があります．
- 直接法では被訓練者に対して発話を客体として扱うことを求めます．

【自然で無意識な発話に焦点をあてる立場】
- 間接法では発話の正常な部分である**自然で無意識な発話行動**に焦点をあてます．
- 正常な発話行動がいかなる場面でも常にとれることを達成しようとします．
- 発話症状にこだわることはなく，症状とは闘いません．
- ブロックが生じても，目の前ですでに発生したブロックにはこだわらず，今後，自然で無意識な発話行動がとれるには何が必要かを考えます．
- 間接法では被訓練者に主体的行動として発話することを求めます．

2-4 症状の抑制の枠組みとその枠組みからの離脱

1) 症状の抑制の枠組みとその枠組みからの離脱

　　症状と格闘する枠組みから離脱することは，ブロック等の症状を抑制しようとはせず，健常者の行動を求めることです（図 2-3）．無論，この行動の中には健常者と同じ発話行動が含まれます．間接法である RASS は症状の異質性への注目，異質性の拒否，吃音への否定的価値観，発話症状の拒否，意図的操作，不安・恐怖感，否定的自己認識，吃音者意識から離れることを容易にします．症状の抑制の枠組みから離脱する考え方は他者と自己の否定的評価から自由になることであり，自信を取り戻すことでもあります．

2) 症状の抑制の枠組みの中で闘うことの不利益

　　"第2層後半での症状への注目と吃音への否定的価値観"（16頁,「図 1-7」参照）で述べたように，吃音者は吃音に対する否定的価値観をもつと吃ることを拒否し，「意図的操作」や「回避」をして主にブロックを外に出さないように発話技術を使って格闘します．そしてこの格闘のリングの中から出ずに闘い続ける結果になるのです．この場合は，仮に発話技術を使って症状をあらゆる発話場面で抑制できたとしても，症状の異質性への注目，異質性の拒否，吃音への否定的価値観，発話

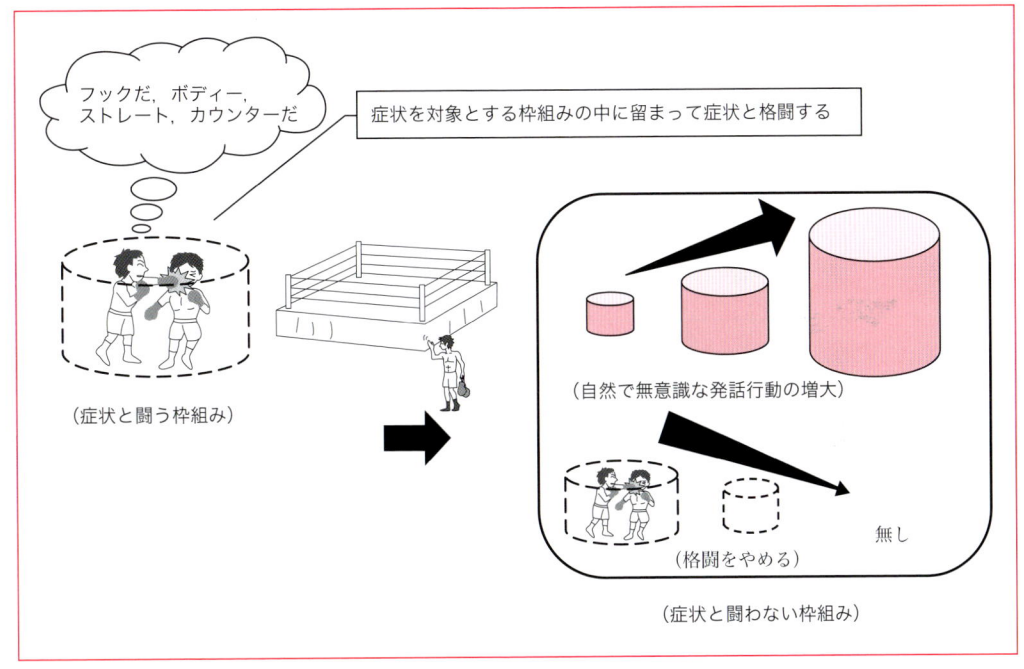

図 2-3 症状とは格闘しない枠組み

症状の拒否，意図的操作，不安・恐怖感，吃音者意識からは逃れることができません．そしてこれらの価値観や感情や行動が残っていることはブロックが外に出ていなくとも進展段階第3層以降であることを意味し，進展段階の第1層の前に設定する正常域に達することができないことも意味します．症状をコントロールしようとすること自体が，吃音に対する否定的価値観から出発しています．

2-5 環境の内容

1）外的環境と内的環境

吃音は環境側と本人が相互に影響を受け，進展したり軽減したりします．われわれのRASSでは，自己の外にあって自己に影響を与える事項を外的環境として扱います．自己の中に作り上げられ，記憶されている外的環境に対応する認識した内容を内的環境として設定します（図2-4）．

外的環境も対象とするのは物質そのものではなく，吃音児者に対する他者の行動であり，人的出来事であり，人間が関わりをもつものです．これらはすべて本人に関係するものだけです．臨床家が分析対象とする外的環境の例としては，母親の吃音児への働きかけの状態であったり，母子関係であったりします．関連し

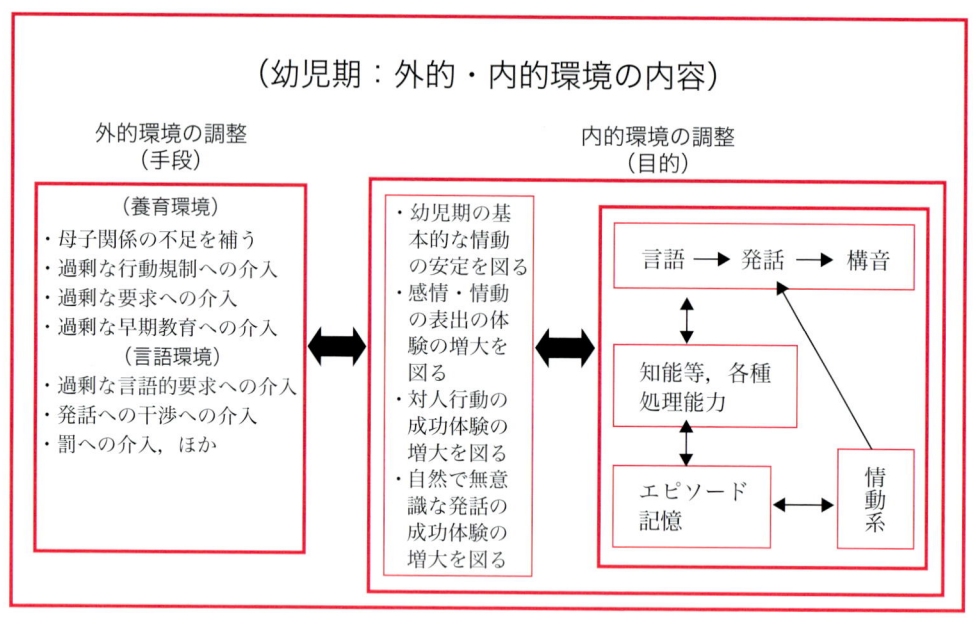

```
（幼児期：外的・内的環境の内容）

外的環境の調整　　　　　　　　　内的環境の調整
　（手段）　　　　　　　　　　　　（目的）

（養育環境）
・母子関係の不足を補う
・過剰な行動規制への介入
・過剰な要求への介入
・過剰な早期教育への介入
（言語環境）
・過剰な言語的要求への介入
・発話への干渉への介入
・罰への介入，ほか

・幼児期の基本的な情動の安定を図る
・感情・情動の表出の体験の増大を図る
・対人行動の成功体験の増大を図る
・自然で無意識な発話の成功体験の増大を図る

言語 → 発話 → 構音
知能等，各種処理能力
エピソード記憶
情動系
```

図 2-4　幼児期の外的・内的環境

て子どもへの働きかけの背後にある母親の価値観も対象になります．そして友達関係においても同様です．このように吃音の環境調整法において対象となる"環境"は意外と抽象的です．しかし同時に，母親にとっては自身の要求行動や価値観は"対象"ではなく，主体的事項であることに留意しておくことが臨床では重要です．

2）環境の調整

　環境依存性の高い幼児の臨床で使用するRASSの環境調整法では，外的環境と内的環境が相互に作用しあうことを利用し，外的環境を調整するという手段を使って本人の内的環境の調整をします．年齢が上がるとともに外的環境が複雑になり，外的環境そのものの調整がむずかしくなります．同時に自我が確立し環境依存性が弱くなった時点では，外的環境の調整だけでは内的環境の調整がむずかしくなります．この段階では直接的に内的環境への対応が必要となるので，年表方式のメンタルリハーサル法を用いて内的環境の調整を行います．

> **MEMO 環境依存性**
> 環境依存性とは，環境からの影響を受けやすい状態をいいます．自我が確立されるまでは良くも悪くも環境の変化から影響を受け，本人は変わりやすい状態にあります．

表2-2 外的環境での基本的評価対象

家庭	言語環境	①発話症状への反応（干渉・罰等）
		②言語的要求水準
		③発話行動の拒否・受容の状態
		④聞き手の態度
	養育環境	①対象児への行動
		②考え（価値観，親の規範性等）
		③感情・情動
		④養育環境自体
社会	対人行動	①兄弟姉妹，友達の本人への行動
		②家族以外の大人の本人への行動
	園	行事，教諭の規範性等
		園の教育方針
他	特記事項	転居，事故，病気，事件等

3）環境の評価対象

①外的環境の評価対象の概要

　本人を取り巻く外的環境の評価対象は，家庭と社会等の範囲で言語環境，養育環境，対人行動，園の状態，特記事項です（表2-2）．言語環境では発話症状への反応（干渉や罰等），言語的要求水準，本人の発話行動への他者からの拒否・受容の状態，聞き手の態度です．

　養育環境では周囲の者の対象児への行動，吃音に対する考え方等，親の感情・情動の状態，そして養育環境自体です．

　対人行動では兄弟姉妹や友達の本人への行動，家族以外の大人の本人への行動です．園の情報は行事，園の教諭の規範性や園の教育方針です．

　特記事項は心理的ショックを起こさせる契機になり得る転居や事故，病気，事件等です．

　なお，外的環境の評価は内的環境の状態の評価との相互関係において行われる必要があります．

②内的環境での評価対象

　本人の内的環境での評価対象の概要は感情・情動，意思表出，発話，発話以外の行動，考えです．なお，この場合の評価は吃音質問紙の情報から評価します（表2-3）．

a）感情・情動

　感情・情動の範囲では感情・情動そのものが対象になり，基本的情動の安定の状態を評価します．感情・情動の表出行動は喜怒哀楽の直接的表出や，背後に潜んでいる感情・情動の表出行動を評価するために，発話と発話以外の行動の多少

表 2-3 内的環境での評価対象の概要

区分	項目	詳細
感情・情動	感情・情動	＊基本的情動の安定
	感情・情動の表出行動	＊感情表出の多少
	心理的緊張	否定的情動反応
	他者からの拒否・受容の状態	＊感情・情動表出が受容された体験の不足
		＊発話が拒否された時の反応
		＊罰に対する反応
	不安，恐怖感	場面に対する恐れ
		語音，語に対する恐れ
		意思表出の内容に対する恐れ
		心理的ショック
意思表出	意思表出行動	＊意思表出の抑制
	親，兄弟姉妹，友達，他者への行動内容	＊遊び，集団への参加，拒否，要求，依頼，攻撃，抗議，自己主張，勧誘，命令，注意，説明，質問，伝達，喧嘩，他
	＊家族以外の大人への行動	
発話	＊発話症状	
	＊発話の表出行動	
	自己の内的状態への注目（監視）行動	発話
		語音（音韻，音声），語
		構音器官
		構音運動
		身体の状態
	意図的発話	
	意図的操作	解除反応，助走，延期，他
	回避	
発話以外の行動	＊行動の抑制	
	＊集団への参加	
考え	＊規範性	
	（Riper の）敵意	
	（Riper の）罪の意識	
	吃音に対する否定的価値観	
	否定的自己認識	
	吃音者意識	

＊印は第1と第2層前半での対象，第3層は回避を除いた項目全て，第4層は全ての項目

および強さを評価します（61頁，「図 4-2 感情・情動表出と意思表出，発話・発話以外の行動との関係」参照）．

　心理的緊張では家庭内の状況から本人に心理的な緊張が生じているか否かについて，他者からの拒否・受容の状態は自らの感情・情動の表出が受容された体験

の状態を把握します．そして発話が拒否された経験とその時にどのように思ったかも把握します．さらに自分の発話や行動に対して与えられた罰に，対象者がどのような反応をしたかについても評価します．

　不安，恐怖感では，どのような発話場面で緊張し恐れをもつかを把握します．語音・語に対する恐れも同様です．意思表出の内容に対する恐れは，意思表出することにより本人にとって好ましくない結果が予測される内容がどのようなものであるかを把握します．心理的ショックを生じさせかねない出来事を把握し，その出来事に対する本人の反応をできるかぎり把握します．

b）意思表出

　意思表出行動ではどれだけ本人の意思表出ができているか，または逆に意思表出行動を抑制しているかを把握します．意思の表出の相手は誰であるか，どのような場面で意思を表出できているか，または抑制しているかを評価します．

c）発話

　発話に関しての評価対象は，発話症状，発話の表出行動，自己の内的状態への注目（監視）行動，意図的発話，意図的操作，回避です．

d）発話以外の行動

　発話以外の行動では行動の抑制，集団への参加の状態です．

e）考え

　考えについては，自己の規範性，敵意，罪の意識，吃音に対する否定的価値観，否定的自己認識，吃音者意識です．

第3章　自然で無意識な発話への遡及的アプローチ
【Retrospective Approach to Spontaneous Speech（RASS）】

- *3-1*　自然で無意識な発話への遡及的アプローチ（RASS）とは
- *3-2*　遡及する理由
- *3-3*　RASSでの軽減・改善過程について
- *3-4*　M・R法で現実的に到達可能なレベル
- *3-5*　M・R法と直接法での改善の相違
- *3-6*　認知行動療法の吃音治療への適用とM・R法との相違点
- *3-7*　RASSで目指す自然で無意識な発話

3-1 自然で無意識な発話への遡及的アプローチ（RASS）とは

「自然で無意識な発話への遡及的アプローチ（Retrospective Approach to Spontaneous Speech（RASS）」は進展段階を遡り，健常者の発話行動である正常域の「自然で無意識な発話行動」に戻ろうとする考え方を基本としたアプローチです．小学校3年生以降の吃音児者本人にとっては過去の時代である幼児期のエピソードに関わる吃音悪化要因にまで遡り対応します．本訓練法では直接法において行われる，声を出しての発話・構音訓練による流暢な発話の達成を目的としません．そして発話，構音，構音運動の意図的な操作による発話の連続性の向上も目的としません．RASSには環境調整と年表方式のメンタルリハーサル法（M・R法）が含まれます．

3-2 遡及する理由

1）進展段階を正常域まで遡る

発達性吃音では進展するに従い，症状の種類が増え，それに伴い吃音に対する否定的な価値観をもち，発話への注目や発話の意図的なコントロールにて症状を抑制しようとする行動や，否定的情動反応を強化し，苦しむ状態に陥ります．発吃する以前は発話症状もなく，無論，種々の吃音者独特の行動もなかったのです．したがって，RASSで目指すのは発吃前の状態での行動であり，発話行動を含めて進展してからの行動を無くし，元の状態に戻ろうとします．これは進展段階を正常域まで遡る行動です．このRASSの基本的考え方は発話症状に対する否定的価値観から特にブロックを抑制しようとして「症状と格闘する枠組み」から離れることも意味します（「2-4 症状の抑制の枠組みとその枠組みからの離脱」参照）．

2）過去の吃音悪化要因まで遡る

Van Riperが述べているように，記憶にある過去の吃音悪化要因も現在の吃音に関係しており，第4層に到った場合は現在の吃音の悪化要因の除去だけでは，過去の悪化要因が吃音の改善阻害要因として働くために，吃音の改善には不十分です（「1-7 吃音の悪化要因とその積み重ね」参照）．したがって過去の悪化要因（改善阻害要因）から取り除くまたは弱める必要があります．この理由から時間的

にも遡る必要があります．本方法は幼児期の吃音悪化要因に遡るので，M・R 法で訓練する場合でも「環境調整法」での評価内容をそのまま使用します（「4-6 環境調整中の評価項目の詳細」参照）．

3-3 RASS での軽減・改善過程について

　第 2 層，第 1 層から軽減・改善する場合は対人行動の面で積極性を拡大しながら（75 頁，「図 4-4 環境調整でねらう行動の変化」参照），発話は第 2 層と第 1 層の間を行ったり戻ったりしながら，逆戻り要注意期間（「4-10 環境調整法の実施」参照）を経て正常域に達することとなります．詳しくは「第 4 章 環境調整法」を参照してください．本章では M・R 法での第 4 層からの軽減・改善過程について述べます．

1) 学童の場合

　学童での第 4 層からの軽減・改善過程は進展段階を遡り，各進展層の状態を示し，第 4 層→第 3 層→第 2 層→第 1 層→正常域の順に軽減，改善します（表 3-1）．

2) 中学生以降の場合

　中学生以降の場合は第 4 層→第 3 層→第 2 層→正常域の順で軽減，改善します．すなわち第 1 層の状態を示しません．正常域に達する場合は第 2 層からブロック

表 3-1　RASS での軽減・改善過程

	吃音症状
正常域	
第 1 層	・音節や語の部分の繰り返し ・引き伸ばし
第 2 層	・ブロック（阻止） ・随伴症状
第 3 層	・回避以外の症状が出揃う ・解除反応，助走，延期を巧みに使う ・意図的な語の置き換え
第 4 層	・繰り返しや引き伸ばしが減り，ブロックが多くなる． ・回避が加わる． ・解除反応，助走，延期，回避を十分発展させる．

①学童の場合の吃音の軽減・改善過程
②中学生以降の場合の吃音の軽減・改善過程

が徐々に減少し続け，正常域に至ります（表3-1）．

3）M・R法での発話，情動的問題，吃音への否定的価値観の軽減・改善過程

　M・R法では図3-1の「目標の発話過程」が示すように，いかなる発話場面でも正常な発話過程を使えることが目標となります．これは不具合が作動してブロックが生じることに対し発話技術を使って抑え込むこととは逆のアプローチです．したがって，"不具合"が作動してしまい，後の一連の過程が働いている最中に，それらの過程の働き自体の制御を試みることはしません．同時に発話する前に発話技術を使ってブロックの発生を抑制しようともしません．

　M・R法の訓練では内的環境での評価対象は感情・情動，意思表出，発話，発話以外の行動，考えです．これらは同時に軽減・改善対象でもあります．この項目では発話過程と情動的問題と吃音への否定的価値観に絞って軽減・改善過程で目指す状態を述べます．

　図3-1の発話レベルでの"不具合"とは吃った時の発話行動（脳活動）であり，吃音の根本問題です．"正常"とは自然な発話をしている時の行動（脳活動）を想定しています．

①第4層，第3層の段階

　第4層では吃音児者は強い否定的価値観をもち，否定的情動反応も強く，言語，発話，構音運動等の状態に常に注目し，言葉自体を出すことを目的とし，発話や構音等を意思で操作します．このように非吃音者が行っていない行動を付加し，大変複雑な行動をしています．

【アプローチ】

　第4層での訓練開始時から正常域に達するために回避，意図的操作や注目を禁止しやめるように指導します．これらの行動の基盤には吃音に対する否定的価値観が横たわっているので，吃ってもよいことを同時に教えます．第4層では否定的情動反応の真っ直中にいる本人にとっては，自己内で強化した「吃ると笑われるに違いない」という考えが強くあります．その結果，「ブロックすると恥ずかしく思うに違いない」との考えや不安が勝るために，回避や意図的操作をしてブロックが（頭の中で発生していても）外に出なければよいとする考えが勝りがちです．この考え方に対し，回避と意図的操作の数が減った段階で以前より気楽になるので，この体験を通してやめることの利益を確認させます．並行して幼児時代のエピソードに対する年表方式のメンタルリハーサル法（M・R法）（「5-2 年表方式のメンタルリハーサル法の基本的事項」参照）での脱感作で不安を減少させ，不安から生じる回避と意図的操作の必要性を減少させます．

【軽減・改善の過程（評価）】

　意図的操作が減少しつつ回避がなくなると第3層です．意図的操作をさらに減

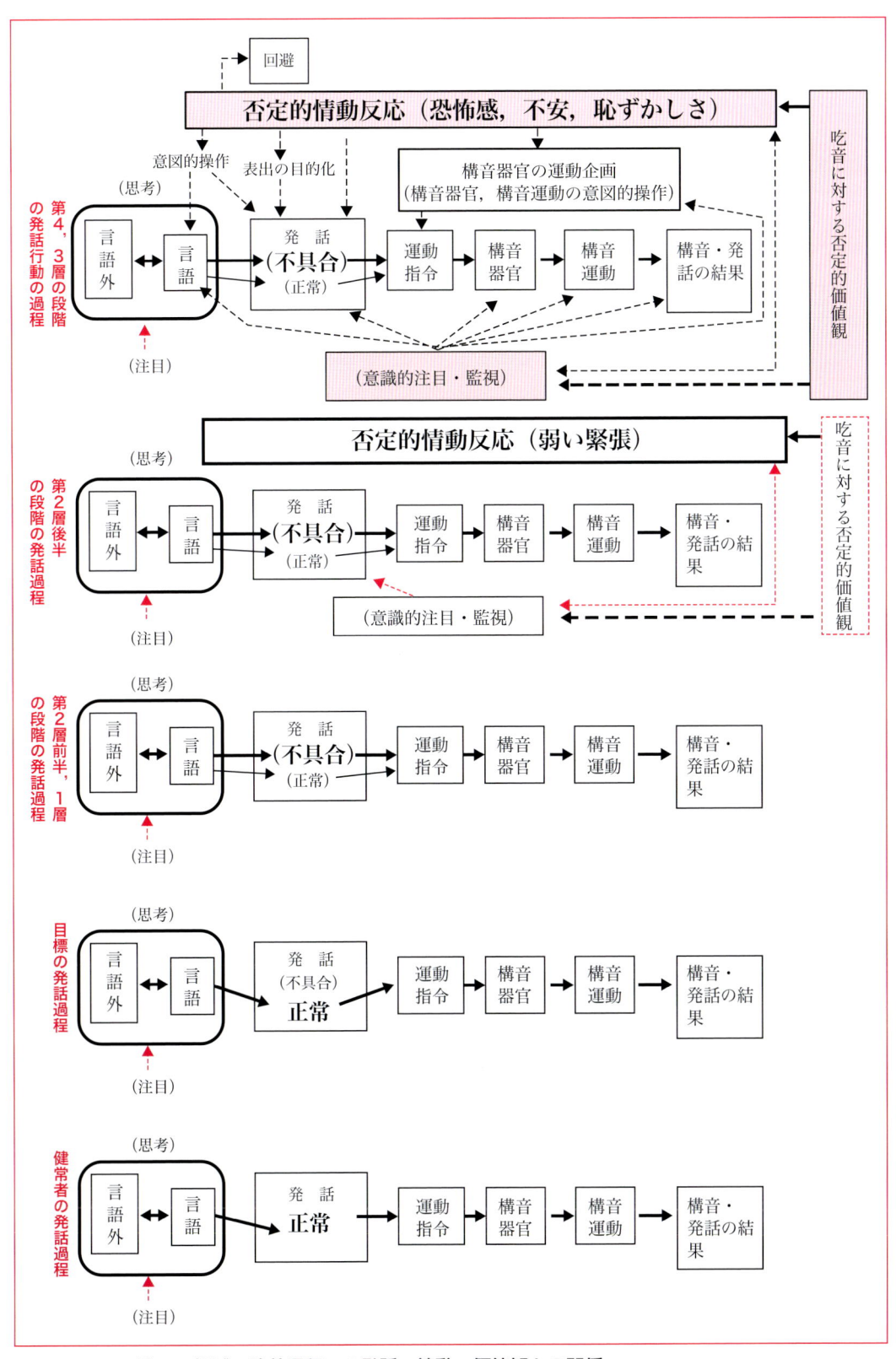

図 3-1　M・R 法での軽減・改善過程での発話，情動，価値観との関係

少させると第2層に近づきます．この段階ではかつての第4層よりは吃っても気楽になります．

②第2層，第1層の段階
ａ．第2層後半
【アプローチ】

意図的操作が完全になくなり第2層後半の状態に至ると，吃っても恥ずかしさはほとんどなくなります．しかしまだ緊張が若干あり，自己の発話を監視する行動が残っているのでこれも除去に努めます．そしてさらに自然な発話の経験を増やしていきます．

【軽減・改善の過程（評価）】

第2層後半では「不具合」が作動したことによるブロックの発生は第4層や第3層よりも減少していますが，ブロックを意図的操作で抑制しないので頭の中で発生したままに外に表出されます．この発話症状がストレートに外に表れる状態は進展段階からみると第3層よりも正常域に近づいた段階です．

ｂ．第2層前半
【アプローチ】

第2層前半では，吃音の否定的価値観は完全になくなり，自己の発話や自己の構音の状態に注目する行動もなくなるので，ブロックしても全く恥ずかしさはありません．発話の状態に注目することもなく，吃音のことを気にしないで生活することができます．この段階からの訓練目標はブロックを減少させることが主になります．

ｃ．第1層（学童）
【軽減・改善の過程（評価）】

第1層（学童）ではブロックがなくなり，引き伸ばしと繰り返しの状態になります．この段階では吃音者意識はなく，吃音が治ったと本人は自覚しがちです．しかし他者からは症状を観察できる状態です．さらに軽減すると繰り返しのみの状態となり，正常域に達する場合は，この繰り返し自体が減少していきます．第1層の段階で進展時に見られた変動性（波）は表れることはありません．成人では第1層をとびこえ，第2層から正常域へと遡ります．

③Ｍ・Ｒ法の目標のレベル

ほとんどの日常生活場面で健常者と同じ行動がとれる段階がＭ・Ｒ法で目指す目標レベルです（図3-1）．この段階ではかつてあった意図的操作や注目・監視の行動もなく，吃音に関係する意識にのぼる情動系の否定的反応もありません．筆者はこの段階は正常な発話行動がとれる状態になったと推定しています．しかしこの目標レベルでも，かつて「不具合から生じ，吃ったことにより作り上げた一連の行動を作動させない」だけであり，消去されたわけではありません．この段階はかつてより強い肯定的な情動反応を身につけたと考えられます．しかしかつ

て行っていた意図的操作を行うか，またはこのレベルでの肯定的情動反応の強さ さえも上回る否定的な情動反応に急激にさらされたならば，不具合を起こす行動 は戻り得ます．したがって臨床家から離れた後も，患者自身で対応できる態勢づ くりが必要です．

④健常者

健常者と上記の目標としているレベルの相違は，健常者にはもとから不具合が無かったのに対し，正常域に戻った吃音児者はその不具合を作動させなくなっただけということです．したがって厳密には同じ状態とは言えません．しかし目標段階に到った元吃音児者の発話行動は，日常生活場面にて健常者と同じ発話過程で遂行できている状態であると考えます．

3-4 M・R法で現実的に到達可能なレベル

進展段階を用いてM・R法での現実的に到達可能なレベルを述べます．M・R法では直接法において行われているブロックが外に出るか出ないかで効果を判断する基準（MEMO）とは異なり，コントロールした流暢性ではなく，自然で無意識な発話が現実的目標となります．

1）M・R法での到達可能レベルと進展段階

①第4層の吃音者の場合

第4層の吃音に対してM・R法を実施した場合の現実的に到達可能なレベルはさまざまです（表3-2，49頁）．第4層のまま全く軽減もしない場合や，第4層の範囲ではあるが生活場面ではわずかな場面から多くの場面まで軽減が認められる例もあります．そして数十から百以上の生活場面で全く吃らなくなったけれども，一場面でも回避が残ればこの第4層です．第4層にとどまってしまったいずれの吃音児者でも発話症状，行動面では注目や意図的発話，回避，否定的情動反応に基づく吃音に対する否定的価値観，意図的操作による苦痛，恐怖感・恥ずかしさ，否定的自己認識，吃音者意識が残ったままです．

②第3層

回避がなくなり第3層まで遡った場合は，回避以外の問題は第4層よりも軽くはなりますが，種類としては残っています．第4層ほどではありませんが，苦悩は残っています．仕事などへの悪影響は回避がなくなったぶんだけ，第4層で全く軽減もしなかったケースよりは減少します．第4層と第3層にとどまったケースは全体の中では約1/3（26％）を占めます（表3-3，50頁）．

> **MEMO** 直接法での現実的到達可能なレベル
>
> いつの時代でも，吃音児者とその家族は正常域に達することを期待します．これに対し，吃音の臨床家は最終目標について説明しますが，現実的到達可能レベルは説明しないことがありました．こうありたいと願う目標と現実的に到達し得るレベルは必ずしも一致しないからです．Guitar（1998）は直接法による現実的目標を示し，Bloodsteinの第4層にあたる中期および後期吃音では，一部の若い吃音者（6〜13歳）では自然な流暢性かコントロールした発話，多くの場合は受容可能な吃音が現実的な目標であるとしています（表）[4]．コントロールした発話は発話技術を使ってブロックの発生を抑制することであり，受容可能な吃音とは訓練前よりは軽くなった状態の吃音です．これらの状態は回避が生じた第4層の吃音児で小学生の一部を除けば，小学生でもほとんどは正常域には達しないことを意味します．14歳以降での吃音児者は直接法で正常域を望むことは現実的でないことを意味しています．
>
> **表　直接法での現実的到達可能なレベル**
>
> | Bloodstein | Guitar | 最終目標　流暢性形成訓練，吃音軽減訓練，統合的訓練 | 現実的目標　流暢性形成訓練 | 吃音軽減訓練 | 統合的訓練 |
> |---|---|---|---|---|---|
> | 第1〜2層 | 境界域吃音 | 自然な流暢性 | 自然な流暢性 | 自然な流暢性 | 自然な流暢性 |
> | 第2〜3層 | 初期吃音 | 自然な流暢性 | 自然な流暢性またはコントロールした流暢性 | 自然な流暢性 | ほとんどの場合，自然な流暢性 |
> | 第4層 | 中期吃音（6〜13歳） | 自然な流暢性 | コントロールした流暢性 | コントロールした流暢性，または受容可能な吃音 | 一部の若い吃音者は自然な流暢性，またはコントロールした流暢性，（多くの場合は）受容可能な吃音 |
> | 第4層 | 後期吃音（14歳以降） | 自然な流暢性 | コントロールした流暢性 | コントロールした流暢性，または受容可能な吃音 | コントロールした流暢性，（多くの場合は）受容可能な吃音 |
>
> (Barry Guitar：Stuttering An Integrated Approach to Its Nature and Treatment. pp237, 339, 369, Lippincott Williams & Wilkins, 1998)

　M・R法では第4層，第3層の範囲にとどまった場合は，大枠としては"訓練効果なし"と判断します．

　第3層までしか遡らない被訓練者の最も大きな問題は，吃音に対する否定的価値観から脱却できず，笑われて嫌な思いをするに違いないとの信念から，日常生活では目の前の場面を意図的操作に頼って，とりあえず切り抜ければよいとする行動をとることです．

　本訓練法（M・R法）では，発話技術を使ってブロックを抑制しようとはしません．その理由は例えブロックを完全に抑制でき，見かけ上は流暢に言えたとして

表 3-2　M・R 法で到達可能なレベルと進展段階

			第4層	第3層	第2層 後半	第2層 前半	第1層 後半	第1層 前半	正常域
発話症状	繰り返し	学童	少	少	有	有	有,自覚無 / 有,他者観察可	有,自覚無 / 有,他者観察可	数日に1回→週1回→月1回→数カ月に1回→無
	引き伸ばし	学童	少	少	有	有	有,自覚無 / 有,他者観察可	無	無
	ブロック	学童	多〜少	多〜少	多〜少	多〜少	無	無	無
		成人	多〜少	多〜少	多〜少	多〜少			数日に1回→週1回→月1回→数カ月に1回
	随伴症状		有	有	有	無	無	無	無
行動	発話・内的状態への注目（監視）		8, 7, 6, 5, 4, 3, 2, 1		無	無	無	無	無
	発話の意図性		有（意図的な発話）		無（非意図的な発話，無意識に発話）				無（非意図的な発話，無意識に発話）
	意図的操作（発話等のコントロール）		42〜1		無	無	無	無	無
			コントロールされた発話		自然な発話				自然な発話
	回避（場面，発話）		100以上〜1	無	無	無	無	無	無
否定的情動反応	吃音に対する否定的価値観		強〜中〜弱		ほぼ無	無	無	無	無
	意図的操作による苦痛		強〜中〜弱		無	無	無	無	無
	恐怖感，恥ずかしさ，緊張		強〜中〜弱		低〜ほぼ無	無	無	無	無
	否定的自己認識		強〜中〜弱		無	無	無	無	無
	吃音者意識		強		有	弱	無	無	無
到達可能なレベル	M・R法到達率の概略		約1/3		約1/3				約1/3
	M・R法効果判定の大枠		効果なし		軽減				改善
	M・R法（*印：学童のみ）								
	認知行動療法								
	直接法								

×：第4層の中でも全く効果がない場合です．

表3-3 M・R法での軽減・改善率

第4, 3層のまま	約1/3（26%）
第4層から第2, 1層への遡及	約1/3（38%）
第4層から正常範囲への遡及	約1/3（36%）

も，注目，意図的発話，発話技術を使っての意図的操作，吃音への否定的価値観，意図的操作による苦痛，吃音への恥ずかしさ，否定的自己認識，吃音者意識は残ったままであり，これらの苦悩からは脱却できないからです．発話技術を使って完全にブロックを制御できた状態でも，進展段階では第3層にとどまっていると判断します．

③第2層

　第2層の後半は第3層で用いていた意図的操作はなくなり，意図的発話はあったりなかったりします．症状は随伴症状とブロックです（学童中学年では引き伸ばし，繰り返しも含まれます）．まだ発話症状を含んだ自己の内的状態へ注目する行動と吃音者意識が残っています．多くの場合，この段階では意図的操作をしていた第4, 3層よりもブロックを含めた発話症状は単純化していて，ブロックしても意思等の発話内容は伝わりやすくなっています．本人に「話すのが楽になった」との明確な自覚が出てくると同時に，吃っても恥ずかしく思うことはなくなり，平気で行動できる状態になります．これは吃音に対する否定的価値観が無くなったことを意味します．

　第2層後半から第2層前半に軽減していく段階で，かつては必ず吃っていた日常生活場面で「吃ったり吃らなかったりする」状態がさらに増大し，随伴症状が消失し，発話症状が発生する場面自体も減少していき，全体として症状の発生率が低下します．

　第2層の前半は後半より，自己の内的状態に注目することと，発話の意図的表出行動もなくなり，日常生活では発話症状は出るけれども，吃音のことを忘れて生活できる状態となります．さらに吃らない場面が増大し，ブロックの発生率が下がりはじめます．この段階はいったん第4層まで進展した後に第2層まで遡ってきたのであり，理性的には吃音児者の自覚はまだあります．しかし日常生活のほとんどの場面では吃音のことは念頭になく，ブロックした時に一瞬「アッ」と思うけれどもすぐ忘れてしまい，吃音に煩わされることはありません．

　学童の場合は第2層まで改善してくるとブロックだけでなく「音節や語の部分の繰り返し」と「引き伸ばし」も目立つようになります．第2層では恥ずかしくはなく平気で吃りながら行動します．やがてブロックは減少し，繰り返しと引き伸ばしが主な症状になり，第1層に移行します．

　なお第2層に戻った段階で吃音訓練を希望しなくなる者と正常域まで到達することを望む者の両者に分かれます．どの吃音児者も訓練当初は「吃音を治したい」

と訴えます．しかしブロックは出るけれども，吃音に由来する苦悩がなくなった第2層の状態で満足し訓練を終了する者と，ブロックが発生しなくなる正常域を望み訓練を継続する者に分かれます．訓練開始当初の患者側の「治したい」との訴えがどちらを意味するのかはこの段階になってはじめて判明します．なお第2層と第1層の状態に達するのは訓練対象者の約1/3（38％）です．

④第1層

　軽減・改善過程で第1層の状態を示すのは学童のみです．この段階に達すると本人は吃音児である自覚がなくなり，もう治ったと考えて訓練をしたくなくなる場合が多くあります．しかし周囲の者には発話症状を観察できる状態です．第1層でも第2層寄りの時は引き伸ばしと繰り返しの両方が観察でき，やがて引き伸ばしは減少し，繰り返しのみとなります．繰り返しだけの状態のほうが正常域に近いと判断します．さらに日常生活場面で繰り返しが減少し，正常域に移行します．第1層に達した時点で訓練をやめたいという希望があった時は，あと半年は続けるように説明したうえで，それでも親も本人も訓練をもはや必要ないと判断した場合は，訓練を終了します．第2層と第1層の状態に達するのは訓練対象者の約1/3（38％）です．

⑤正常域

　成人の場合は第2層からの軽減の過程で，第1層の状態を示さないでブロックが残ったまま頻度が減少し，徐々に正常域に近づきます．正常域に近づくにつれ，本人が自覚できるブロックは数日に1回，週に1回，月に1回，数カ月に1回と減少していきます．本人からの報告ではブロックの持続時間は一瞬であり，自覚的には約0.5秒以下です．月に1回くらいの状態になった時には，ほぼ正常域に到達したと判断しますが，患者にはさらに1年経過した段階で改善（治癒）の宣言をします．日常生活でほぼ問題がなくなるのは，訓練開始前に収集した現在のエピソードにM・R法で対応している時期であることが多く，治癒の宣言をするまでの1年間は訓練の終盤にさしかかっている場合が多くあります．

　学童では第1層から徐々に発話症状が減少して，その後おおよそ半年から1年くらいで正常域に達する場合もあります．なお，成人では第2層に，学童では第2層と第1層に達した段階で進展時に見られる変動性（波）は出現しません．正常域に到達できるのは全訓練対象者の約1/3（36％）です．

　本方法での改善した状態とは以下のように定めます．

> **M・R法における改善した状態の定義**
>
> 「発話による意思疎通に問題はなく，発話症状が生じないだけでなく，吃音に対する否定的価値観から脱却し，吃音に対する恐怖感や恥ずかしさや緊張もない状態です．しかもこの状態が1年以上持続される場合をいいます．発話自体の表出を意図することや，発話や構音運動の意図的操作もないので，これらを意図することによる苦痛もなく，無意識のうちに自然な発話が遂行さ

> れるので，話すのが楽な状態です．自己の発話の状態や緊張等の自己の内部でかつて生じていた状態への注目や監視をしなくてもよく，吃音のことは忘れて生活でき，吃音による否定的自己認識から解放され，吃音に由来する苦悩もない状態です．そして吃音者意識から脱却した状態です．」

3-5 M・R法と直接法での改善の相違

　第4層の吃音児者に対しM・R法で達成する状態と，直接法にて発話技術を使いブロックを抑え込み発話の連続性を確保しようとする「コントロールした発話」，または意図的操作にて達成する「(本人が) 受容可能な吃音」で達成できる状態とは異なっています．

　M・R法では発話の連続性の確保を最優先に考えて，ブロックが外に出ることを抑え込むことで発話の連続性が確保できた状態を改善とする立場をとりません．

　第4層の吃音児者が直接的に発話をコントロールして到達可能なレベルは，進展段階の第4層の中での変化かまたは第3層までです．正常域を「ブロックが抑制され，発話の連続性が確保できた状態」と操作的に定義するならば，行動面や否定的情動反応がどうであれ，発話の意図的操作にてブロックが完全に抑制できたのであれば正常域に達したと言い得ます．しかしこの状態は下記の行動面と否定的情動反応の項目に問題が残っていて，M・R法で達成可能な第2層や第1層または正常域の状態とは明らかに異なっています．

　発話症状の側面での直接法の効果は，意図的操作によりブロックの頻度が減少した状態から，ほぼブロックが見られず発話の連続性と速度が確保された状態までの幅があります．随伴症状も同時に抑制される効果もあります．しかし日常生活では発話場面が数多くあり，コントロールをあらゆる日常生活場面で，ほぼ習慣的に実行できるまでに必要な期間の問題があります．そして特定の場面だけでなくあらゆる場面でブロックを抑制するには，場面ごとの否定的情動反応に対応して，自己制御を保持できるだけの情動的強さを身につけることが必要です．ブロックや随伴症状が直接法で抑えられ，最も良い状態が確保されたとしても，強い否定的情動反応が生じた時にはコントロールする行動自体がとれず，抑制は効かなくなりブロックも随伴症状も出現します．さらにコントロールを外した場合には，ブロックの抑制は解除されます．

　直接法での行動面では，第4層から第2層後半までの範囲で出現する自己の発

話・内的状態への注目（監視）を意図的に続ける必要があり，第4，3層で行われる発話の表出自体を意図した行動（意図的発話）や，発話や構音運動を意図的に操作する行動が必要です．

　この面において直接法では回避が無くなっても進展段階第3層より前の進展段階には遡ることができません．その理由は，第3層でも残っている行動と否定的情動反応の項目のそれぞれが，第2層以前に達しようとする時には改善阻害要因になるからです．

　発話等の意図的操作は，吃音の進展時にもった吃音に対する否定的価値観から生じた行動だと考えられます．発話の連続性を求めるために意図的操作を続けることは，他方で「吃音はいけないものだ」との価値観を強め続ける効果があり，吃ることに対する恐怖感や恥ずかしさ等（予期不安を含む）を強める効果があります．これらの行動は，吃らないようになり恐怖感から逃れようとする目的と相反することでもあります．第3層に達すれば第4層よりは否定的自己認識は弱まりますが，無くなるわけではありません．吃音者意識も持続します．

　この第4，3層の状態であってもブロックが非常に強く，自己の意思伝達に困難を有している吃音者にとっては意図的操作等によりブロックを抑えることがとりあえずの利益になる場合があります．しかし非意図的な発話のほうを多く経験している吃音児者にとっては，操作を意図的に続けなければならないこと自体が大きな苦痛になります．

　吃音歴への対応でみれば，吃音により否定的価値観を長年もち続けてきた吃音者の過去の問題に，直接法は技術的に対応できないことが重要な留意点です．吃音に関係する現在の問題を軽減できたとしても残存する過去の問題が改善阻害要因となり，フラストレーション等の否定的情動反応を残存させる結果を生じさせやすいのです．

3-6　認知行動療法の吃音治療への適用とM・R法との相違点

　認知行動療法の吃音への適用はM・R法と類似の視点がありますが，相違する点もあります．否定的情動反応への対応は両者にあります．しかし相違する点はその仕方です．

　認知行動療法は自己や吃音に対する認知の仕方を自己の意思で気づき変えようとします．この面はM・R法にもあります．M・R法にあって認知行動療法にはない側面は，過去のエピソードに結びついた否定的感情・情動反応を一種の脱感作で弱めることです．さらに異なる大きな点は，M・R法では吃音者に発話症状を

発生させる脳活動の存在を前提としていることです．この点について，M・R法では自然で無意識な発話を遂行する行動がとれることを目的として，実際の声に出さず頭の中で発話場面の条件に合った発話を数多く遂行します．つまり吃音や自己に対する考え方や情動反応への対応と同時に，発話への対応をも行っていることが大きな相違点です．

認知行動療法で現実的に到達可能なレベルは第2層までですが，生活者の視点では認知行動療法にて第2層に達すれば第4層，第3層よりも吃音者にとって大きな利益になることも事実です．M・R法では全ての吃音児者ではありませんが，正常域まで達することも可能です．

3-7 RASSで目指す自然で無意識な発話

1) 自然で無意識な発話過程は自動化された過程

発話過程は本来，無意識のうちに遂行される自動化された過程です（4頁，「図1-1 健常者の発話行動」参照）．健常者は発話に注目することもなく，意図的な発話操作を行わないで無意識のうちに遂行していて，意図的に操作した発話とは異なっています．この発話過程において「無意識のうちに遂行される発話行動」は，頭の中で意図的操作を発話のたびにしなくてもよく，楽です．

発話は本来無意識のうちに遂行される行動なので，RASSでは非意図的に遂行できる状態を達成しようとします．したがって，発話や自己の内的状態へ注目しないで，発話表出を目的とした行動でなく，しかも発話，構音器官の運動や構音運動の意図的操作をしない発話行動を達成しようとします．

2) 自然な発話とは

①多様なプロソディー

RASSで達成しようとする発話は「自然で無意識な発話」です．この発話を一言でいえば，健常者が行っている発話行動から生じる発話のことです．この中の自然な発話は事実に関する情報などの発話内容を伝えているだけではなく，話し手の意図や感情や判断，評価や心理的状態なども発話に乗せられて伝えられます．そして紙に書いてある文を音読する時のように，声の高低を平坦化させ，同一の速度で話しているのではなく，プロソディー（音の速度《時間》，高低，強弱）は多様に変化しています．ただ速いだけではないのです．発話の一つの文内においてさえもプロソディーの変化があります．

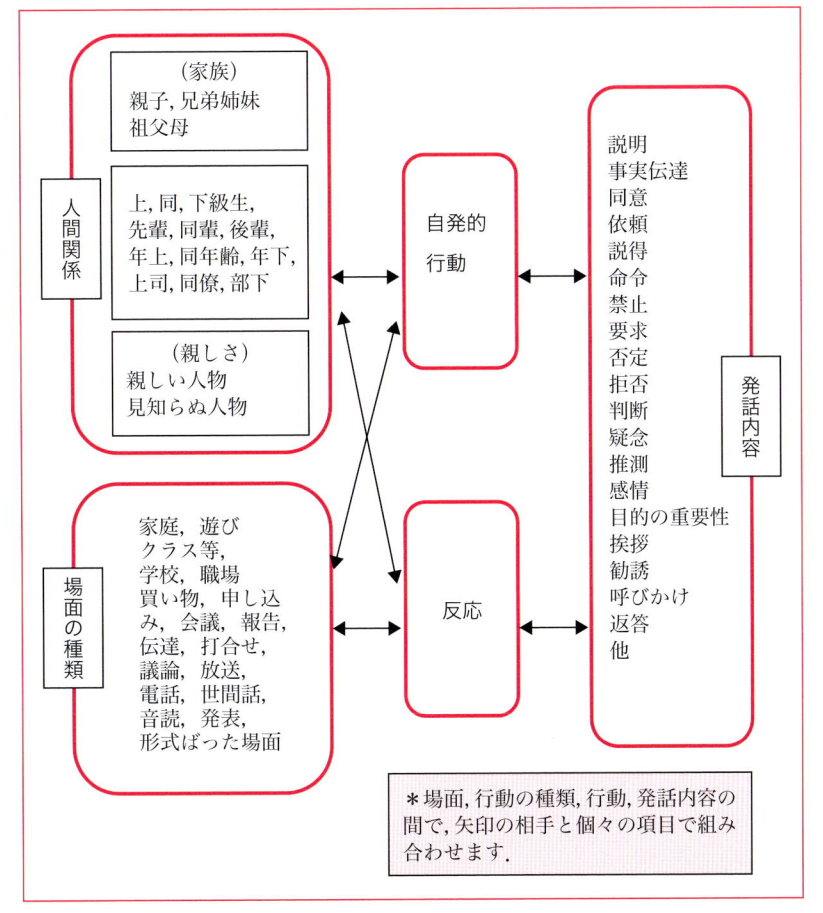

図 3-2　発話場面等における条件の組合わせ

②発話場面の複合的な条件

　発話場面の条件によって表現はさまざまに変化します．発話場面に含まれる条件は「人間関係」や「場面の種類」とその時の行動が「自発的行動」か返答を含めた「反応」か，そして「発話内容」は説明か事実伝達か感情の表出か同意か，依頼かなどによっても異なり，これらが組み合わさった数多くの条件が生じます（図 3-2）．発話場面はこれらの複数の条件が組み合わさった「複合的な条件」を含んでいて，自然な発話はこの複合的な条件に対応しながら行われています．直接法で目標とされる発話の連続性を第一に考えた発話とは大きく異なっています．

③情報伝達

　健常者の自然な発話では音声により情報が十分に伝達されます．表出された音韻によって伝わる意味だけでなく，プロソディーによっても，その話者の感情，気持ちや疑問などが表出されます．他方，第 3 層以降の吃音児者がブロックを避けようとして意味の近い語へ置き換える意図的操作をした場合は，置き換えの量

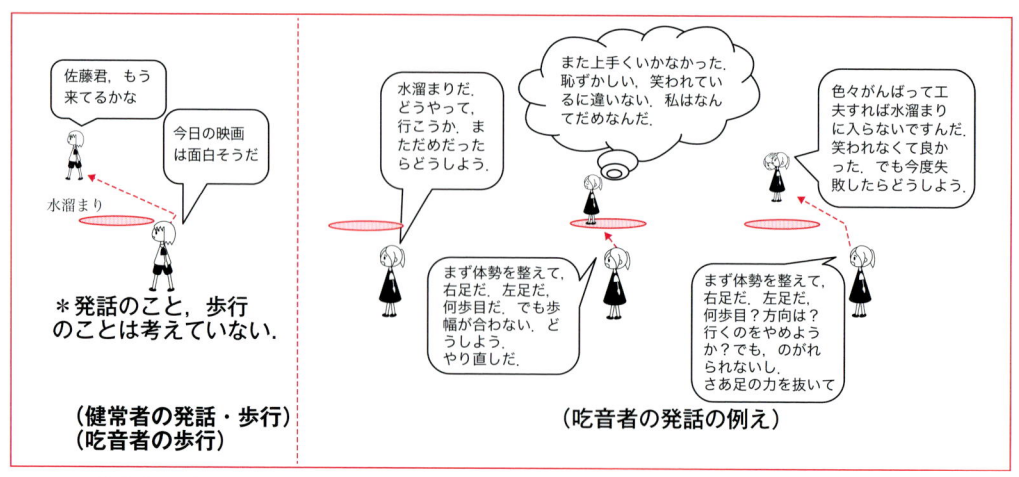

図 3-3 健常者と吃音者の発話行動の歩行での例え

> **MEMO** 発話を主体的行動として実行しているか，分析・操作の対象として意識的に行うかの点で大きな違いがあります．健常者が発話で行っている行動を第 3 層，第 4 層の吃音児者に理解してもらうことは重要ですが，むずかしい点でもあります．しかし発話以外の行動での歩行に関しては，吃音児者も足の動き等を意図的に操作せずに無意識に行っていますので，図 3-3 のように，歩行という行動を健常者の発話行動の例として吃音児者に示します．
> 歩行では，吃音者も健常者でも，「水溜まりがある」と判断するだけで，あとは判断力（自己の脳活動）に任せておけば，意図しないでも"水溜まり"を避けて通ることができます．
> 「前方に水溜まりがあり，十数メートル前から，『水溜まりを避けよう』，数 m 先から左方向によけて通ろう．何歩目のところで右方向に向く，そして歩幅は○○ cm にする必要がある．そのためには一歩ずつのひざの角度は○○度として，太ももは○○の高さまで上げなくてはいけない．注意して上げよう．一歩目はうまくいったかな．やはり思った結果ではない．さらに注意してコントロールをしなければいけない．さて一歩目のやり直しだ…」と考えていては，いつまでたっても水溜まりを通過できません．健常者にとっては歩行する行動も自動化された過程です．

が増えるに従い，話者からの情報があいまいになり，話者の思考内容が伝わりにくくなります．

　第 4 層の吃音児者は言えると思った発話は表出し，吃りそうな発話は意図的操作や回避をしながら，会話をすることがあります（図 3-3）．この場合には聞き手は「話の前後関係から内容をいろいろと推測し，情報の欠落を補いながら聞かなければならない」という余分な行動を強いられます．臨床家であれば根気強く聞くでしょうが，社会的場面での聞き手は根気強く聞いてくれるとは限りません．さらに聞き手にとっては，理解できる内容が限定的となったり前後関係が不明で話しの筋がわからなかったりして，誤解が生じる場合もあります．

第4章　環境調整法

4-1　環境調整法のねらい

4-2　環境調整法の導入時期

4-3　環境の調整の大枠

4-4　感情・情動，意思，発話・行動の表出のねらい

4-5　言語環境と養育環境の調整

4-6　環境調整中の評価項目の詳細

4-7　環境調整でねらう対象児の行動の変化

4-8　進展段階と環境調整法の適応範囲

4-9　環境調整法での改善率

4-10　環境調整法の実施

4-1 環境調整法のねらい

1) 環境調整法とは

　　　環境調整法とは吃音に対する介入方法の中の間接法の一つです．吃音児をとりまく言語環境と養育環境の両方を整え，吃音児に対する周囲からの発話行動への干渉と，過剰であると判断される心理的圧力を除くこと，同時に安定した母子関係を確保することよって間接的に吃音児の内的環境を整えます．そして内的環境の調整により自然で無意識な発話を日常生活でたくさん経験させることと，基本的感情・情動の安定を図ることなどにより吃音を治そうとする介入方法です．

2) RASSにおける環境調整法のねらい

　　　われわれが吃音臨床で環境調整法を行う主なねらいは，表4-1に示した3つです．対象児が"自然で無意識な発話行動"を遂行できるように環境を調整し，この好ましい環境下で"自然で無意識な発話行動"を多く経験させ，最終的にはこの発話行動をいかなる発話条件下でもとれることをねらいます．

　　　並行して，かつては本人にとって圧力となっていた外的環境からの働きかけが，もはや圧力にはならないだけの情動的強さを対象児の中に育てることをねらいます．このねらいは否定的情動反応が発話メカニズムの活動に与える影響を小さくすることでもあります（「1-3 吃音の症状の種類，行動，否定的情動反応」参照）．

　　　そして，環境調整だけで治りきらない場合は，第2層前半の状態を確保することをねらいます．環境調整のねらいは無論吃音を治すことですが，環境調整だけでは治らない場合もあります．この場合でも環境調整は無駄ではなく，第2層後半，第3層，第4層への進展の防止も重要なねらいの一つとなります．なぜなら第2層前半は本人にとってブロックが大きな"否定的価値"をもたない状態であり，この進展段階であれば吃音児が小学校高学年になっても吃音を気にせず，学校，友達等の社会の中で，物怖じせずに非吃音児と同じ経験をして過ごすことができます．この経験は性格形成において積極性や明るさを形成するためにも欠かせないものです．進展の防止と周囲の者への対応の側面からみれば，環境調整は

表4-1　RASSにおける環境調整法のねらい

①自然で無意識な発話をいかなる発話条件下でもとれること
②発話メカニズムへの否定的情動反応の影響の減少
〈治りきらない場合〉
③第2層前半の確保とこれ以上の進展の防止

周囲の者が（好意からではあるが）吃音児に意図的な発話操作を行わせたり，ブロックを否定的に評価することによって発話操作を行わせたりすることを防止し，吃音の進展を防ぐことでもあるのです．

4-2 環境調整法の導入時期

　　吃音の改善を目的として環境調整法という手段を吃音の初期段階で用います．幼児期は吃音の症状が軽いため学童期まで様子見とされがちですが，この時期の吃音児がもつ特徴や指導法の技術的な問題とこの方法の効果についての以下のような理由から，幼児期から行うほうが対象児が得る利益が大きいからです．

1) 環境依存性が強い時期

　　幼児期の吃音児は環境から影響を受けやすいという特性（環境依存性）が強く，環境を整えることによって吃音が変化しやすい状態にあります．幼児期こそ，この環境依存性を発揮させやすいためです．

2) 悪化要因が少ない時期に介入

　　吃音が進展する前に治療的に介入することで，年月の経過とともに吃音の悪化要因が積み重なっていく前に対応でき，悪化要因が少ない分だけ環境調整の効果が現れやすいのです．そして発吃からの時間経過が比較的に短い段階で環境調整をすることで，悪化要因の増大を防ぐことをねらいます．たとえば環境調整法を適用しても吃音が悪化してしまい他の方法を用いなければならない場合でも，何も対応しなかったことで，その時までに増大した悪化要因の種類，量，そして時間的に過去のものに後で初めて対応するよりも，環境調整にてそれらの悪化要因はすでに解決済みである状態を確保できる利点があります．

3) 環境の調整のしやすい時期に使用

　　幼児期に環境調整を行う理由の一つは，環境は対象児が属する社会が小さいほうが調整しやすいためです．症状が軽いから様子を見ようとするのではなく，学童期から介入するよりもこの時期に介入されたほうが，吃音児にとっては利益が大きいのです．無論，学童期も積極的に介入すべきです．

4-3 環境の調整の大枠

　外的環境と内的環境は相互に影響し合うものであり，手段と目的の関係にあります．環境の調整の大枠は外的環境を整えることによって本人側の内的環境を整えることです（図 4-1）．

　外的環境を整えるとは周囲の者が言語環境と養育環境を整えることで，吃音児にとって心理的に圧力となる外部からの働きかけを無くすことです．同時に基本的情動の安定を図るために，吃音児本人にとって不足していると考えられる母子のアタッチメントを補います．

　目的である内的環境を整えるとは，外的環境への介入により外部からの圧力が減少した状態下で，本人が自己のペースで感情・情動表出，意思表出，発話行動の表出，発話以外の行動の表出ができるようになることを待つことです．そして日々の生活上の出来事を本人のペースでうまく処理しやすくし，発話行動でも発話を伴わない行動でも，快の情動反応が伴う成功体験を積ませることです．並行して基本的情動の安定のために母子のアタッチメント等の本来満たされるべきであったものを補います．

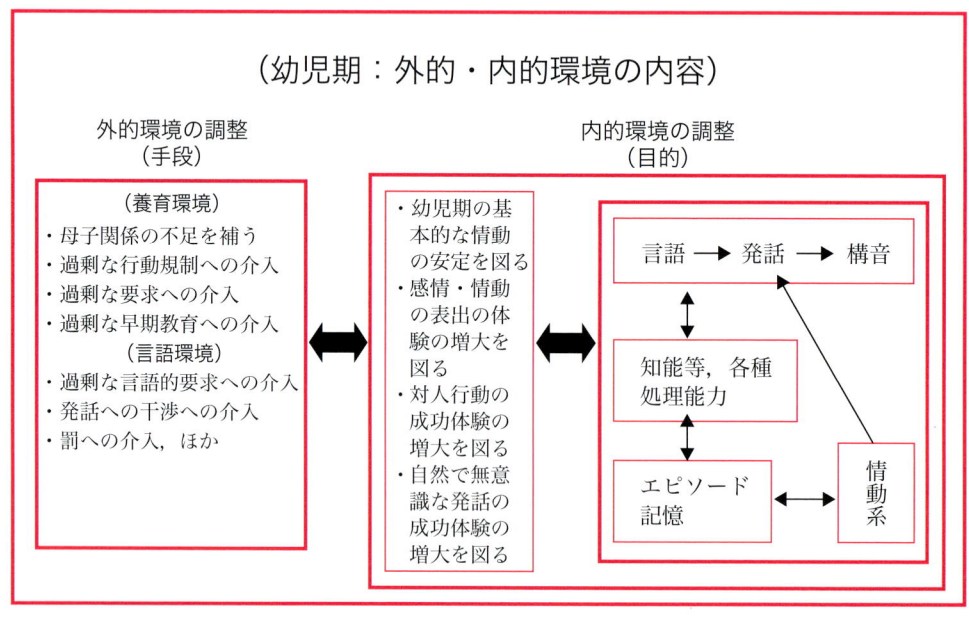

図 4-1　環境の調整（図 2-4 の再掲）

4-4 感情・情動，意思，発話・行動の表出のねらい

　　環境調整法は発話の流暢性だけを対象とした指導法ではなく，"感情・情動の表出"と"意思表出"，さらに"発話行動"と"発話以外の行動"の表出を一体のものとして扱います．別の面から述べると，環境調整法では「考えを述べたり，自分の意思に基づいて行動したりする」ことの根底にある感情・情動を先に表出させ，この感情の表出を容易にすることで自分の意思や考えを表出しやすくし，意思等の表出の過程で"非意図的で自然な発話"と"発話以外の行動"も遂行できるようになることをねらっています（図 4-2）．環境調整法は，理論的には成人の吃音者を取り巻く環境までも調整すべきですが，本人が属する社会が大きくなるに従い，環境の調整がむずかしくなります．環境調整法で整えられる環境の現実的範囲は主に家庭内の環境です．

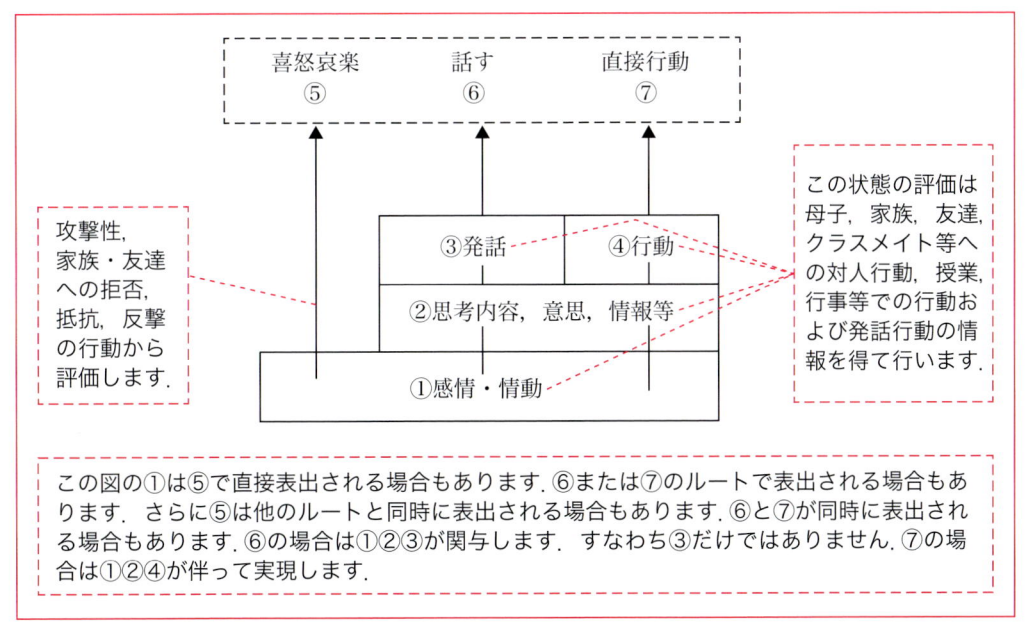

```
        喜怒哀楽      話す       直接行動
          ⑤         ⑥          ⑦
          ↑         ↑          ↑
                 ┌────────┬────────┐
                 │ ③発話  │ ④行動  │
                 ├────────┴────────┤
                 │ ②思考内容，意思，情報等 │
                 ├─────────────────┤
                 │   ①感情・情動   │
                 └─────────────────┘
```

攻撃性，家族・友達への拒否，抵抗，反撃の行動から評価します．

この状態の評価は母子，家族，友達，クラスメイト等への対人行動，授業，行事等での行動および発話行動の情報を得て行います．

この図の①は⑤で直接表出される場合もあります．⑥または⑦のルートで表出される場合もあります．さらに⑤は他のルートと同時に表出される場合もあります．⑥と⑦が同時に表出される場合もあります．⑥の場合は①②③が関与します．すなわち③だけではありません．⑦の場合は①②④が伴って実現します．

図 4-2　感情・情動表出と意思表出，発話・発話以外の行動との関係
（都筑澄夫：間接法による吃音訓練入門．吃音訓練講習会資料，p20，2012）[5]

4-5 言語環境と養育環境の調整

1) 環境調整法での基本

①言語環境・養育環境での過剰と不足の調整を行う

環境調整法では吃音児にとっての過剰なものを取り除き，不足しているものを補います．吃音児の場合，表出経験が不足している状態は感情・情動，意思や考えを表出する行動を少なくさせます．過剰はそれらの表出行動を抑制させる効果があります．不足と過剰は吃音児本人と周囲の者との相対的関係にあり，絶対量ではありません．これは吃音児について述べたものであり，吃音児でない児童に対してのものではありません．

②言語環境と養育環境の両方の調整を行う

環境調整は言語環境と養育環境の両方を調整します．片方の調整のみでは不十分です．調整の基本は発達の過程で言語環境と養育環境の両面で，本人にとって過剰なものを取り除き，不足しているものを補うことです（表4-2）．

養育環境の調整では親の干渉や圧力から対象児を解放し，子どもの感情を外に出させます．それが結果的に発話表出の増大と自然で無意識な発話の経験に繋がります．言語環境の調整の基本的内容は発話への干渉と要求を無くし，発話行動を受容することです．

環境依存性は学年が上がるに従い徐々に弱まりますが，学童期までは影響があり，環境の変化で本人も変化しやすい状態にあります．第4層になった場合は，小学校6年生までの学童にはM・R法を併用します．

③環境側の禁止事項と許容内容の原則

環境調整法での指導内容の原則を簡単に述べれば，生命の危険や健康を害することの防止，そして事故に遭うこと，大けが，火事を防ぐために禁止したり叱っ

表4-2 幼児期の吃音児の環境における過剰と不足

	言語環境	養育環境
過剰	①周囲からの発話への干渉 ②年齢相応以上の言語的要求 ③文字の早期学習など	①躾 ②度の過ぎた早期教育 ③習い事など
不足	①本人の発話行動が受容された経験不足	①母子のアタッチメント不足 　（母子関係により基本的情動が満たされた経験の不足） ②子どもの働きかけが受け入れられた経験の不足 ③子どもの他者への働きかけの不足

（都筑澄夫：間接法による吃音訓練入門，吃音訓練講習会資料，p24，2012より）[5]

たりする以外は，規制，禁止，指示，褒めることを全て止めます．他方，甘えることは許容するとともに対象児の行動を許容します．

2) 言語環境の調整

①言語環境での過剰と不足

言語環境で過剰なものは主に周囲（特に親）からの発話への干渉と年齢相応以上の言語的要求や適応年齢とかけ離れた文字の早期学習などがあります．

不足の面では本人の発話行動が周囲の者に受容された経験の不足があります．

②取り除くべき内容

周囲の者に対し愛情からでた行動であっても吃音の発話症状への口出しを全てやめ，年齢相応以上の話し方を求めないように指導します．質問は最低限にして，園などの様子を知りたくても発話による報告の強制は禁止とします．年齢をはるかに前倒しした文字や外国語の早期学習を止めます．なお，言語環境と養育環境の両方で取り除くべき内容かどうかの判断は言葉にせよ行動にせよ，親からの働きかけや拒否の行動が，対象児にどのような結果をもたらすかの視点で評価する必要があります．

③行うべき内容

言語環境で行うべきことは，子どもの発話行動の受容です．子どもが吃った時も発話症状に反応するのではなく，吃音児本人が伝えたい内容に反応してもらいます．発話行動の表出のもとには感情の表出があるので，子どもの発話行動を受け入れることは感情表出を受け入れることでもあります．

3) 養育環境の調整

養育環境の調整は子どもに良い方向で影響しなければ意味がなく，子どもが変化してきているかどうかを確認しながら進めます．評価すべき事項は"外的環境での基本的評価対象"が"内的環境での基本的評価対象"にどのような影響を及ぼしているかです．また，母親のみが懸命に環境調整を行っていても，父親や一緒に住んでいる祖父母が非協力的では環境調整をしても良い結果を望めないので，家庭内の大人全員の協力が必要です．臨床家からの協力依頼が必要な時は父親や祖父母にも臨床場面に参加してもらい，直接に説明して理解と協力を求めることもあります．

①養育環境での過剰と不足

養育環境で過剰になりやすいものは日々の当たり前と思われている躾です．躾は本人の意思に基づく行動を禁止し，意思を自由にだす行動を抑制させる作用があります．度の過ぎた早期教育も同様に，早期教育を行わせる側の意思によって本人の自由な意思を枠にはめて，感情や意思表出の行動を抑制させる作用をもちます．

不足の面では，さまざまな理由から母子のアタッチメントが不足し，本来，満たされているべき本人の感情・情動が満たされておらず，基本的情動の安定が得られていないと推定される場合があります．他には対象児の働きかけが受け入れられた経験の不足があります．この不足は他者への自発的働きかけの不足に繋がりやすいのです．これらの不足が大きいと感情・情動の安定性が少なくなったり，未経験により感情や意思をどのように出してよいかわからなかったりする結果を招きやすいのです．

②心理的ショック
　なんらかの理由で突然に心理的ショックを起こした場合です．筆者の臨床経験で最も多い事例は「一時的な強制母子分離」です．交通事故による両親や母親の突然の入院，母親の病気による突然の入院や，数は少ないのですが転居で馴染みのない生活環境に置かれた場合などが心理的ショックを起こさせる事由にあたります．なお，ある出来事によって心理的ショックが引き起こされるか否かは，エピソードによる突然の負の心理的影響と本人のもつ耐える力との相対的関係によって決まると考えられます．したがって本人の耐える力の面から見ると，ショックを起こしたエピソードはあくまで引き金であり，養育環境で本人側にも変化に対応できるだけの能力が育っていなかった可能性について評価します．実際，これらの事例には，Van Riperのトラック1で見られがちな母子のアタッチメント不足が見られるからです．ただし，事件に巻き込まれたなどの場合は，本人の耐性をはるかに超えた出来事といえます．

③取り除くべき内容
　環境調整中は，習い事やスポーツ教室等は，本人が本当に望んでいるものを除いて，親の願望から始めたものは全てやめるように勧めます．親の誘導から始まった習い事などで本人が最初は興味を示したものでも，面白くなくなりがんばらねばならない状態になっているものは，対象児にとって心理的圧力となっている場合が多くあります．その他には普段の生活であたり前に行っている躾も環境調整中はやめるべき対象です．「○○しなさい」や「○○してはいけません」等の指示は，対象児が自己の感情や意思にもとづいて行動することの禁止であり，行動規制の側面をもっています．そして結果的に対象児の感情や意思の表出を抑制することに繋がるからです．

　子どもに対する親の消極的拒否（72頁参照）については，その行動の背景として親が自分でも気づいていない心理的問題を抱えている場合が多く，継続的な指導が必要となります．

④行うべき内容
　取り除くべき内容と行うべき内容は表裏の関係にあります．まず最も重要なことは子どもの情動を安定させるために，母子のアタッチメントを再構築することです．その最たる手段は甘えさせることであり，子どもの感情を受け入れ，共感

し，感情の交流をすることです．そして直接的な感情や意思表出行動そのものを受け入れることと，意思を受容することです．

4-6 環境調整中の評価項目の詳細

環境調整法を継続する場合には，臨床面接ごとに状態を分析し続ける必要があります．臨床家は下記の視点をもって現状と変化を評価しながら，指導を行います．

1) 感情・情動の状態の評価

感情・情動の状態は直接的に表出される喜怒哀楽，そして間接的には意思表出，発話以外の行動の表出，発話行動の表出，罰や干渉への反応を通して評価します（表4-3）．評価のための情報は臨床場面，親そして吃音質問紙（「7-1 吃音質問紙

表4-3 感情・情動反応の評価

直接的	喜怒哀楽	攻撃行動	無い→有り→減少→無い	
		喜怒哀楽の表出行動	泣く，笑う，怒る（少く多）	
		表情	無表情・暗い→笑顔・明るい	
間接的	意思表出	意思，願望，要求の表出	無→少→多	（恐怖・強い不安↓恐怖・不安の減少↓攻撃性・甘えの行動↓自信）
			否定的内容→肯定的内容	
	発話以外の行動	態度	受け身→自発的行動（消極的→積極的）	
			怯える→安心→興味を示す→自発的に接近	
		属する社会の大きさと行動との関係	家庭（母→他家族）→友→園→学校	
			（より大きな社会で積極的行動があれば軽減）	
		他者への行動	大人：立ちすくむ→隠れる→引っ込み思案→自発的接近	
			兄弟姉妹：我慢のみ→親の取り合い→兄弟喧嘩→仲良く落ち着き	
			同年齢の子ども：引っ込み思案→接近→受け身→抵抗→反撃	
	発話行動	発話行動自体	少ない→多い	
		場面	安心する場面⇔緊張する場面	
		相手	最も身近な人物 ⇔ 当初最も身近でなかった人物 最も安心する人物 ⇔ 当初最も緊張した人物	
		種類	受け身での発話→自発的発話→対話→他者の発話に加わる，割り込む・話題の提供→主張→反論	
	罰や干渉への反応		萎縮→萎縮しないが症状が悪化→平気で反撃	

による情報収集」参照）から得ます．評価の判定としては，基本的には感情表出行動が増えるほうが良いと判断します．全般的には「恐怖・強い不安→恐怖・不安の減少→攻撃性・甘え→安心・落ち着き（伸びのびとした状態）→やや前向きの行動→前向きの行動→自信」の方向に向かっていれば改善方向です．

①直接的評価：喜怒哀楽の表出

　喜怒哀楽の面では抑制されていた泣く，笑う，怒る行動が容易に表出できるようになれば良い方向です．環境調整を開始すると最初に現れるのは攻撃性です．今までうっ積していた否定的感情・情動反応の爆発的表出の側面をもちます．いままで「大人しく良い子」であった子どもが急変しますので多くの親は驚きますが，心配はいりません．否定的な情動反応が減少しますと攻撃行動はおさまります．いっぱい膨らんだ風船の空気が抜かれ，しぼんだ状態を想像してください．風船のゴムは張りつめていなくても良い状態になります．表情も無表情で暗かったものが，徐々に笑顔に満ちた無邪気で明るいものに変わっていきます．もし攻撃性が出現した後，なかなか減っていかないのであれば，取り除かれるべき過剰なもの（禁止など）が残っている可能性を疑う必要があります．

②感情・情動反応の間接的評価

　意思表出，発話行動の表出，発話以外の行動表出の背後には感情・情動表出が隠れていますので，これらの行動の表出の状態から感情・情動の状態を間接的に評価します．否定的な感情・情動の減少だけでなく肯定的な感情・情動をもつ経験と充足が必要です．したがって肯定的感情をもつ経験は多くなっているか，肯定的な感情・情動が充足されつつあるのかの評価も必要です．

a）意思表出

　意思表出では意思，願望，要求の順に感情表出の強さが増大していきます．表出量が多くなればそれだけ表出が容易になったことを意味します．また表出内容が否定的なものから肯定的な内容に徐々に変わっていくかにも注目します．

MEMO 喜怒哀楽の表出を促す目的
直接的に感情・情動の表出を促す目的は，うっ積した否定的なものを解消することだけではありません．感情表出行動の経験を通して，その後の生活においても否定的感情が増大した場合に容易に自分で解消できるようにすること（否定的感情のうっ積の防止）と，間接的な感情・情動表出である意思表出行動，発話以外での行動そして発話行動の表出を容易にすることも目的に含みます．

MEMO 攻撃性の出はじめと持続期間
環境調整を徹底して行うとおおよそ1週間くらいで攻撃性が出現します．1週間から最長でも3カ月くらいで治まります．

b）発話以外の行動

発話以外での行動では態度，属する社会の大きさと本人の行動との関係，他者への行動を評価します．態度では受け身であったものが自発的行動の出現の方向へ移行すれば改善方向です．同時に怯えているか，安心しているか，興味を示すか，さらに自発的に接近していくかに注目し，評価します．

本人が属する社会の大きさと行動との関係では，母親への行動，他の家族への行動を評価し，さらに家庭外では友達への行動，園での行動，学校の場面での行動を評価します．より大きな社会で積極的行動がとれるようになれば軽減方向にあると判断できます．

また他者への行動では，近所の顔見知りの大人への行動もチェックします．この場合も「立ちすくむ→隠れる→引っ込み思案→自発的接近」の順で変化します．兄弟姉妹は家族に属しますが，家族の枠組みとは異なる側面があるので別枠とします（表4-3）．特に弟や妹に対して怯えていたり，我慢するだけの状態であったりするのであれば，なんらかの問題を含んでいると考えるべきです．同年齢の子どもとの関係は吃音質問紙のp13以降の項目で，序列があるものはどの段階であるかをチェックします．より後の質問項目で感情を強く出さなければ達成できない行動をしているほうが好ましい状態です．

c）発話行動

発話行動では，この行動がほとんど無かった状態から少ないが増大した，さらに多くなった状態へと向かうことが好ましい状態です．この項目では発話行動自体の増減をみるのであって，吃音の発話症状の増減は他の項目でみます．

> **MEMO　発話行動の増大と発話症状の数**
> 発話行動の抑制がとれ，発話量が増大すると，表出される発話症状の量も増大します．これは悪化ではないので，狼狽える必要はありません．発話症状の発生率が高くなったのではなく，いままではあまり話さなかったために隠れていた症状が表に出ただけです．むしろ発話行動自体の増大を改善と判断します．

c-1）発話行動と場面

発話行動と場面については，対象児が安心していたり緊張していたりするのはどのような場面かを評価します．指導開始前には，"緊張する場面"であった場面での発話行動が増えれば良い方向です．

c-2）発話行動の相手

より重い発話症状が出る相手ほど，なんらかの理由で本人にとってより緊張する相手であると判断できます．そしてその理由を探ります．「最も身近な人物⇔当初最も身近でなかった人物」「最も安心する人物⇔当初最も緊張した人物」はそれ

それ，誰であるかを評価します．2項対立の視点だけでなく，中間の状態も視点に加えます．右側に近づけば軽減です．

c-3) 発話行動の種類

発話行動の種類は受け身での発話（質問に答える等）→自発的発話（自ら話し始める，質問，説明，報告等）→対話（会話でのやりとり）→他者の発話に加わる，割り込む・話題の提供→主張→反論の順で，矢印の右側に移行すれば軽減です．

環境調整を行うと感情表出の段階の後に，発話量が増大し発話症状が外に多く出てくるようになります．発話量の増大自体は軽減方向であることを示します．したがって，今までは意思表出が少なかったために，発話量が少なく症状が目立たなかった状態であり，新たにより重い症状が出現していなければ軽減です．

d) 吃音への干渉や罰への反応

吃音への干渉や罰があった場合に，ただ萎縮しているだけか，萎縮しないが症状は悪化しているか，反撃し症状は悪化しない状態かなどをチェックします．悪影響がでない状態のほうが良いと判断します．

2) 環境側の評価

環境側については以下の項目を評価します．

①発話への干渉

発話への干渉は吃音質問紙のpp1〜2の項目全てをチェックし，評価します．面接では親から「干渉や口出しは何もしていない」と報告される場合がほとんどですが，筆者の臨床経験の範囲では全例でなんらかの干渉があります．これは，親は何が干渉にあたるかを知らないためです．また「吃った時に嫌な顔をしたがことばでは何も言っていないから問題ない」と誤解している親もいますが，ことばの表現自体の問題なのではなく，子どもへの否定的効果が問題なのです．発話への干渉はこれだけでも吃音を悪化させます（表4-4）．

②子どもの感情と行動の受容

環境調整法では子どもの直接的な感情（喜怒哀楽）が周囲の者，特に母親に受容されているかを評価します．さらに意思・発話行動・発話以外での行動の表出に基盤に感情・情動表出がありますので，これらの意思・行動表出が受容されているかを評価して，間接的に感情・情動が受容されているかを評価します．

多くの母親は子どもの感情・情動に気付きます．しかしケースは少ないのですが，子どもの感情に注意を払えず気付かない親もいます．子どもの感情・情動が受け入れられていないと評価した場合は，親が子どもを拒否している可能性を考える必要があります．

③子どもの発話への反応

子どもの発話への反応では発話内容には反応せず，発話症状に対し否定的に反応しているか，発話内容である本人の意思は無視されたり拒否されたりしている

表 4-4 環境側の評価

発話への干渉	有無	
	発話への干渉に対しての誤解	
	意図的な発話操作の教示の有無	
子どもの感情と行動の受容	直接的な感情表出の受容	
	意思の受容	
	発話行動の受容	
	発話以外での行動の受容	
	子どもの感情への気付き	
子どもの発話への反応	発話内容に対し無視・拒否，内容・意思への反応のいずれか	
	発話症状へ反応（症状の拒否）	
親自身の感情の状態	いらだちの発生→持続中→いらだちが無い→感情の安定，ゆったりした落ち着きのいずれの状態か	
	感情の爆発の有無	
規範性	強弱の状態	
	規範性が強い人物は誰か	
家族の協力の状態	環境調整への家族の協力の状態	
	誰かが母親の躾の代理をしているか	
環境調整の範囲	家族の一部の調整，全員での調整のいずれか	
	兄弟姉妹の変化	
過剰な要求	過剰な要求，要求の減少，現状の受容のいずれの状態か	
早過ぎる教育	内容は何か	
親の理解度	言葉だけの理解，意味の理解，行動に反映のいずれの状態か	
環境調整を困難にする条件	親自身の心理的・身体的疲労	家族または親自身が療養中
		吃音以外の障害児者の存在
	親の立場	母親，職業人，主婦，社会人，嫁，娘，妻など
	他の理由（経済的理由等）	
	親が子どもを拒否	消極的拒否の有無
		積極的拒否の有無
吃音への否定的価値観	否定的価値観の有無	

かを評価します．指導後は発話症状への反応ではなく，子どもの発話内容や意思に反応するようになったか否かを評価します．

④親自身の感情の状態

　環境調整でやめるように指導される躾は，親にとっては無意識のうちに行っている行動であり，意識してやめようとするといらだつものです．子どもへの要求や規範性が強い親ほど辛くなります．環境調整開始から1週間以内に親の感情の爆発の有無と環境調整への取り組みの状態を評価します．もし環境調整開始後に親の感情爆発が無いのであれば，環境調整を表面的に行っている疑いや，対象児

への消極的拒否がある可能性なども念頭に置きます．親自身が子どもの変化を体験するに伴い，調整の必要性を理解し，親自身の規範性がゆるみはじめ，このいらだちは徐々に減少します．おおよそ3カ月くらいでいらだちは治まります．しかしまだ意識的にがんばっている段階です．その後は親自身の感情は安定しはじめ，半年から1年経過後にはゆったりした気持ちになる場合がほとんどですので，どの状態にまで到っているかを評価します．

⑤規範性と家族の協力者

規範性については，その人がもつルールについての思いの強さや細かさに焦点をあてます．規範性が強い人ほどルールからの逸脱は許せないものです．もし細かな部分まで決められている場合，このルールを適用される側である子どもは身動きがとれなくなります．社会で生きている以上，なんらかの規範で縛られるものですが，環境調整法で扱うのは「吃音児の感情・情動反応の表出，意思，発話の表出，発話以外の行動の表出」の抑制に関わっている周囲の人の規範です．規範の束縛から可能なかぎり解き放ち，吃音児の行動抑制を解除するために，環境調整中は家族の誰がどの程度の規範性をもっているか，そして規範性をゆるめ，弱くするための協力者は誰であるかを評価します．

⑥家族の協力の状態

規範をゆるめてもらう対象は家族の大人全員です．ほとんどの家族は規範をゆるめても家族の1人が締めつけをゆるめないのであれば，効果は限定的となります．最初に対象児と最も直接的な関わりの深い人物の規範性を弱くする必要があります．規範性が強い人物が母親でない場合には，その人物に母親を介してお願いする必要性と，家庭内で母親の立場が弱く，祖父母にお願いしにくい場合は，臨床家が直接的に指導する必要性の有無を評価します．なお，場合によっては年齢の離れている兄，姉が親に代わって躾をしている場合もありますので，年齢の離れた兄，姉も評価に含みます．

⑦環境調整の範囲

環境調整は対象児だけでなく，兄弟姉妹全員に対して行われているかどうかを評価します．幼児には環境依存性があり，兄弟や姉妹への指示，強制，罰等は対象児にも影響し，また環境調整法の効果は吃音児ではない幼児期の兄弟姉妹にも現れます．兄弟姉妹の行動の情報は対象児に関する間接的な情報になるので，チェックする必要があります．

⑧過剰な要求と早期過ぎる教育

親の期待から対象児に過剰な要求がなされている場合はこの要求を減少させ，そして無くし，現状を受容し，子どもの自発的行動を待つ必要があります（図4-3）．また教育の面では，新たな能力の発達には，その発達のための準備（レディネス）が整っている必要があります．実年齢に見合ったものをはるかに超えたレベルの教育がなされていないか，要求レベルを落として年齢相当の内容になった

過剰な要求　　　　　　　　　　　　　年齢なみ

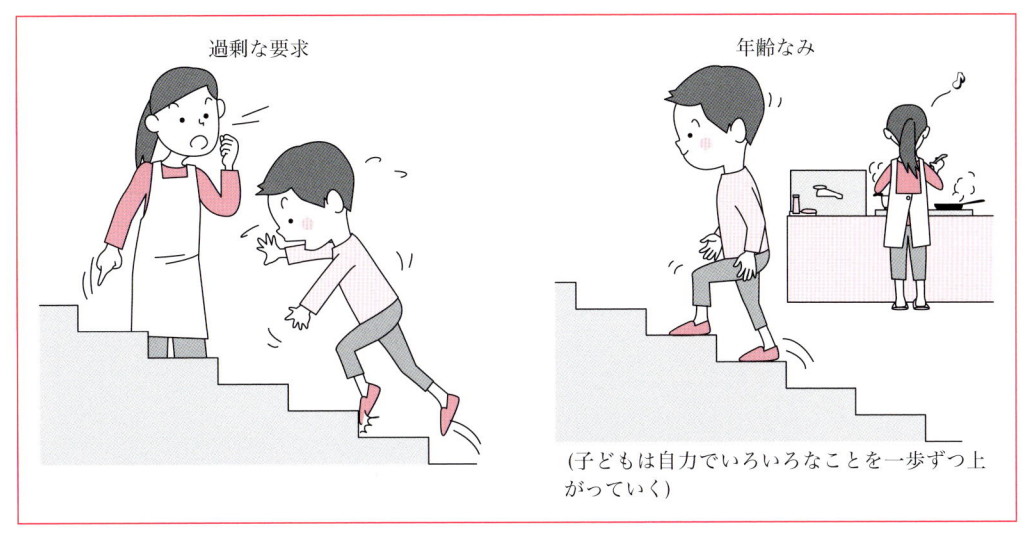

(子どもは自力でいろいろなことを一歩ずつ上がっていく)

図 4-3　過剰な要求

かを評価します．

⑨親の理解度

　環境調整では親の理解が効果を左右します．臨床家は親の理解度に応じて，小さなことでも生活場面で実際に生じた具体的事項や疑問に対し解説をし，理解してもらうように努力したうえで，親には臨床家が説明した"言葉"だけでなく意味まで理解して，さらに生活場面で具体的に行動してもらえているか否かを評価します．

⑩環境調整を困難にする条件

　環境調整が全てうまく進むとは限りません．以下のような環境調整を困難にする条件がある場合もあります．環境調整を行うことを難しくするなんらかの条件がある場合は，到達目標を低くする必要があるかもしれません．

a）親自身の心理的・身体的疲労

　なんらかの理由で親が疲労困ぱいしていないかチェックします．家族の介護や親自身が病気療養中であったり，対象児以外の障害児の介護に忙殺されたりして，親自身が疲労困ぱいしている場合です．なんらかの妥協策を探りますが，困難な場合もあります．したがって親自身の心理的・身体的疲労についてもチェックします．

b）親の立場

　親は複数の立場をもっています．「母親，職業人，主婦，社会人，嫁，娘，妻等」です．吃音の環境調整にあって最も重要な立場は職業人でも主婦でもなく，母親です．職業との関係では職種や親の考え方によりさまざまですが，なんとか母親の立場を少しでも多くし，対象児との感情の交流の時間を確保するための可能性を評価します．

c）経済的理由の場合

　経済的理由で昼夜働かなくてはならず，母子の交流の時間がなかなかとれない場合もあります．気持ちとしては母親の立場の重要性を十分に理解しているにもかかわらず，実情的には対応できておらず結果的に母子のアタッチメントが希薄になる場合もあります．評価内容は上記と同様です．

　d）親が子どもを拒否している場合

　親が子どもを拒否している場合には消極的拒否と積極的拒否があります．

　d-1）消極的拒否

　消極的拒否とは子どもに無関心であったり，子どもからの働きかけを嫌がったり拒否したり，子どもの気持ちや意図が理解できず，どのように対応してよいかわからず，結果的に拒否した状態が発生している場合をいいます．これらの背景にある問題はさまざまですが，親自身が自分の親に受け入れられた経験の不足があることもあります．基本的には，子どもの立場での視点で見ることが苦手なようです．また「子どものため」という名目で「親が子どもに『愛情を注いでいる』」という自分の行動に親自身の注目がいっている場合もあります．このような事が疑われる場合は親子関係診断検査が必要です．

　d-2）積極的拒否

　積極的な拒否の場合は少ないのですが，罵声を浴びせる，ののしる，体罰他の行動で子どもを積極的に排除しようとする行動をさします．これらの問題の有無を評価します．

⑪吃音への否定的価値観

　第2層後半から吃音に対する否定的価値観をもちはじめます．この価値観から発話への干渉や罰を与える行動が生じます．したがって発話への干渉や罰等の有無のチェックから吃音への否定的価値観を親がもっているか否かを評価します．本人もこの否定的価値観をすでにもってしまっているかどうかを評価します．

3）発話の評価

①発話量

　発話量は多いほうが少ないよりも良い状態です．発話症状の種類の判断よりも発話量の判断を優先し，次に発話症状の種類です（表4-5）．

②発話症状

　a）発話症状の種類

　発話症状の種類の増減（何が増え，何が減り，何がなくなったのか）に注意を払います．随伴症状を含めた症状は，随伴症状がなくなる→ブロックがなくなる→引き伸ばしがなくなる→繰り返しだけとなる→発話症状がなくなる，という順で吃音は軽減していきます．逆であれば悪化です．現実場面ではそれぞれの中間的状態も示します．

表 4-5 発話の評価

①発話量	量の増減	少→多
②発話症状	種類の増減	随伴→ブロック→引き伸ばし→繰り返し→発話症状なし
	持続時間の変化	ブロック，引き伸ばし：長い→短い
	症状の数	多い→少ない→無い
		発生率，一発話での回数，一会話での回数，一日での回数等
		臨床場面，日常生活場面
③発話症状の発生位置	語・句レベル	語頭＆語中→語中→語頭
	文レベル	複数の文節の頭と文節の中→複数の文節の頭→文頭 (この中間も考えてください．)
④発話症状と場面	症状の重さと心理的緊張	重い症状が出る場面ほど緊張が高い
		何気ない会話場面 / 症状あり→症状無し
		伝達を意図した場面 / 伝達意図の強い場面（症状あり）→伝達意図の強い場面（症状無し）
⑤発話の長さ	発話行動と発話単位	単語→文→談話 (返答のみ→語単位→文節単位→文単位→文の連続)
	発話単位と症状の種類	小さな単位で症状あり→小さな単位で症状無し→大きな発話単位でも症状無し
⑥発話症状と行事との関係		園・学校の行事との関係での症状の増減（心理的緊張との関係）， 行事の準備段階→行事の当日→行事終了後
⑦進展段階	進展，遡及	進展は悪化，戻れば軽減

b）発話症状の持続時間

　症状の持続時間の長短の変化はブロックの持続時間や，引き伸ばしの長さについてみます．短くなれば軽減です．長くなれば悪化です．

c）症状の数

　症状の数は多い状態から少なくなり，無くなれば軽減です．臨床ごとに発生率を算出するのは現実的でないので，臨床では一発話，一会話について，日常生活場面では一日の単位でのおおよその症状の回数の情報を得ます．

③発話症状の発生位置

　矢印の前のほうが重く，矢印の後のほうが軽い状態を表します．

a）語・句レベル：語頭と語中のどちらにも出現→語中に出現→語頭だけに発生

b）文レベル：複数の文節の頭と文節の中にも出現→複数の文節の頭に出現→文頭だけに出現

④発話症状と場面

　発話症状と場面との関係では，重い症状が出る場面ほど緊張や心理的圧力が強い状態であると判断します．何気ない会話場面での発話のほうが症状は出にくく，伝達を意図した場合のほうが症状は出現しやすい傾向にあります．いずれの場面でも症状が出ないほうが良いのですが，伝達を意図した場合でも出ないほうが良

い状態です．

⑤発話の長さ

　発話の長さの面では「返答のみ→語単位→文節単位→文単位→文の連続」の順で，より大きな発話単位でも症状がでなければ，軽減と判断できます．発話単位ごとに分析する必要があります．

⑥発話症状と行事との関係

　園・学校の年間行事との関連では行事の練習期間中から本番が終わった後までの発話症状の増減を追います．そして前年の同じ行事の時の状態と比較します．前年に比べて症状の種類が軽いものであったり，症状の出る期間が短縮していたりすれば軽減しています．行事と症状の増減の関係は行事でがんばらねばならないという心理的緊張との関係が疑われます．

⑦進展段階

　発話症状の種類に基づいて進展段階を評価します．進展段階が戻れば軽減で，進めば悪化です．環境調整中に第1層と第2層を行き来する場合がよくあります．進展段階が変化したら進展段階ごとの症状の特徴に注意して評価を行う必要があります．

a）進展段階の評価

　悪化したか改善したかの大枠を知るには進展段階に照らし合わせてみる必要があります（「1-4．5）進展段階の特徴」参照）．進展段階の変化を知るためには症状の種類に着目します．音節や語の部分の繰り返し→引き伸ばし→ブロック（阻止）→随伴症状→工夫（意図的操作）→回避の順番で悪化します．主たる症状がこの逆方向に向かっているならば，軽減です．したがって矢印のより右側の症状が今まで出ていなかったのに，新たに出はじめた場合は悪化です．

b）進展段階について親へのフィードバック

　初回および変化があった時点で，進展段階の表にその時の状態が何層（何層の前半，後半，または何層に近い状態）に該当しているかを記入し，親に見せながら説明し，渡します（149頁，「図8-2 進展段階の表への評価日の記入」参照）．親にとっては良い方向に向かっていれば，今までの努力の成果の確認となります．

4-7 環境調整でねらう対象児の行動の変化

　環境調整を適用した場合の対象児の行動の変化を，家庭内での変化と友達に対するものと同級生，園，学校の場面に大きく区分してとらえると，吃音児に出現する行動，自然な発話，対等な人間関係を築いていく過程が理解しやすくなりま

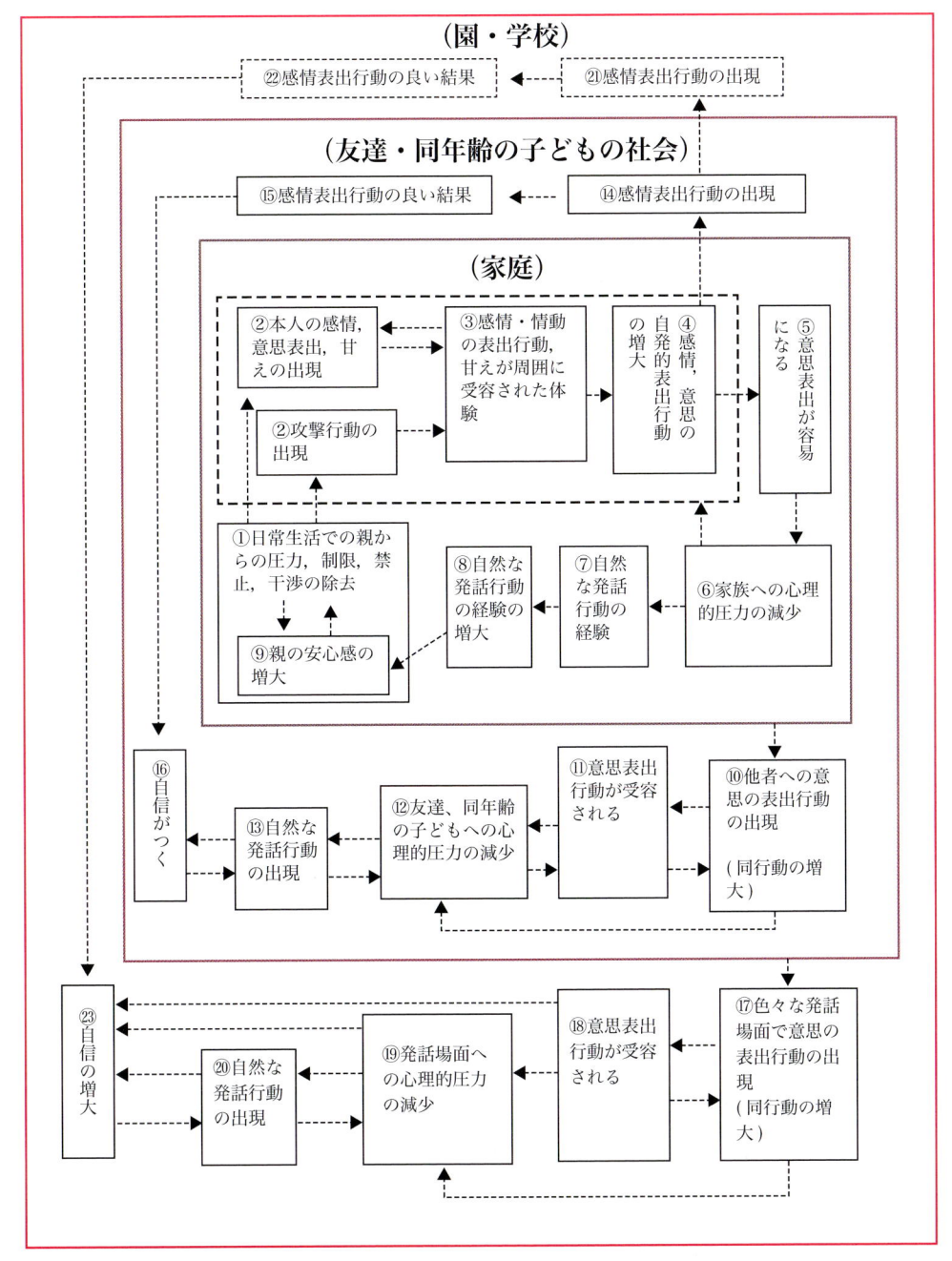

図4-4 環境調整でねらう行動の変化
(都筑澄夫：間接法による吃音訓練入門．吃音訓練講習会資料，p22, 2012より)[5]

す(図4-4).

1) 家庭内での変化

環境調整法ではまず家庭内の言語環境と養育環境を整えることから始めます．

環境調整に取り組むのは，その家庭内の大人全員です．年齢が離れた兄または姉がいる場合は兄と姉の協力も必要です．その理由は，養育環境の調整対象の一つである躾の問題は，親がゆるめたりやめたりしたにもかかわらず，親からの躾によってすでに規範を身につけた兄，姉が，親が気付かぬうちに親に代わって対象児に行うことがあるからです．

言語環境の調整では発話への干渉にあたる具体的な事項を親に伝え，干渉をやめてもらいます（具体的内容は吃音質問紙 p1 に掲載）．養育環境の調整では対象児が感情・情動反応を表出できるように環境を整え（感情を出させるように仕向けるのではなく），**本人が感情を出すのを待ち**，大人はその感情表出行動を受け入れるように指導します．

以下，図 4-4 に基づいて解説します．

①日常生活での親からの圧力，制限，禁止，干渉がなくなると，初期には②攻撃行動が出現することがほとんどです．この行動は最初は家庭内で本人にとって最も安心できる者に対して出現します．同時期にまたは少し遅れて②感情，意思表出，甘えが出現しはじめます（この段階は攻撃行動の出現と近い時期であるので両方ともに②の数字が付けてあります）．この段階では臨床家から指示され，親が自己制御を数日間続けると自身のいらだちが限界にきて，感情の爆発が起こり，吃音児の行動は行ったり戻ったりする状態になります．真剣に取り組む親は遅くとも 1 週間以内に爆発します．③感情・情動の表出行動，甘えが親に受容されると，④吃音児はますます感情を出し，甘える行動が多くなります．この頃になると否定的な感情・情動反応（攻撃性）は徐々に減り，肯定的な感情・情動反応の表出が増え，安心した明るい表情が多くなりはじめます．この行動も受容されると好循環の後に，⑤肯定的な感情の表出は続き，自ら意思を出しはじめます．この行動が受容され，増大していきます．

これらの体験を通して，対象児は家族に対して意思表出が容易になっていきます（なお意思を出しはじめると発話行動も徐々に多くなり，発話症状も目立ちはじめます）．そして⑥家族への心理的圧力が徐々に減少しはじめます．⑦心理的圧力が低くなるにつれて，滑らかな非意図的な（自然な）発話行動を経験しはじめます．そして⑧次第にこの経験を積み重ねていきます．

親は子どもの状態の良き方向への変化を経験することにより，⑨親自身の行動に対する安心感が徐々に湧いてきて，好循環が生まれます．この段階ではまだ家庭内での変化にとどまっています．対象児の年齢によっては環境調整を始めた時点で，すでに園児であったり，学童であったりします．家庭内で達成されつつある変化が，ただちに友達への対応や園の同級生への対応にまで及ぶわけではなく，行動面でしばらくは内弁慶の状態が続きます．

発話症状の面については大枠では随伴症状や，ブロックは家族との会話でも外でも減少し，引き伸ばしや繰り返しの割合が大きくなる場合と，家族との会話で

は軽減したが，友達や同級生との会話ではブロックが目立つ状態である場合があります．しかし，進展段階によっては，まだ家庭内と友達や同級生との会話のいずれでもブロックが目立つ段階もあります．

2) 友達への対応の変化

家庭内で環境調整が続けられている状態下では，家庭内での良い方向への変化は，徐々に家庭外の場面に般化していきます．⑩次第に親しい友達に，次に同級生に意思や考えを発話や発話以外の行動で出しはじめます．⑪この行動が受容される経験をし，さらに意思表出をして受容される経験が増大するにつれ，⑫友達や同年齢の子どもへの心理的圧力が少なくなっていきます．これらの行動と並行して友達に対し，⑬自然な発話行動が出現しはじめます．この段階での好循環が続くと，⑭友達へも感情・情動の表出が始まり，⑮感情を出した結果が自己にとってプラスの結果であるいう経験を重ねることにより，⑯本人に自信が徐々についていきます．

3) 同級生，園，学校生活での変化

園，学校生活の変化を評価する段階でも，家庭内での環境調整が続けられていることが前提となります．友達への行動の積極性は徐々に同級生や園・学校生活場面にも広がっていきます．さまざまな場面で発話行動および発話以外の行動が積極的になり，友達への対応で生じたものと同じ過程が生じます．現実にはこれまでの説明した過程を一直線に進むわけではなく，行ったり戻ったりする過程をとりながら進みます．個別的場面でもスモールステップで同様の過程が生じることを念頭に置いてください．

4) 周囲からの心理的圧力と本人の能力との関係

①心理的圧力と社会の大きさとの関係

多くの場合，本人が属する社会が小さければ小さいほど，本人に与えられる周囲からの心理的圧力は低い状態にあり，年齢が上がるにつれてその逆になります（図4-5）．行動範囲が家庭内にとどまる場合は，対象児は母親と他の家族からの圧力を受け，友達がいるのであれば友達からの圧力も加わる状態となります．園や学校に行っている年齢であれば，対応しなければならない社会は大きくなり，圧力はより高くなります．このように年齢が上がるに従い，本人が受ける周囲か

MEMO 本人の強さと周囲からの圧力との相対的関係
本人の強さと周囲からの圧力との関係は常に相対的です．したがって本人の強さが増すだけでなく周囲からの圧力よりも勝る必要があります．

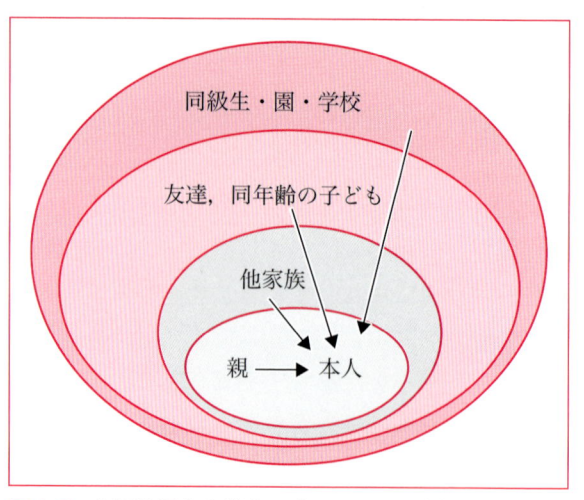

図 4-5　心理的圧力と社会の大きさとの関係

らの圧力は高くなるのです．環境調整法は環境調整によって本人の耐性力が増すことと，社会から受ける圧力の増大とが時間的競争をしている側面をもっていることに注意が必要です．

②圧力の強さと感情・意思表出の対象者の順番

　環境調整を始めた後に，対象児が感情と意思の表出を始める相手には順番があります．本人にとって最も安心できる人物から始まり，「母→兄弟→父→祖父母→友達→園，学校→一般の社会的場面」の順番をとることが多くあります．しかし必ずしもこの順番でない場合もあり，家庭内でも母親よりも父親や祖父母が早かったり，家庭内ではなく園や学校の場面で先に感情を出したりする場合もあります．いずれの場合も，本人にとって安心できるまたは緊張の少ない条件下で先に表出されるということは変わりません．換言すれば，その表出行動の順番がわかれば，本人にとっての人物または場面の圧力の相対的強さを序列化できます．もし学校にいる時のほうが家族に対してよりも感情や意思を表出するのであれば，本人にとっては学校にいる時のほうが家族に対してよりも緊張が低く気楽であることを意味します．

③友達，同年齢の子どもへの感情・意思の表出の程度

　対象児の感情・意思表出の出現や増加が本人の感情や意思を表出する能力の改善によるものか，または他者との力関係の変化によるものか判断するために，親子関係以外では子ども同士の対応状況がどこまで変化したのかを評価します．

　友達，同年齢の子どもへの感情・意思の表出の程度は表 4-6 の「①逃避」から「⑦攻撃」に向かうほど強いと判断します．個々の実際のケースでは一直線に強い方向へ進むのではなく，前後の段階を進んだり戻ったりしながらも，次第に強い方向に進んでいきます．表 4-6 では番号付きの項目に到った段階では左側の網掛けの部分は，すでに通過した範囲を示します．

表 4-6 友達，同年齢の子どもへの感情，意思の表出の程度

①逃避	②接近	③参加	④従順	⑤拒否			⑥反撃			⑦攻撃		
感情表出：		弱			⇔			強				
同年齢				弱者	対等	強者	弱者	対等	強者	弱者	対等	強者
逃避												
	促され接近											
		自発的接近										
			待ちの姿勢									
				自ら参加								
					従順							
						勝つ						
							対等					
								負け				
									勝つ			
										対等		
											負け	
												勝つ
												対等
												負け

（都筑澄夫：間接法による吃音訓練入門．吃音訓練講習会資料，p27，2012 より）[5]

　「①逃避」は同年齢の子どもが近づいてくると親の後ろに隠れて逃避する段階です．他の子どもに興味を示しながらも親から離れられない段階は，隠れてしまう場合よりも安心している状態です．

　「②接近」は，最初は他の子どもに興味を示し，促されれば少しは対象児の近くにいきますが，まだ距離を置いている段階です．次第に自発的に親から離れる行動が出現していきます．しかしこの段階の初期には，対象児や遊びのグループからは距離をとっている状態です．やがて徐々に近づいていくようになります（なお，この接近の前段階には兄弟姉妹との遊びがあります）．

　「③参加」では，対象児に近づいて，相手からの誘いや周囲からの促しがあれば一緒に遊べたり，遊びの集団では遊びの輪の中に入れたりしますが，他者からの働きかけを待っている段階が先にあります．そのうちに誘いがなくても遊びに自ら加わる行動が出現します．

　「④従順」からは，親から離れ一人で他者に対応する段階になります．この段階では，どれだけ自己の感情や意思を友達に直接的に出せるかが問題となります．この従順の段階での行動は他者に従ったり他者に付いて行ったり，玩具などを貸

してと言われれば，貸したくはなくても抵抗できなかったりします．自分にとっては快くない内容であっても，感情や意思を十分には出せない段階です．ここでは自己の感情を強く出す必要がある場合に，どれだけ出せるかに視点をあてて述べます．当然，本人にとって快きことには同意し，納得し，楽しんでいる行動があることを前提としており，次の段階でもこの前提は同じです．

「⑤拒否」の段階では，自分より弱い者には自己の感情，意思を十分に出して拒否できますが，対等であると思える者には拒否できたり，できなかったりします．しかし自分より強いと思う相手からの働きかけには拒否ができない段階です．この段階から「拒否」の方法は言葉による拒否であったり，行動によるものであったりします．この段階に関連した行動は，取り合い，譲ることの拒否，貸すことの拒否，与えることの拒否，受け入れの拒否，他者からの依頼への拒否，自己主張するなどがあります．

「⑥反撃」の段階では，自分より弱いと思う相手から気にくわないことをされた時には，十分に反撃できます．対等と思える相手にも反撃し，相手からも反撃されたりしますが対等にやり合うことができる状態です．最終段階は自分より強い者には負けますが，反撃できる状態に至ります．例えば，何か言われれば言い返すけれど最終的には負けてしまう状態です．ここで重要なことは，負けるとしても自分よりも強い者に反撃できることです．この段階では反論する，文句を言う，口喧嘩する，喧嘩する，依頼するといった行動が関連します．

「⑦攻撃」の段階では，自分より弱い者には勝ちますが，対等の者には勝ったり負けたりします．自分より強い者には攻撃しないことも，攻撃を試みる場合もありますが負ける状態です．この段階では議論する，否定する，指示する，命令するなどの行動が関連します．

4-8 進展段階と環境調整法の適応範囲

　環境調整法が適する対象児は発達性吃音の第1層と第2層の吃音児です．第3，4層の吃音児に対しても環境調整法を用いますが単独では用いませんが，年表方式のメンタルリハーサル法（「第5章 年表方式のメンタルリハーサル法（M・R法）」参照）と併用します（第3層の吃音児には一応行うことが好ましいですが，環境調整法を単独で用いた場合，その効果は限定的で，多くの場合で吃音は改善しません）．

4-9 環境調整法での改善率

第1層，第2層における環境調整法単独での改善率は59％です[6].

4-10 環境調整法の実施

1) 環境調整法の臨床の流れ

　環境調整法は，外的環境を整えることにより内的環境を整え，吃音が治るのを待つ方法です．臨床では，外的環境の調整が適切になされているか，それによって本人にどのような変化・改善が見られているかを確認し，必要な指導・助言を行います．

①臨床の頻度

a）初期

　初期の臨床は1～2週間に1回程度設定します．

　最初の臨床では，環境調整法で行う内容や考え方の説明を行います．1～2週間日常生活で実行してもらい，次の面接で，自宅で実際に行った状況と感想，子どもの行動について聴取します．疑問や不明点を確認し，解説します．

　環境調整法の具体的内容は1，2回の面接では親御さんも理解しきれませんから，内容が重複してもよいので説明を繰り返す必要があります．

b）中期以降

　3回目以降の面接は月に1回程度とし，子どもと親の変化を観察・評価していきます．日常生活でのエピソードや親からの疑問に対し，小さなことでも解説をして，環境調整法への理解を促進します．本人の変化から，親の努力が効果をだしていることをフィードバックし，親の気持ちを支えます．

②訓練期間の目安

　訓練期間は数週間～半年ではなく年単位にわたります．この期間は今後何十年も生きていく中ではそれほど長くないこと，改善・軽減すれば，吃音による悩みはなく長い間生活できることを説明します．

　本方法は，即効性はありませんが，長期的視点で患者が楽になれる方法であることを説明します．

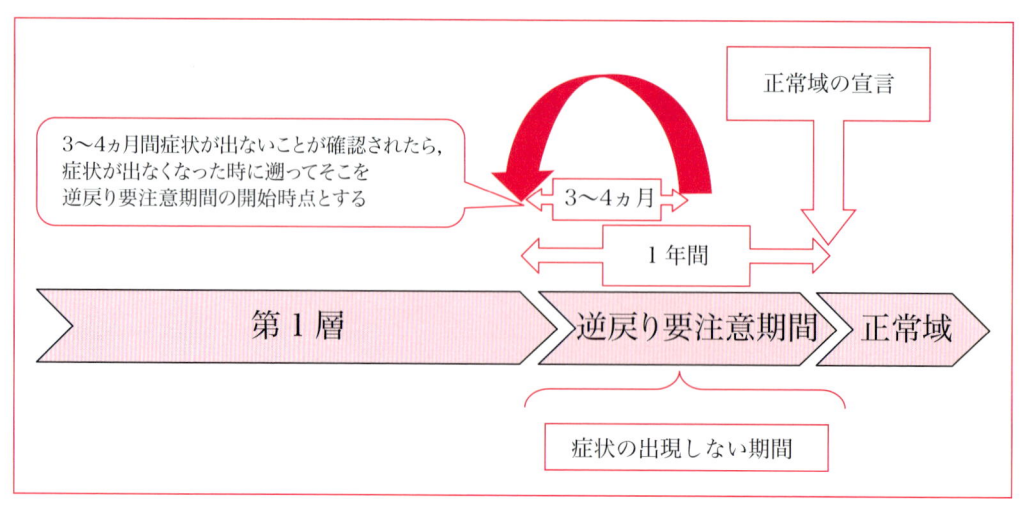

図 4-6　逆戻り要注意期間

③訓練終了の目安と逆戻り要注意期間

　環境調整法における指導期間は多くのケースで数年に及び，数回の面接を行っただけでは，指導したことにはなりません．症状が見られなくなった場合でも，逆戻り要注意期間を経て，やっと正常域に達したと判断することができます．

　症状が出現しない期間が出現してきた段階で，この期間が波の一部分であるのか，このまま症状が出なくなるのかの判断はすぐにはできません．3～4カ月間経過しても症状が出現しないままであれば，逆戻り要注意期間に入ったと判断します．この期間は1年です．

　逆戻り要注意期間は症状が出なくなった時点から1年と考えます．3カ月の時に逆戻り要注意期間に入ったと判断したのであれば，後9カ月間をこの期間とします．この間は同じように環境調整を行います．この段階で環境調整を解除しますと，また症状が発生して第1層の状態に戻りやすい傾向があります．1年間とする基準は経験則によるものであり，客観的な根拠に基づいたものではありません．筆者らは逆戻り要注意期間を6カ月，8カ月とした場合に逆戻りしたケースを経験していますが，1年間では逆戻りしたケースを経験していません（図 4-6）．

④環境調整法実施の意義

　環境調整法での改善率は59％で，正常域に至らないこともありますが，その場合にも進展の防止効果として重要な役割を担います（「4-1．2）RASSにおける環境調整法のねらい」参照）．また，第4層に進展した場合であっても，吃音の悪化要因を増やさない効果からM・R法での対応場面が少なく済みます．いずれの結果になっても環境調整が無駄にはならないことを親に説明します．

2) 環境調整法の概要

初期の段階では環境調整法の大枠（図 4-1, 60 頁参照），訓練期間の目安，改善率に関する情報提供が主となります．

①「感情と意思表出，発話・発話以外の行動との関係」（図 4-2, 61 頁）

自然で無意識な発話のためには感情を出せるようになることが最も重要であることを伝えます．

基本的情動の安定を図るために，母子のアタッチメント（具体的には甘えを増やすこと）を行います．また吃音児にとって心理的圧力となる外部からの働きかけ（具体的には躾や禁止・指示）を無くします．

言葉については，罰（いい直しをさせるなど）を与えないこと，話し方ではなく本人の言いたい内容に反応することを指導します．

吃音児が吃音のない子と同じ経験をして，同じように育つことが重要と考えますので，園や学校では特別扱いをせず，他の子と同じように扱ってもらいます．

②「幼児期の本人にとっての過剰と不足」（表 4-2）

環境調整で行う内容を，言語環境と養育環境における過剰と不足の表を用いて説明します．具体的には，言語干渉，躾，禁止，指示のやめるべき内容として，記入済みの吃音質問紙 pp1～8 をコピーして渡しておき，母親にはそれを具体的にやめていくことで環境調整を実施してもらいます．習い事は，本人が本当にやりたいもの以外はやめてもらいます．

原則として，生命の危険や健康を害することの防止，事故，大けが，火災を防ぐために禁止したり叱ったりする以外は，規則，禁止，指示，ほめることをすべてやめます．一方で，甘えることや本人の行動は許容します．

③「感情，意思，発話，行動の表出のねらい」（図 4-2, 61 頁）

環境調整を行い，感情，意思，発話，行動が表出されることで，今後どのような変化が起こるかの予測を，図を用いて説明し，環境調整により好循環が生まれていくことを理解してもらいます．

④「友達，同年齢の子どもへの感情，意思の表出の程度」（表 4-6, 79 頁）

良い変化が家庭外の場面にも般化していくと，子ども同士の力関係にも改善がみられていくことを説明し，図を用いて「逃避」から「攻撃」に向かって改善していく過程を理解してもらいます．

3) 初期の臨床で出現する行動の流れ

初期の臨床は図 4-7 のように進みます．環境調整が始まると，躾を含めた子どもへの行動規制をやめ，子どもからの感情や意思の表出を促していきます．

親はこれまで無意識に行っていた子どもへの干渉をやめなければならないため，非常にストレスが溜まり，開始から 1 週間もしないうちに感情が爆発するこ

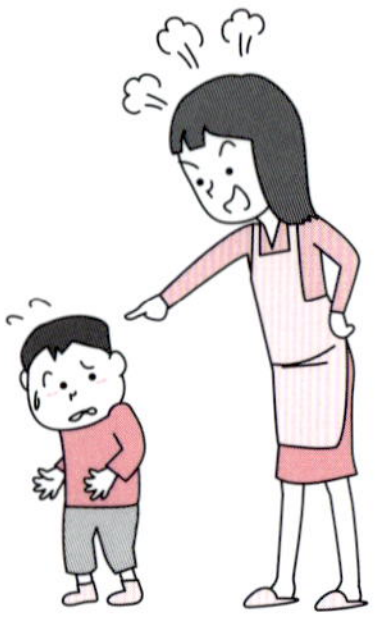

	親は，躾というかたちで子どもの感情や意思表出の抑制や規制をしている場合があります．また自身のいらだちなどの負の感情を子どもにぶつけていることがあります． 環境調整ではこれらの行動を行わないよう指導します．
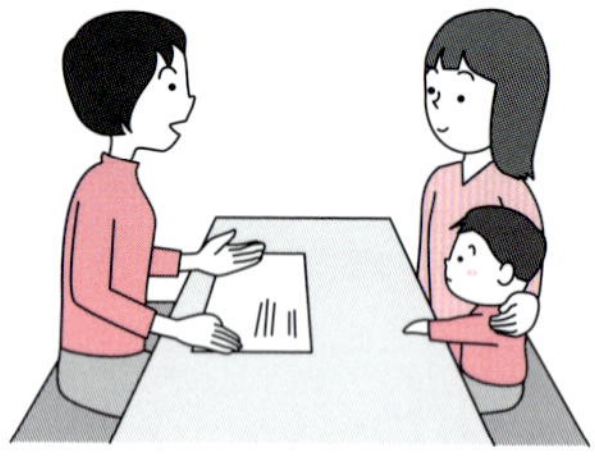	環境調整の開始前に，臨床家は実施の流れを説明します． 同時に親自身に起こる可能性がある感情の変化を伝えておきます．
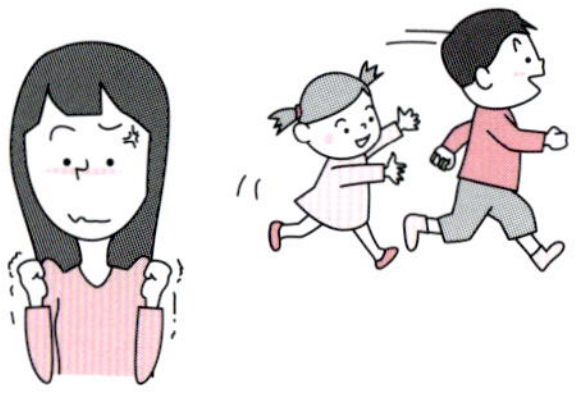	環境調整が行われると子どもはのびのびと意思や感情を表出しはじめます．一方の親は，躾などとして行っていた子どもへの干渉ができないことで強いストレスを感じます．
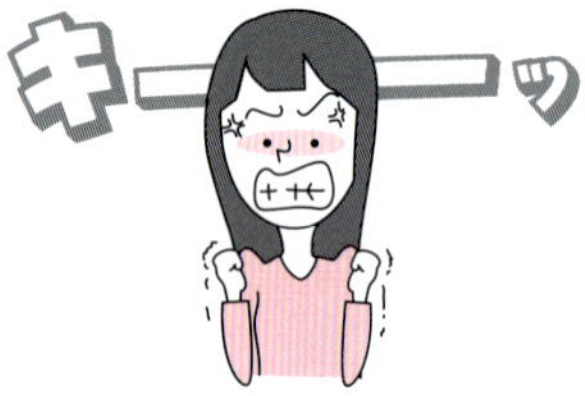	ストレスが蓄積した結果，親の感情が爆発します． これは環境調整が正しく行われている場合，程度の差はあれ，起こり得ることです．
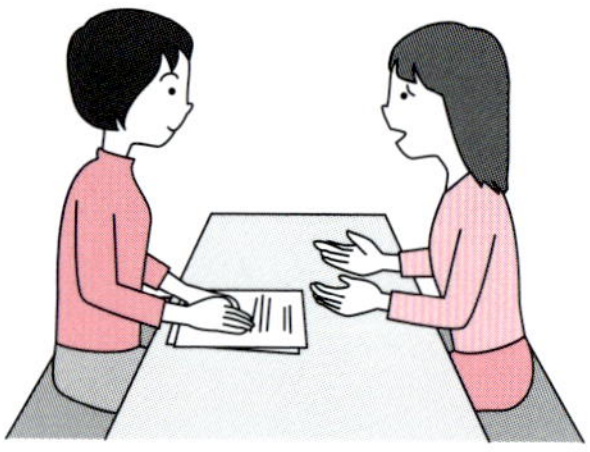	臨床家は親の感じているストレスや感情の爆発を受容し，環境調整に取り組む親をサポートします．同時に子どもの変化の評価を常に実施し，親へのフィードバックも行います．

図 4-7　臨床初期に出現する行動の流れ

とがあります．臨床家は事前にこの流れを説明し，本気で取り組めば，どの親でもイライラするものであることを伝えておく必要があります．

親の感情の爆発を臨床家は受け入れ，現在行っていることが対象児にどのような変化をもたらすかを再度説明し，再出発を促します（「4-4 感情・情動，意思，発話・行動の表出のねらい」参照）．

4）問題発生時の対応

①親の不安や疑問への対応

急に症状が悪化したなどの問題が発生した場合や，どう対処すべきか親が判断に迷った場合は，次回の予約日を待たずに連絡をするように伝えます．次回面接までにフォローが必要な場合は，電話や電子メールを利用して説明や指示を行います．

②面接に来ている家族以外の親族への対応

訓練が進んでも協力が得られない場合は，その親族に面接に来てもらい，臨床家が直接説明する必要があります．そして協力を得られない家族の考え方を聞き，個別に対応します．

筆者の経験では，「○○であらねばならない」との思いが強い家族の場合，協力が得にくいことが多いです．この場合は幼児期に最も獲得しなければならない能力とは何かを明示し，規範をゆるめることで発生する事態への家族の心配に対し，今後どのようになるのか見通しを説明することが重要です．

5）観察・聴取のポイント

①観察内容

毎回の面接では親と対象児の行動を何の指示もせずに観察します．親から対象児への指示等の圧力が多いか，親を恐れているか，親に甘えるか，「良い子」すぎないか（吃音では「『良い子』は子どもらしくない小さな大人」を意味します）．また兄弟姉妹が同席した場合は，対象児との力関係等を観察します．

面接に来ていない家族についても，理解と協力の状態をチェックします．核家族であれば協力が得られやすいのですが，三世代家族など大きな家族や頑固な価値観をもっている家族の一員がいる場合は，全員の協力が得られないこともあります．臨床場面では最も理解を示しているそぶりをする人物が，家庭では最も非協力的である場合もあるので注意が必要です．家族の不理解や協力が得られない背後には，価値観の転換ができないことや，環境調整法の考え方の理解ができない場合，さらには親が子どもを拒否している場合，親が自身のことで精一杯で余裕がない状態の場合もあります．他の家族の介護などで精一杯の状態など，さまざまな背景や事情が存在することを考慮しておく必要があります．

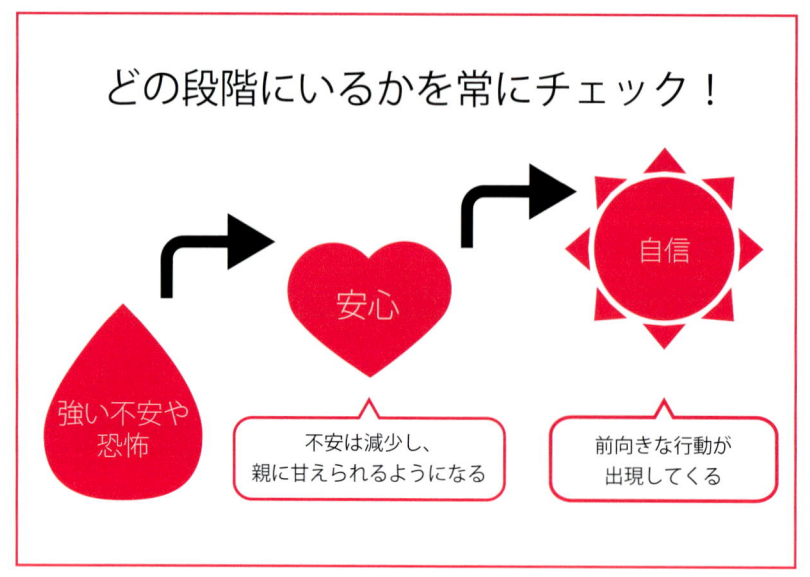

図 4-8　感情・情動の変化

② 聴取内容
a）環境側の変化

　発話への干渉，子どもの感情と行動の受容，子どもの発話への反応，親自身の感情の状態，子どもへの態度（受容的・拒否的），親の規範性，家族の協力の状態，環境調整を行っている範囲，過剰な要求，早過ぎる文字や数，音楽やスポーツなどの教育，親の理解度，環境調整の困難な条件について聴取していきます（69頁，「表4-4　環境側の評価」参照）．

b）本人の変化

　家庭内と社会的場面におけるエピソードから，直接的感情表出，意思表出，発話以外の行動，発話行動，罰や干渉への反応の仕方といった，感情・情動の表出状況の変化を聴取していきます（「4-7 環境調整でねらう対象児の行動の変化」参照）．

6）評価とフィードバック

① 評価の視点

　環境調整法を継続する場合には，臨床ごとに状態を分析し続ける必要があります．

　特に上記の聴取内容から注目する必要があるのは，対人行動，発話行動の積極性やその内容です．聴取した内容から，子どもがどの状態にいるのかを確認します（図4-8）．

　臨床家は常に以上の点について進展段階の表（116頁，「図6-8　進展段階（改変）」）と照らし合わせることで評価します．

②親へのフィードック

　初回と変化があった時点で，進展段階の表にその時の状態が何層（前半，後半，または何層に近い状態）に該当しているかを記入し，親に説明して渡すようにします．親にとっては良い方向に向かっていれば，今までの努力の成果の確認になります．

第5章 年表方式のメンタルリハーサル法（M・R法）

5-1　RASSと年表方式のメンタルリハーサル法との関係

5-2　年表方式のメンタルリハーサル法の基本的事項

5-1 RASSと年表方式のメンタルリハーサル法との関係

　　RASSの基本的考え方を実現する方法が必要です．年表方式のメンタルリハーサル法（M・R法）はRASSに含まれる訓練技術に位置します．発話，構音・構音器官への注目や意図的発話の禁止，発話・構音・構音運動の意図的操作（工夫等）の禁止，日常生活場面での吃音悪化要因の増大の防止（否定的な感情・情動の反芻の防止），否定的側面への習慣的注目行動の防止（自己の良き面の発見）はM・R法で併用する訓練技術に位置しています（表5-1）．

表5-1　年表方式のメンタルリハーサル法での実施・禁止内容

関係する技法	実施場所	
①年表方式のメンタルリハーサル法	頭の中	実施
②構音・構音器官への注目（監視）	活動場面	禁止
③意図的発話		
④発話・構音・構音運動の意図的操作（工夫等）		
⑤日常生活場面での吃音悪化要因の増大の防止（否定的な感情・情動の反芻の防止）		必要なら実施
⑥否定的側面への習慣的注目行動の防止（自己の良き面の発見）		
⑦環境調整法（学童は併用）		

5-2 年表方式のメンタルリハーサル法の基本的事項

1) 年表方式のメンタルリハーサル法の大枠

　　年表方式のメンタルリハーサル法は頭の中にて，幼児期から現在までのエピソード記憶に関わる場面を用い，日常生活場面のさまざまな条件と類似したものを含む場面を描きます．想い描いた場面の中で，その場面に適した発話以外の行動と非意図的で自然な発話行動を数多く遂行することで，行動の目的の達成と自然な発話の再学習を行います．そして複数の場面の導入にて，吃音悪化要因の一種の脱感作を実施します（図5-1）．並行して日常の活動時に吃音悪化要因の増大を防止することで，回避が出現する段階の吃音を改善しようとする方法です．

　　重い吃音者でも，発話の全ての部分で吃っているわけではなく，発話全体の中の多くの部分は問題なく発話できている状態があります（「2-3 間接法（RASS）

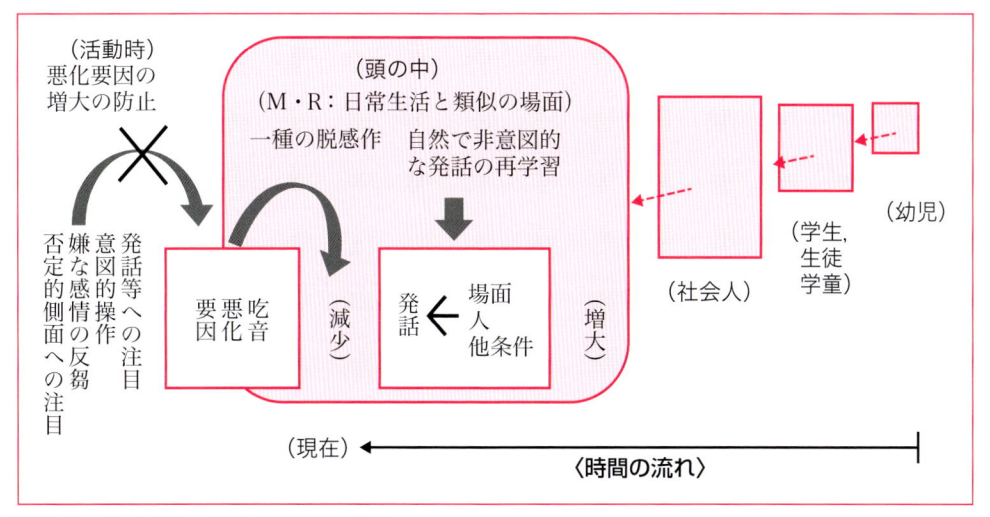

図5-1 M・R法の大枠と時間的側面

が焦点をあてる発話」参照).また緊張しない場面では吃らずに発話していることも多くあります.2章でも紹介したように,吃音者であっても吃っていない時の発話時の脳活動は健常者にほぼ近い状態であったという研究(Ingham, 2000)があります[1].

本訓練法では吃音者であっても,発話時に健常者に近い脳活動を無意識のうちに達成することを目標にしています.そのために,健常者と同じ発話行動をM・Rで数多く体験する方法をとります.訓練は吃音者が主体的に,健常者と同じまたはそれに近い発話行動ができるように導くものでなくてはなりません.そのためには吃音者独特の行動(意図的操作,吃音や自己に対する否定的感情)を除去する必要があります.

2) 獲得すべき能力,取り除くべき事項,防止する基本的事項

本訓練法には獲得すべき能力と取り除くべき事項および防止する事項があります.

①自然な発話の再獲得

幼児期の場面から現在までの生活場面と類似の条件をもつ場面内で「非意図的で自然な発話行動」を実施することで,この発話行動の再獲得を目指します.したがってM・R法は,頭の中で数多くの発話行動が実施されていることが特徴です.

②幼児期から現在までの否定的な情動反応の減少

一種の脱感作により「幼児期の場面から現在までの生活場面と類似の条件の場面内で条件づけられている否定的な情動反応」を取り除くもしくは弱めます.

③新たな否定的価値観の増大の防止

新たな否定的感情の増大を防止します．

3）M・R法での実施内容と禁止事項

①M・R法のねらい

メンタルリハーサル（M・R）自体は，「頭の中」で発話を含めて行動する場面を視覚的にしかも主体的に描き，その想い描いた場面の中で目的とした適応行動をとり，現実場面で適応した行動をとれるようにするものです．実施している本人にとっては，実際に行動している状態に近い状態を頭の中で経験することができる手法です．

本訓練法では対立内容のM・Rを用いて，「感情・情動表出行動」「意思，思考内容の表出行動」「発話の表出行動」「発話以外の行動の表出」の面で適応行動が日常生活場面でとれるようになることをねらいます（表 5-2）（61 頁，「図 4-2 感情・情動表出と意思表出，発話・発話以外の行動との関係」参照）．さらに，同一の対立内容を用いて，これらの目的を達成しようとする時の改善阻害要因（過去から積み重ねられてきた吃音悪化要因）を脱感作します．

a）感情・情動の表出行動

直接的な感情・情動を表出し，それが受容される経験を通して，感情・情動が満たされた経験の不足を補い安定化することを目的とします（肯定的な感情・情動反応の補填）．同時に感情表出の経験によって，この表出の抑制の解除と積極性を養います．これは否定的な感情・情動反応の軽減の側面ももちます．この行動に対する対立内容は多くの場合，最も基本的事項である母子のアタッチメントから開始します．

表 5-2　M・R法でのねらい

方法	時間的範囲	実施事項	
		目的	達成する行動と解除する行動
年表方式のメンタルリハーサル	幼児期から開始し現在まで	感情・情動表出行動	・感情・情動の満たされた経験不足を補い安定化 ・感情表出の抑制の解除と積極性を増大 　（否定的な感情・情動反応の軽減，除去）
		意思，思考内容の表出行動	・意思，思考内容の表出の抑制の解除と表出行動の増大
		発話の表出行動	・発話行動の抑制の解除と積極性の増大 　（自然な発話の増大，発話の意図的コントロールの除去） ・無意識（非意図的）な発話行動の増大 　（意図的な発話表出を目的とした行動の除去）
		発話以外の行動表出	・発話以外での行動の増大と抑制の除去
		日常生活場面への般化	・頭の中での日常の生活場面に含まれる種々の条件下での行動の経験によって実際の生活場面の行動への般化

なお，意思，思考内容や発話，発話以外の行動の表出も間接的な感情・情動表出であり（65頁，「表4-3　感情・情動反応の評価」参照），これらの行動表出の成功と受容された経験によって肯定的な感情と情動反応を補うとともに，否定的なものを減少させます．

b) 意思，思考内容の表出行動

これは感情・情動表出を基盤とする行動です．意思，思考内容の表出の経験と受容された経験を通して，この表出行動の抑制の解除と表出行動を増やします．

c) 発話の表出行動

発話による意思，思考内容の表出行動の経験と受容された経験を通して，発話行動の抑制の解除と積極性を養います．本方法での発話行動は対立内容のM・R時に，自然で無意識な発話を実行します．そのためには言葉を意識せず気持ちを出す行動を実行します．実行にあたっては対立内容を容易に想起できるように場面に対する恐れ（恐怖感）は無いか少ない状態にコントロールし，M・R時に自然で無意識な発話を実行しやすい状態にします．このことにより発話場面のさまざまな条件に適合した自然な発話の経験の増大と無意識な発話行動の経験を増やし，習慣化した発話を意図的にコントロールする行動を減少させ，最終的には除去します．

d) 発話以外の行動の表出

この行動の表出経験と受容された経験を通して，行動の抑制の解除と増大を目指します．発話だけでなく発話以外の行動の経験と行動目的の達成も吃音児者が自信をつけるために必要です．

e) 日常生活場面への般化

M・Rの中で実行できた上記の行動が日常生活場面へ般化しなければ，訓練の最終目的は達成されません．般化を目的として対立内容には，日常生活場面に含まれる条件と共通性の高い条件を含む場面を用います．この場面内で，発話と発話以外の行動を遂行することにより，実生活の発話場面で行動しやすくなります．この般化の状態は現実の生活場面の状態を吃音質問紙（150頁，「図8-3　日常生活場面での行動，発話のチェック例」参照）でチェックすることで確認できます．

MEMO　対立内容に日常生活の発話場面の条件を組み込む目的

日常生活での実際の発話は生活場面の複合的場面条件下で用いられており，この条件下で発話する力を獲得することが重要であると考えます．したがって日常生活場面から「発話」を分離した訓練を用いることはせず，可能なかぎり日常生活場面に近い条件下で発話の訓練をします．このことにより訓練効果が日常生活場面へ般化しやすくなります．

②対立内容を用いた一種の脱感作

　本訓練法での吃音悪化要因の一種の脱感作は恐れの弱いエピソードから始めます．この基本的手順を守りながら，幼児期から現在の方向への時間軸に沿って実施します（表5-3，表5-4）．失敗したり他者に受け入れられなかったりしたエピソード記憶に条件づけられている否定的な感情・情動の反応（緊張，恐れ，恐怖感，不安）を弱めることにより，これらが発話行動に及ぼす悪影響を減少させます．

　過去から現在までの吃音悪化要因に対応する必要があるので，この時間的な問題に対応するためにエピソード記憶を用い，エピソードに関わる時間的な情報を対立内容の中に組み込むことで対応します．このことにより，過去のエピソードや近い将来に予想される場面にも対応可能となります．

a）対立内容

a-1）対立内容

　一種の脱感作に用いる対立内容の内容は，上記の「自然な発話」と「対象の場面で目的とした行動の達成」と「日常生活での複合的場面条件と類似した条件をもつ場面」です．したがって獲得を目指す内容と対立内容の内容は同じものになります．

a-2）エピソード間の関連

　日常生活場面の行動や発話は複合的な条件の下で実行されています．したがってこれらの条件下での行動や発話の一つひとつの体験は，複数の条件（エピソードの構成要素）を含んでいます（図5-2）（この条件については55頁，「図3-2 発話場面等における条件の組合わせ」参照）．エピソードを中心にしてみると，それぞれのものは複数の構成要素を含んでいるといえます．それぞれのエピソードは互いに他のエピソードと共通する構成要素によって関連していると考えられます．たとえばある場面で吃ったとして，その場面（エピソード）に含まれていた構成要素の一つのものに吃音児者が注目すると，その場合と同じ構成要素を含む

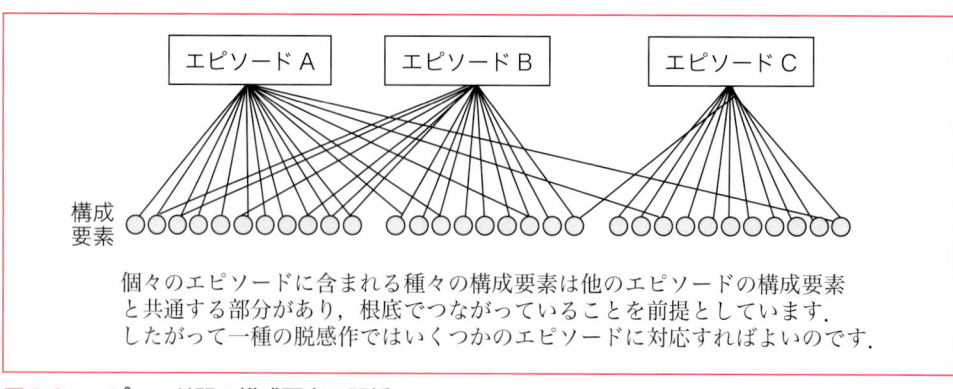

図 5-2　エピソード間の構成要素の関係

他の場面でも注目する行動が生じ得るのです．これはオペラント条件付けです．このように苦手な場面は共通する構成要素を介して拡がっていきます．一方で，逆に成功した行動をもって，共通する構成要素をもつ他の場面へと，適応行動を拡げていくことができるといえます．訓練ではこの効果をねらいます．

b）一種の脱感作
b-1）原則

恐れに対する脱感作は，恐れに対立する好ましい内容の対立内容を複数回にわたり導入し，恐れを弱めていく方法です（表5-3）．一種の脱感作では恐れを自覚する場面を恐れの弱いエピソードから強いものへと順番に並べ，恐れが弱いエピソードから順次脱感作を開始します．この段階で，脱感作によって現在対応しているエピソードと，かつて恐れが強かった未対応のエピソードにおいても，その恐れは前よりも徐々に弱くなっていきます．前述したようにエピソードに含まれる構成要素は，複数のエピソード間で共通しているために，あるエピソードへの対応が他のエピソードにも恐れを弱める効果が波及していくと考えられます．

いきなり恐れが強いエピソードに立ち向かうと，使用された対立内容の肯定的な感情・情動反応よりも恐れの否定的効果のほうが勝り，脱感作の対象としたエピソードで負の強化を生じさせるだけでなく，脱感作とは逆にこの負の効果を他のエピソードにまで波及させてしまう結果が生じます（悪化訓練）．弱いエピソードから開始するのは，負の強化の防止の目的もあります．

b-2）幼児期のエピソードから対応
b-2-1）原則

本方法では上記の原則を踏まえつつ，訓練初期に過去の，しかも幼児期からの失敗したエピソードに対応し，徐々に現在のエピソードに近づきます（表5-4）．

表5-3 一種の脱感作の模式図

	場面	A	B	C	D	E	F	G	H	I	J	K	L	M
一種の脱感作の順番	脱感作前の恐れ	1	1	2	2	3	3	4	5	6	6	7	7	8
	ABの恐れの解消	0	0	1	1	2	2	3	4	5	5	6	6	7
	Cの恐れの解消	0	0	0	1	1	2	2	3	4	4	5	5	7
	DEFの恐れの解消	0	0	0	0	0	0	0	2	3	3	5	5	6
	Gの恐れの解消	0	0	0	0	0	0	0	2	3	4	5	5	6
	Hの恐れの解消	0	0	0	0	0	0	0	1	2	4	4	5	5
	Iの恐れの解消	0	0	0	0	0	0	0	0	1	3	4	4	5
	↓													
	繰り返した結果	0	0	0	0	0	0	0	0	0	0	0	0	0

数字は恐れの強さを表しますが，客観的数字ではなく患者の主観的なものです．最初は恐れの弱いものから開始します．それが軽減，解消されると同時に直接的には対応していない場面の恐れも軽減していき，当初は恐れが強くて手出しができなかったものも直接対応が可能になります．
色の濃いところは脱感作の効果を示します．

表 5-4　幼児期のエピソードから一種の脱感作

時間軸	昔	→	→	→	現在	
場面	家庭			社会的場面		
区分	母子・父子関係	家族	友達	園	小学校〜大学	社会人
エピソードNO.	1, 2, 3, 4, 5, 6, 7, 8, 9, 10, 11, 12, 13				〜	n
脱感作の順番	（原則）------------------------------------▶					

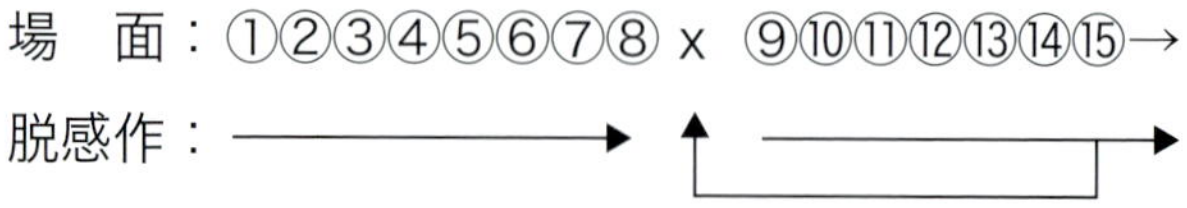

場　面：①②③④⑤⑥⑦⑧ x ⑨⑩⑪⑫⑬⑭⑮→

脱感作：

場面xの情報を得たが恐れが強すぎて対応できない場合は，その場面を飛び越して，全体を脱感作した後，恐れの強さが対応できる段階になってから対応します．実際には訓練の最終段階での対応となる場合が多いのが現状です．この図は模式図であり，場面数が⑮までになっていますが，成人では実際には百を超えます．

図 5-3　心的外傷がある場合の対立内容の導入時期

表 5-5　対立内容の構成要素

①対象場面の設定
②上記場面の中で，自然で非意図的な発話行動を含め，目的の行動を開始から滞りなく遂行でき，目的が達成されるまでの一連の行動
③良い結果，または肯定的感情が喚起される内容（ほめられる等）

幼児期のエピソードから脱感作する理由は，現在の経験は過去の経験の上に成り立っており，過去のものに遡ると幼児期まで行き着くからです．同時に対象者が成人であっても，現在の問題を解決するには幼児期から対応するほうが，現在のエピソードから対応するよりも時間的に短くて済むからです．

b-2-2) 特殊な場合

エピソードへの対応では特殊な場合があります（図 5-3）．心的外傷の場合などそのエピソードが判明した時点では，その場面の想起を拒否されたり，対立内容の想起中に該当するエピソードに対する恐怖感が強すぎたりするために，そのまま続行しては恐怖感を増大させてしまう場合があります．このように脱感作にはならずかえって悪化させてしまう場合は，そのエピソードへの対応は後回しにします．他のエピソードの脱感作を先に行い，対象のエピソードに対する恐怖感が減少した段階で脱感作を行います．

c) 対立内容の基本的構成要素

個々の対立内容は表 5-5 の三つの基本的構成要素からなります．

> **MEMO** 対立内容作成時の注意事項
> - 対立内容には記憶にアクセスするための時間情報を入れます．
> - 主体的な文章を，平易な内容で作成します．
> - 対立内容の表現には否定形の表現は用いず，肯定形の表現を用います．
> - 否定的内容の対立内容は導入しません．否定的内容のM・Rを行いますと「悪化訓練」になります．
> - （例外）否定的内容の対立内容を用いるのは訓練が最終段階に入って「耐性訓練」を行う場合だけです．

表5-6　発話を伴う個々のエピソードに対する恐れのレベル

レベル1	最も恐れが強い場合は過去の出来事であっても触れられたくなく，訓練者にも隠し，報告しなかったり話題にすることを拒否したりする．
レベル2	対立内容の内容を想起する段階で想起拒否が起こる．本人は意識的に想起しようとするが，どうしても想起できない．
レベル3	何とか想起するが恐怖心が強く，リラクセーション下でも身体的過緊張が発生し，リハーサル内でも吃る．そして早くこの場面から逃れたいと思う．
レベル4	恐怖心が強く，身体的に少し力が入っているが，何とか目的とした視覚イメージの想起の継続は可能．しかしリハーサル中の発話は吃る．
レベル5	恐怖心はそれほどでもないが，身体に少し力が入ってくる．しかもリハーサル中に吃る．
レベル6	恐怖心はほとんどなく，身体にも力が入らず，発話のリハーサルでは吃る場合と吃らない場合がある．
レベル7	恐怖心がなく，身体的にもリラックスしており，発話のリハーサルでは流暢に話すことができる．
レベル8	恐怖心がなく，身体的にもリラックスしており，対立内容を描く前に，または描いている途中で眠ってしまう．

表5-7　発話を伴わない個々のエピソードに対する恐れのレベル

レベル1	発話の場合と同じ
レベル2	
レベル3	何とか想起するが恐怖心が強く，リラクセーション下でも身体的過緊張が発生する．そして早くこの場面から逃れたいと思う．
レベル4	恐怖心が強く，身体的に少し力が入っているが，何とか目的とした視覚イメージの想起の継続は可能．
レベル5	恐怖心はそれほどでもないが，身体に少し力が入ってくる．
レベル6	恐怖心はほとんどなく，身体にも力が入らず，視覚イメージの想起の継続は可能
レベル7	発話の場合と同じ
レベル8	

d）個々の対立内容での恐れの程度

対立内容で脱感作する時に，対象のエピソードに対する本人の恐怖感や緊張の度合いがM・Rに適しているか否かを判断する必要があります．臨床経験から吃音児者が個々のエピソードに関してもつ恐れの程度は，おおよそ8段階に分けられますが（表5-6，5-7），レベル7が最も適しています．

レベル1

レベル1は恐れが最も強く，本人から報告されないために情報が得られない場合があります．特定の年齢に話題が及ぶと本人は黙ったり，触れられたくないそぶりを見せたり，明らかに拒否する場合もあります．この情報が得られるのは全体的に否定的情動反応が訓練前よりも軽減してきた時点で，報告を拒否していた事項に対して，本人は直面が可能となり報告してくれることがたびたびあります．それまでの期間は数カ月からおおよそ1年です．これに該当する事項は心的外傷に入るものです．報告されてもただちに脱感作しようとすることは禁物です．

レベル2

話題にすることはできますが，場面想起しようとしても想起拒否が生じて，想起できない段階です．この段階ではまだ周辺的な内容に対応します．

レベル3

この段階では想起できても恐れが強すぎます．対応の原則は，該当する場面は迂回して他の場面を先に対応します．もしこの段階の事項に対し，発話をしない

表5-8　非リラクセーション下での人物の顔での恐れのチェック

① 人物の姿を描けるが顔が無い（または後ろ姿），他は想起不可
　↓
② 姿も顔も描けるが怒っている顔（怖い顔），または怒った横顔
　　　　　　　　　　　　　　　　　　　　　　　　　　　　　　　対立内容として使用不可

③ 怒ってはいないが表情のない顔（仏頂面）
　↓
④ 意図的に描こうとすれば笑顔を描ける．
　↓　　　　　　　　　　　　　　　　　　　対立内容として使用可
⑤ 簡単に笑顔を描ける．
＊①〜②はレベル3〜5に該当します．

> **MEMO** エピソードに対する恐れのレベル1のみが非リラクセーション下，レベル2以降はリラクセーション下です．表5-7も吃音悪化要因に関わるものです．レベル3〜4でリラクセーション中や対立内容の想起中に発汗過多や頭頸部，顔面，体感，四肢などの身体の一部に不随意的な動きが観察される場合と，取り決めておいた合図で脈拍の上昇を訴えられることもあります．このレベル設定は臨床経験に基づくものであり，他覚的検査との関係で述べたものではありません．なお「恐怖心」「恐れ」は自覚できるレベルのものです．

で"同一場面内での一種の脱感作"を行う場合は，M・R中に患者の恐れの度合いを時々チェックし，苦痛になったら「感情的に中性の視覚イメージ」に緊急避難するか，対象場面のM・Rを終了することが必要です．対立内容を作成しM・Rで行う前の恐れの強さをチェックする方法は，非リラクセーション下で該当する対立内容を想起してもらい，想起した人物の表情などをチェックします（表5-8）．

レベル4〜5

　レベル4では直接的な対応は避け，迂回するか，対象場面の周辺的な事項から一種の脱感作を行います．M・R中に吃るので，同一場面内での一種の脱感作は行いません．レベル5以前では対象場面を直接的に導入すると恐れはむしろ増大し，発話症状のリハーサルとなり，吃音悪化要因をかえって強くする場合があります．もしレベル3〜5で一種の脱感作を行うのであれば，訓練者の指導下で恐れを制御しながら行うことが実施の条件です．

レベル6

　なんとか自宅でM・Rができるのは，レベル6からです．このレベルでもM・R中に吃る割合が高ければ，恐れを弱くするように対立内容の内容を再構成する必要があります．流暢な発話の割合が高く，たまにしか吃らないのであれば継続できます．しかし改善方向にあるか，悪化しているかを頻回にチェックしながら経過を追う必要もあります．もし悪化の兆候を捉えたら中止し，対立内容の再構成をします．

レベル7

　レベル7が訓練には最適です．レベル8は害にも訓練にもなりませんので，M・Rの終了まで眠らない方策を講じる必要があります．

③日常活動時の禁止事項

　自己の発話の状態を「監視」することや，身体の緊張状態に注目することなどの「注目」や，言葉自体を意識して出そうとする「行動（意図的発話行動）」，さらには二次的症状である「発話を意図的に操作する行動」はM・R法においては禁止です（表5-9）．意図的にやめることを求めます．その理由は吃音悪化要因を

> **MEMO　同一場面内での一種の脱感作**
> 恐れが強い場面に対し，恐れが弱い状態でいられる短い時間だけ直面し，その場面から離れます．直面した時の恐れは弱い状態を維持したまま，複数回直面を繰り返します．この直面を繰り返していくと徐々に対象場面に対する恐れが減少していきます．次の段階では徐々に直面時間を長くしていく場合もあります．直面する時間は数秒〜10数秒間で患者ごとに調整する必要があります．直面する間隔は同一訓練時間内で1〜2分後の場合もあれば，1日おいてからの場合もあります．この間隔の設定は恐れの強さによって調整します．
> もし同一場面内での一種の脱感作を行うのであれば，臨床家が本方法に習熟してからにして下さい．

表5-9 禁止事項

方法	時間的範囲	現時点の悪化要因の増大の防止		摘要
意識的に除去	日常活動時	内的状態への注目	・発話の監視 ・自己の他の内的状態への注目	・意識的に行わない ・意識的に自己の外界への注目 （およびM・Rの対立内容内で自己の外に注目する行動の実行）
		意図的発話		言葉自体を意識して出そうとする行動を止める．
		発話の意図的操作		意識的に行わない． （およびM・Rの対立内容内では非意図的な発話の実行）
		声を出しての発話の練習		意識的に行わない．

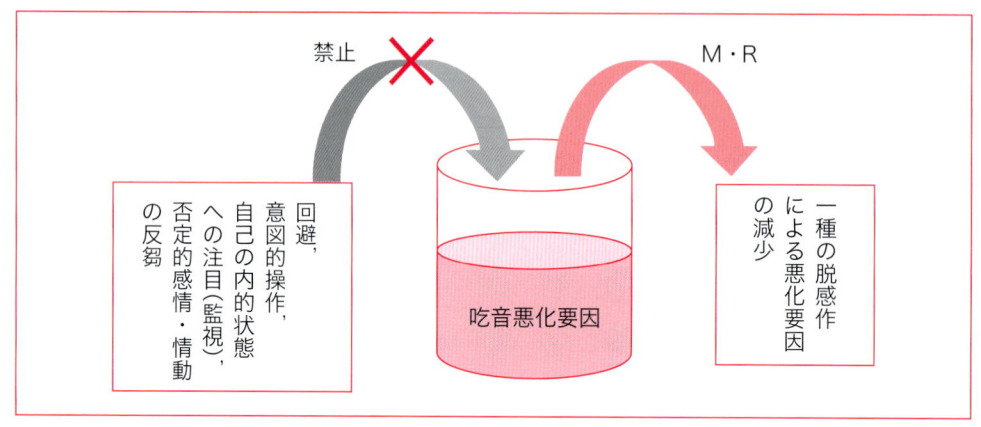

図5-4 吃音悪化要因の減少と増大の関係

　M・Rで脱感作し少なくしても，他方で自己の内的状態への注目や，意識的発話，発話の意図的操作，構音運動の意図的操作にて新たな吃音悪化要因を増やしていれば，全体の悪化要因の量は減らない状態が生じるからです．したがって悪化要因を脱感作によって減少させる量よりも，新たに増える量を少なくする必要があります（図5-4）（具体的な禁止事項は126頁，「表7-3　注目，意図的発話，工夫」参照）．

④追加の実施事項

　必要であれば下記の2つの対策を追加します．この対策は学童の場合は必要なケースは少ないのですが，成人では必要な場合が多くあります（表5-10）．

a）活動時の否定的感情・情動の反芻の防止

　第4層の吃音児者は日常の活動時に，過去の失敗したエピソードが頭に浮かんできて，同時に否定的感情・情動に浸ることを繰り返します．この状態は負の条件付けであり再強化です．この状態を繰り返していれば吃音悪化要因を増大させる結果になります．この反芻の防止を目的として，嫌な感情がわいたらただちに

表 5-10 追加の実施事項（必要なら実施）

方法	時間の範囲	現時点の悪化要因の増大の防止	摘要
嬉しくもなく悲しくもない内容に意識的に変換	現在	活動時の否定的感情・情動の反芻の防止	活動時に否定的な感情が結びついているエピソードが想起されたら、ただちに嫌ではない情景に切り替える．
文作成（自己の良き面の発見）		否定的側面に注目する習慣的行動からの脱却	自己の良き面を発見して文で書き留める行動を続ける過程で、良き面に注目する行動を習慣化する．否定的側面に注目する習慣的行動からの脱却を目的とする．

表 5-11 患者への説明用の進展段階の表（筆者改変）

	吃音症状	変動性（波）	自覚および情緒性反応	注目	自覚	苦悩
正常域	無し	無し	無し	無し	無し	無し
第1層	・音節や語の部分の繰り返し ・引き伸ばし	・一過性に吃る ・変動性が大きい	・すべての場面で自由に話す ・まれに瞬間的なもがき	無し	無し	無し
第2層	・繰り返し ・引き伸ばし ・ブロック（阻止） ・随伴症状	・慢性化 ・一時的な消失あり	・吃音者であると思っている ・自由に話す	無し / あり	あり	無し
第3層	・回避以外の症状が出そろう ・解除反応、助走、延期を巧みに使う ・語の置き換え	・慢性的	・吃音を自覚し、欠点、問題として把握する ・吃音に慣れ、いらだち、嫌悪感、フラストレーションをもつ	あり	あり	あり
第4層	・繰り返しや引き伸ばしが減り、ブロックが多くなる ・回避が加わる ・解除反応、助走、延期、回避を十分発展させる	・慢性的	・深刻な個人的問題とみなす ・強い情緒性反応 ・特定場面の回避 ・恐れ・困惑			強くあり

嫌でもないし嬉しくもない情景に頭の中を切り替える方法を用います．

b）否定的側面に注目する習慣的行動からの脱却

長期間吃音に悩まされてきた吃音児者の中には，物事の否定的側面に注目する習慣がついている方が多くいます．この習慣は訓練途中で改善した側面には注目せず，否定的な側面や未改善の部分に注目する行動をとる原因となり，この行動が悩みを深くしていく結果をもたらします．これは改善阻害要因として働きますので，この習慣的行動から脱却する必要があります．

⑤訓練目標と軽減過程の呈示

訓練開始時と訓練途中で進展段階の表を患者に見せ，現状を知らせると同時に，回避，意図的操作や注目を取り除き，かつての苦悩がなかった段階および正常域に達するための過程を進展段階の表を用いて示します（表 5-11）．今後，患者本人

が進むべき目標を自覚させるためです．筆者は進展段階の表に苦悩，注目，自覚の欄を設け，簡単に理解できるようにしています．患者は専門用語を用いた説明では理解しがたいので，平易な言葉で説明します．

　苦悩（辛さ）の側面では，第4層が最も強く，第3層に戻ってもまだ辛さはありますが，第4層よりは弱まります．第2層になれば辛さはなく，第1層でも当然辛さはありません．このことを本人に理解してもらうために，回避と工夫等の意図的操作をやめる必要があること，やめれば辛さは無くなることを説明します．同時に，正常域に達するためには必ず第2層を通らざるを得ないことも説明します．成人吃音者の中には回避と意図的操作をして，日常生活の目前の場面をとりあえずやり過ごしながら改善することを願う患者がいます．これは悪化させる行動をとりながら軽減・改善を願うことと同じです．これらの改善阻害要因を増やす行動をしながらでは，どうしても通過しなければならない第2層に戻ることができませんので，軽減・改善することは無理であることをも，必要があれば何度でも説明します．

⑥M・R法に組み込まれている個別の技術的内容

a）視覚映像の使用

　視覚映像を用いるのは，日常の生活場面と類似の場面を作り出すことが可能なためです．エピソード記憶と組み合わせることにより被訓練者にとって必要な場面条件を容易に設定できます．しかし場面条件の細部は本人の記憶に任せます．そして現実脱感作とは異なり，実際の場面に行かなくても訓練に必要な場面に遭遇することが可能です．さらに場面に対する緊張感・恐怖感の程度を訓練時に想起する場面選択によりコントロールできる利点があります．

b）エピソード記憶の使用

　エピソード記憶は自己が経験した出来事に関する記憶です．M・R法では過去の問題（失敗した経験とその経験に条件付けられた否定的な感情・情動反応）に対応するために，過去のエピソード記憶にもアクセスして使用します．

c）リラクセーション

　M・R法では，視覚映像を想起しやすくするために，筋弛緩法によるリラクセーションを用います．ただし学童や成人でも軽減した段階では眠りやすくなるため

MEMO　吃音治療における現実脱感作

吃音治療における現実脱感作とは，吃音者が吃ることにより不安に思ったり恐怖心を抱いたりしている日常生活場面で，不安・恐怖心の弱い場面から徐々に強い場面へと自分自身をさらしていき，不安・恐怖心を消去する方法です．
現実の場面に出かけていく必要があるので，現在遭遇できる場面しか対応できないことと，対象場面の不安・恐怖心の強さを吃音者自身に適したレベルに調整することがむずかしいのです．

に，筋弛緩の身体部位を減らしたり，筋弛緩そのものを途中から行わなくなったりする場合もあります．なお使用しないで行う場合もあります．

⑦適応性，訓練期間，適応年齢など

a）適応する進展段階

M・R法は進展段階第4層の吃音児者のために開発された方法ですが，第3層の吃音に対しても適応があります．ただし本訓練は比較的長い訓練期間を要しますので，面倒になり第3層では訓練の継続がむずかしい側面をもちますが，継続できれば正常域を達成できることが可能です．

b）訓練期間

訓練期間は平均3年です．期間の幅は最短の半年～5年です．したがって即効性がないことを訓練前に承知してもらう必要があります．

c）適応年齢

M・R法を適用できる年齢の下限は小学校3年生（9歳）で，上限は68歳で訓練開始が可能であった例があります．下限を設ける理由は吃音悪化要因の分析には本人の内省による報告が必要ですが，この年齢未満では本方法を実施するうえで必要な内省力が十分でないことが挙げられます．および対立内容の内容の想起は理性によるコントロールが必要です．しかしこの年齢未満では目的どおりに想起されているか否かの確証が得られていないためです．したがって，現時点では小学校1～2年生の第3～4層の吃音児は本方法の対象外です．

d）適応性がない場合

本方法はたとえ発達性吃音があったとしても，脳の器質的損傷の既往歴をもつ吃音児者には適応性がありません．また精神疾患（病）をもつ吃音児者も適応がありません．さらに実施手順を理解できない者にも適応性がありません．

e）有効性の限界

「現実的到達レベル」の項目で述べたように，軽減，改善率に限度があります．また，本方法は，吃音悪化要因の分析と対立内容の作成が最も重要であり，臨床家の指導の下で行われるべき方法です．吃音児者が誤った分析をして独自に対立内容を作成し，M・R法を実施すれば吃音を悪化させることがありますので，吃音児者が単独で行うことはできません．本方法を用いても，悪化要因を取り除くことができない場合もあります．

f）M・R法と併用できる吃音治療法

環境調整法と遊戯療法，認知行動療法は本方法と併用可能です．しかし同じ間接法でも自律訓練法は自己の内的状態へ注目させるために，併用には向きません．また直説法は併用できません．直接法を併用した場合は改善しないだけでなく，さらに悪化するので同時使用は厳禁です．

第6章　臨床のすすめ

6-1　吃音臨床の流れ

6-2　初回面接

6-3　面接第2回以降

6-1 吃音臨床の流れ

　初回面接では，情報収集，対応方法の決定，訓練方針を説明して同意を得るところまでを行います（図6-1）．第2回面接以降の流れは，選択された訓練法の流れに沿って行います（「第4章　環境調整法」，「第8章　M.R法の実施」参照）．

　訓練方針を説明する際には，幼児，学童中学年までは親に，学童高学年〜中学生は本人と親に，高校生以降は本人に説明します．環境調整法を使用の場合でも，本人を同席させ説明します．

　また，指導内容の説明に用いた資料は，毎回の臨床で持参してもらいます．

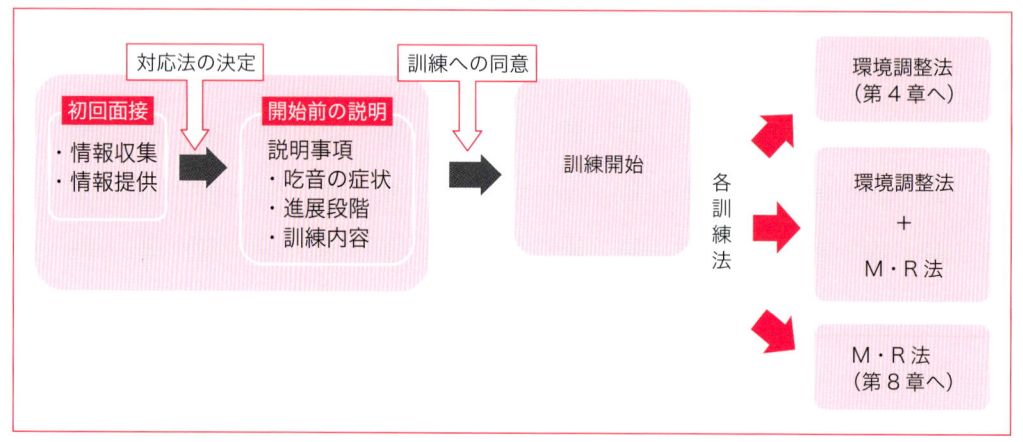

図 6-1　吃音臨床の流れ

6-2 初回面接

1) 基本情報の収集

　初回面接ではまず吃音質問紙の基本情報から収集します．氏名，生年月日，年齢，性別の他に，所属，吃音歴，吃音の現状，家族構成，家族や親せきでの吃音者の有無などを聞きます（「7-1. 2) 基本情報の収集」参照）．

　小児の場合はその他に，発吃時期，当時から現在までの症状の種類と推移，変動性（波）の有無，を聴取します．

2）発話症状の評価

　　現在の発話症状の種類，質，量についての情報を収集し，鑑別診断と Van Riper の軌道（トラック）のどれにあたるかの判断等をします．
　　以下の方法で発話症状の種類，質，量についての情報を収集します．

a）訓練室内（自発話の観察）

　　訓練室での自発話を聞き，吃音症状を確認します．小児の場合は自己の感情・意思の表出ができないために，話さず症状が確認できないこともあります．
　　臨床場面は日常生活場面の一つに過ぎませんので，吃音であっても臨床場面では吃音症状がでない場合があります．

b）吃音検査法（音読等の観察）

　　訓練室内で症状がなくても検査で症状が表出される場合と，検査でもでない場合があります．

c）吃音質問紙による情報収集

　　回避で発話症状が表に現れない場合もあります．発話量は多いけれども，臨床場面では症状がでず，日常生活場面ではでるケースもあります．このような場合は吃音質問紙で判明します．

d）親からの情報収集

　　学童の場合は，ほとんどのケースで親からの情報で判断可能です．

3）学童での知的発達の側面

a）直接尋ねるのではなく，普通学級に所属しているか等から判断していきます．

　　普通学級に通っていても，知的に境界域の場合があります．

b）対象児の行動観察から判断

　　普通学級に行っていても他の問題が合併している場合があります．例えば「注意欠陥多動症候群」などです．注意を要するのは臨床場面で「注意欠陥多動症候群」と共通する行動が現れていても，この症候群である場合と，進展した吃音に由来する日々の過緊張のために結果的に落ち着いていられない状態，さらに両方が合併している場合があることです．

4）親と対象児の行動の観察

　　親と対象児の行動を，何の指示もせずに観察します．親から対象児への指示等の圧力が多いか，親を恐れているか，親に甘えるか，良い子であるか（吃音では「良い子は子どもらしくない小さな大人」を意味します），対象児と兄弟姉妹との力関係等を観察します．

> **MEMO** 意図的操作を用いている患者の場合などは初期面接の時点で発話症状を確認できないこともありますが，基本的には患者の訴えを信頼します．患者の訴えから，吃音に対する誤解を推察することも重要ですが，初回では聴取のみにとどめ，指導は後日行います．

5）初回面接でのスクリーニング

　初回スクリーニングでは最初に吃音なのか，吃音以外の非流暢性なのか，吃音とは無関係なものであるかを鑑別します（図6-2）．次に年齢，発吃時期等，既往歴から発達性吃音か，大脳の損傷がある場合かを判断します．

　発達性吃音の場合は，合併症の有無を評価します．合併症がある場合は「発達性吃音＋合併症」またはトラック2と判断します（「7-1．4）トラック1～4」参照）．無い場合は発達性吃音のみです．

　大脳に損傷がある場合にはこの損傷を起こす前に，発達性吃音があったかどうかを評価します．発達性吃音をもっていた方の場合は「発達性吃音と大脳の損傷を併せ持つ状態」です．大脳に損傷は無く，しかも心理的問題・精神科の範囲の問題がある場合は心因性吃音を疑います．

　吃音以外の非流暢性には正常範囲の場合と早口症があります．正常範囲である場合は，説明して終了するか，正常範囲か吃音の範囲かで判断に悩む場合は経過

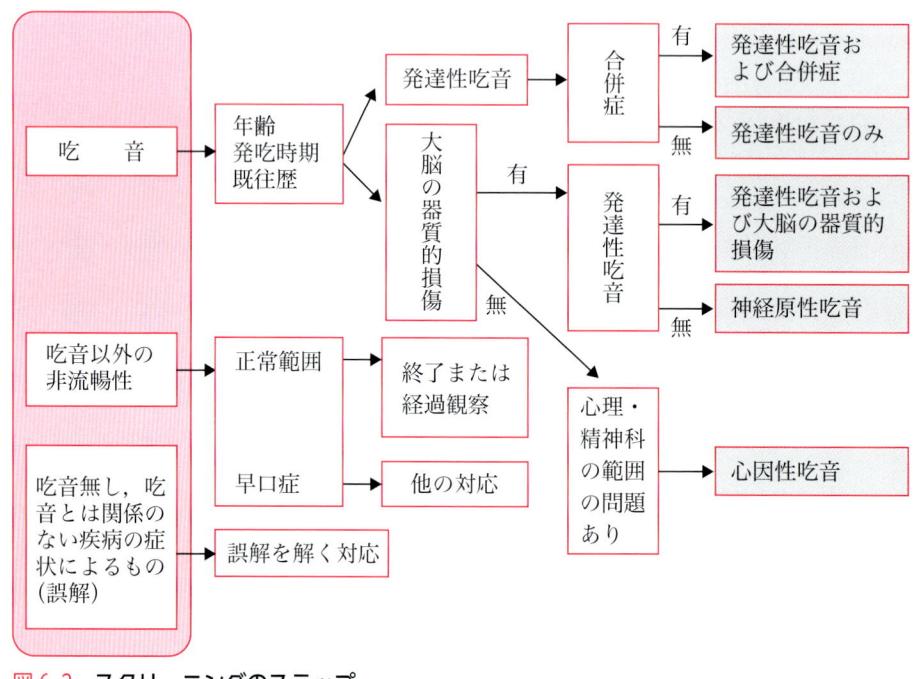

図6-2　スクリーニングのステップ

観察とします．

　明らかに吃音はなく，他の問題である場合は説明して終了とします．

6) 吃音の現状の評価

①進展段階の評価

　初回は症状の種類から進展段階を評価します（表6-1）．また指導・訓練の途中でも現状を知るために評価を行います．

　具体的には吃音質問紙のpp21〜22の項目を聴取し進展段階を評価します（図6-3）．幼児・学童では第3層に入っていれば本人に聴取しますが，第2層までは親から情報を得ます．中学生以降では，本人に直接聞きます（「7-1. 3）注目，意図的操作，工夫の状況」参照）．

　吃音質問紙から次のように進展段階を評価します．
- ▶全ての項目が「いいえ」　→　第2層前半
- ▶「1. 注目」「2. 意図的発話」には「はい」があるが「3. 工夫」は全て「いいえ」)　→　第2層後半
- ▶3. 工夫に「はい」があるが（回避）の5項目は全て「いいえ」　→　第3層
- ▶（回避）に「はい」がある　→　第4層

②Van Riperの軌道（トラック）の判断

　発達の問題の有無，発症時のエピソード等の情報から，Van Riperの吃音の初発時行動のトラック1〜4のどれにあたるかを判断します（「7-1. 4）トラック1〜4」参照）．

7) 吃音質問紙の実施

①「Ⅳ語音，発話への注目や工夫」（吃音質問紙pp21〜22）

　上記の進展段階の評価のため，臨床家が吃音質問紙の「Ⅳ　語音，発話への注目や工夫」の項目を最初にチェックします．小学生以下の場合はスクリーニングで第3層以降であると推定された場合に実施します（図6-3参照）．

②「Ⅰ言語環境」「Ⅱ養育環境」「Ⅲ吃音以外の問題」（吃音質問紙pp1〜20）

　Ⅰ〜Ⅲの項目については吃音質問紙を持ち帰ってもらい，自宅で次回の臨床日

表6-1　進展段階と代表的症状

第1層	前半	音節や語の部分の繰り返しのみ，波が大きい
	後半	上記繰り返し（＋）引き伸ばし
第2層	前半	第1層の症状（＋）ブロックのみ
	後半	「第1層の症状（＋）ブロック」（＋）随伴症状
第3層		工夫をし始めたら第3層（回避はない）
第4層		回避が生じたら第4層

Ⅳ. 語音、発話等への注目や工夫　(この項目からは、原則として現在の情報を聴取する)

1. 注　目
1) 発話前に、語音(言葉の音)に注目している.　　　　　　　　(はい　　いいえ)
2) 発話前に、発話中に言葉に注目している.　　　　　　　　　(はい　　いいえ)
3) 発話前に、言える言えないと判断する.　　　　　　　　　　(はい　　いいえ)
4) 自分の体の緊張状態に注意が向く.　　　　　　　　　　　　(はい　　いいえ)
5) 音が上手く出たか、吃ったか意識している.　　　　　　　　(はい　　いいえ)
6) 発話前または発話中に口、舌の状態に注意がいく.　　　　　(はい　　いいえ)
7) 発話前または発話中に自分の身体の状態を感じている.　　　(はい　　いいえ)
8) 発話後、上手く言えた、言えなかったと分析する.　　　　　(はい　　いいえ)

2. 意図的発話
言葉を出そうと意図している. (言葉を意識的に出そうとしている.)　(はい　　いいえ)

3. 工　夫
(構音運動・発話の意図的コントロール)
1) 発話中に舌、口、呼吸器官の動きを意識的に行おうとする. 発声発語器官を意図的に動かそうとする.　(はい　　いいえ)
2) 発話中に、口を意識的に大きく動かし話す.　　　　　　　　(はい　　いいえ)
3) 口の形を自分が言いやすいように工夫する.　　　　　　　　(はい　　いいえ)
4) 口を大きく開けて話す.　　　　　　　　　　　　　　　　　(はい　　いいえ)
5) お腹に力を入れて話す. (お腹から声を出す.)　　　　　　　(はい　　いいえ)
6) 息をゆっくり吐きながら話す.　　　　　　　　　　　　　　(はい　　いいえ)
7) 他の人には分からない様にリズムを取って話す.　　　　　　(はい　　いいえ)
8) 話す速度をゆっくりにして話す (ゆっくり話す).　　　　　　(はい　　いいえ)
9) 発話前に息を深く吸う.　　　　　　　　　　　　　　　　　(はい　　いいえ)
10) 息を少し吐いてから (途中まで吐いてから) 話す.　　　　　(はい　　いいえ)
11) 話す直前に、口を少し動かして言い易くする.　　　　　　 (はい　　いいえ)

(助走または構音器官のコントロール)
(助　走)

(回　避)
32) もう一度言わなければならない時は言わない.　　　　　　(はい　　いいえ)
33) 吃りそうな時は、分からないふりをして言わない　　　　　(はい　　いいえ)
34) 自分からはなるべく言わないようにし、相手が話すようにし向け、返答だけで済むようにする.　(はい　　いいえ)
35) 詰まりそうな時は言わないことがある.　　　　　　　　　 (はい　　いいえ)
36) 笑われそうな時は、言わないことがある.　　　　　　　　 (はい　　いいえ)
(他)

1. 注目と2. 意図的発話に「はい」があれば第2層後半以上

第2層前半
第2層後半

3. 工夫に「はい」があれば第3層以上　→　**第3層**

回避に「はい」があれば第4層　→　**第4層**

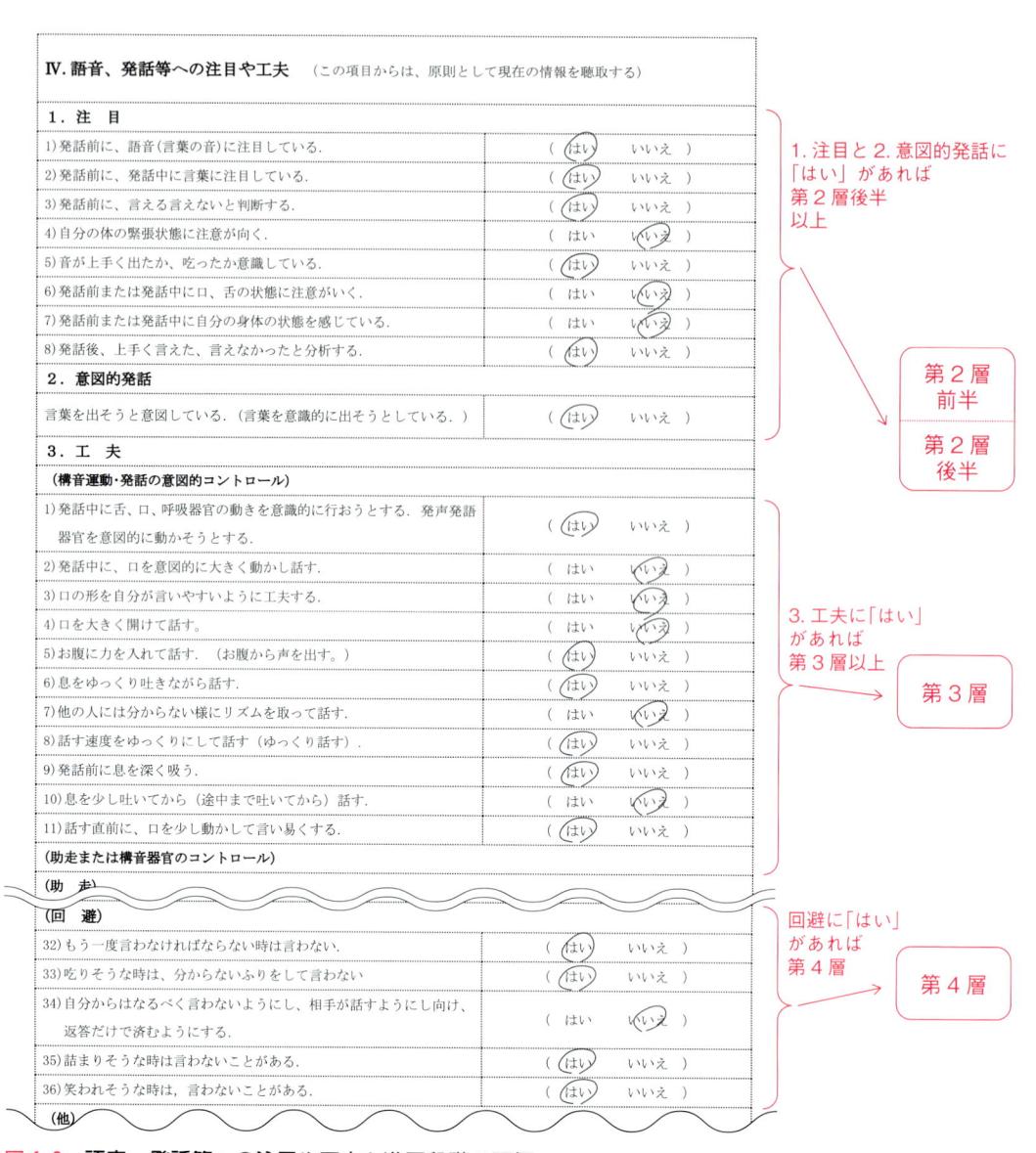

図6-3　語音，発話等への注目や工夫と進展段階の評価

までに記入してきてもらいます．進展状況が第2層までである場合には，対象児が小学生の場合は保護者が自宅で記入し，友達との対応の状態の聴取項目については保護者が本人に訊きながら記入します．

③「Ⅴ現在，または過去の発話症状の有無」(吃音質問紙p23以降)

時間があれば初回面接で，時間がなければ次回の面接で，記入方法を説明し，臨床場面で数項目を実際に行わせて記入方法を理解させます．残りは自宅で記入してもらいます．

第3, 4層の場合は，小学生では保護者が自宅でⅠ, Ⅱ, Ⅲ, Ⅴの項目の記入を

110

しますが，Vの項目は子どもに4段階尺度（小3，4年生）または7段階尺度（小5年生以降）を見せながら，該当する項目を読み上げ，どの段階かを答えてもらい，保護者が記入します．第3，4層で対象者が中学生以降の場合，7段階尺度で本人に記入してもらいます．

吃音質問紙の実施にあたっては7段階尺度のそれぞれの段階を説明します（図6-4）．「回避」「意図的操作」は（広い意味での）症状であること，回避は最も重い症状であること，発話回避や場面回避をした結果，発話症状がその場面では外に出なかった場合を「吃らなかった」とする誤解は起こりやすいため，回避時の発話の状態は0ではなく6にあたることを再三確認しておく必要があります．

実際に遭遇した場面についてのみ回答します．吃音質問紙は訓練期間中，複数回にわたり使用するため，初回では（　）の中の左に寄せて記入してもらい，右側のスペースは再評価で使用できるようあけておきます（図6-5）．

なお同一の質問紙を複数回にわたり使用する理由は，日常生活場面での変化を追うためです．

恐れと行動（A）							発話の状態（B）						
6	5	④	3	②	1	⓪	6	5	④	3	②	1	⓪
恐れが強く場面を回避した。	恐れが強く場面を回避したりしなかったりした。	恐れは強いが、場面を避けないで行動した。	恐れはあるが強くはなかった。	恐れが少しあった。	恐れはあまりない、もしくは有ったりなかったりした。	恐れはなかった。考えもしないで行動した。	発語または発話できないで終わった。	発話できない場合と、なんとか発話できる場合があった。	発話症状がひどいがなんとか言えた。	発話症状はあるが、ひどくはなかった。	発話症状が少なかった。	発話症状はあまりない、もしくは有ったりなかったりした。	発話症状はなかった。

図6-4　7段階尺度の説明
図のように赤で7段階尺度の表をマークするなどして内容を説明します．第2回以降の面接時にも使用するため，吃音質問紙p23の尺度のコピーは対象者に渡しておき，毎回持参してもらいます．

> **MEMO** 学童の場合は，親に質問紙の項目の情報は対象児の利益のために，ありのままを記入するように依頼し，親による回答の操作を防ぎます．

(複数回使用するので括弧の左端から書く、2回目以降は色を変える.)	(恐れ・行動 A)	(発話 B)
祖父母、父母、兄弟姉妹に話す時		
1．拒否する時		
1) 母に塾を休みたいと言う.	(6)	(6)
2) 父に塾を休みたいと言う.	(6)	(6)
3) 指示を拒否する理由を言う．（早く寝ろ、おきろ、風呂に入れ、早く行きなさい、歯を磨け、来なさい、準備せよ、すぐやれに対して）	(5)	(5)
4) 自己の順番の変更を拒否する.	(4)	(4)
5) 貸すことを拒否する.	(3)	(2)
6) 役割の交代を拒否する.	(2)	(2)
7) 与えることを拒否する.	(1)	(1)
8) 手伝いを嫌だと言う．（他のことをしたいからと言って断った）	(4)	(4)
9) 後片づけを嫌だと言う.	(4)	(4)
10) 指示された事を嫌だと言う．（手伝い、片付け以外）	(4)	(4)
11) 禁止された事の拒否　（「TVばかり見てはいけない、ゲームばかりしていてはいけない。」等に対し、何らかの理由をつけて行いたいと言う	(2)	(2)

（　）内の左に寄せて書く

図 6-5　吃音質問紙への記入位置
同一質問紙を訓練期間中に複数回にわたり使うため，7段階尺度（図6-4）の結果は括弧内の左端から記入します．

8) 対応方法の決定

訓練・指導法の適応の判断は，年齢と進展段階を合わせて判断します（図 6-6）．

年齢と進展段階との関係は，多くの場合，幼児から小学校1～2年生では第1～2層，3～4年生では第3層，5年生～6年生以降では第4層です．しかしあてはまらない場合もありますので，最終的には具体的な発話症状や吃音の二次的症状を聴取して進展段階を判断します．

年表方式のメンタルリハーサル法（M・R法）の適応年齢は小学3年生以上です．進展段階では第3層以降の場合に適応があり，第4層に対し最も効果が期待できます．

また環境調整法は，年齢が上がるにつれ効果が下がるものの，学童期までは環

```
≪訓練方法の判断例≫
例1）小学1年生で第2層の場合
     →環境調整法
例2）幼稚園（年中）で第4層の場合
     →環境調整法で対応し，小学3年生になった時点でM・R法を検討
例3）小学3年生で第4層の場合
     →M・R法＋環境調整法を併用
```

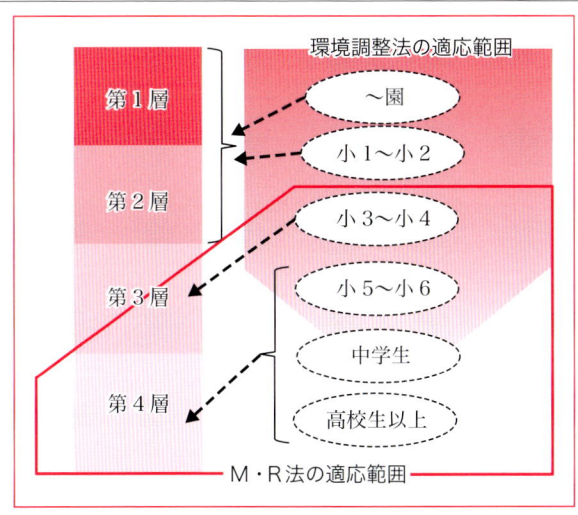

図6-6　訓練・指導法の適応の範囲

境依存性があると考え実施します．中学生では補助的な治療効果を期待して環境調整法を併用する場合があります．

したがって，第1～2層にいる幼児では環境調整法のみを用います．第3層または第4層で小学校3年生以降の場合は環境調整法とM・R法を併用します．

9）吃音の症状の説明

　中核症状（繰り返し，引き伸ばし，ブロック），随伴症状，二次的症状（意図的操作とその技術，回避），吃音に対する否定的価値観，否定的感情・情動反応（恥ずかしさ，フラストレーション，辛さ，苦しさ，予期不安等），否定的自己認識について，それぞれの進展段階に該当するものを本人，家族に説明します．

　吃音の症状は，発話症状だけでなく，二次的症状も吃音の症状であることを理解してもらいます（図6-7）．

10）進展段階の説明

　進展の過程とそれぞれの段階における行動，および軽減・改善の場合の過程（「3-3　RASSでの軽減・改善過程について」参照）を，進展段階の表を用いて説明します（図6-8，116頁）．

　進展段階が改善するたびに進展段階の表に日付を記入し，現在自分がどの段階

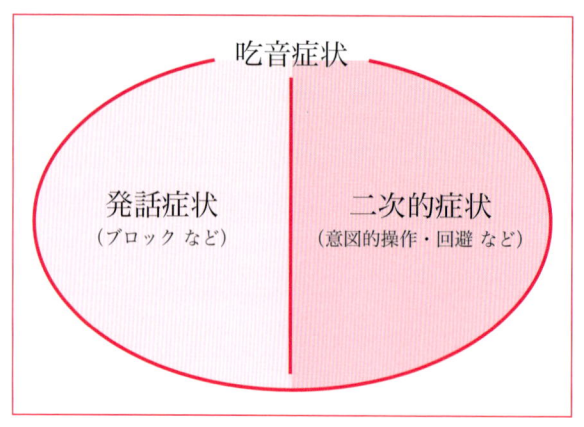

図 6-7　吃音症状

にいるのかを確認しながら臨床をすすめます（「8-2.1）④進展段階」参照）．
①行動の説明
a）環境調整法の場合
　その対象児の進展段階にかかわらず，第1層から第4層まで全ての段階の特徴を進展段階の表（図 6-8, 116 頁）を示しながら，概略説明します．ここでは第1層と第2層の説明のポイントを示します．
ⅰ）第1層
　第1層の発話症状，変動性（波）の特徴，第1層では吃音の自覚がないこと，恥ずかしさはなくどこでも話すこと，苦悩はないことを説明します．また第1層は正常域に最も近いことも説明します．
ⅱ）第2層
　第2層では第1層の説明内容に加え，ブロックが出ていること，次に随伴症状が加わる場合もあることを説明し，第2層後半では吃音への自覚が生じ得ることも説明します．
　第2層後半ではまず周囲の人に「吃音に対する否定的価値観」が生じ，それにより吃音児に意図的操作をさせがちであること，このことが第3層への進展の悪化要因となることを説明し，否定的価値観に基づく発話干渉等をやめて第3層に進展させないように指導します．同時にブロックのほうが第3層の工夫よりも軽い症状であることを説明します．
b）第3層以降でM・R法に適応の場合
ⅰ）恥ずかしさのない段階（第1層〜第2層前半）
　第1層では自分の吃音に気づかず，第2層前半では気づいていても，吃ることへの恥ずかしさはなく，吃りながらどこででも話します．ブロックが出ても意図的な操作をせず，現在よりも話すのが楽だったはずであることを話します．

ⅱ）注目～否定的価値観をもつ段階（第 2 層後半）

　第 2 層後半でブロックと随伴症状への周囲からの否定的な反応によって，吃音の発話症状に注意を向けはじめます．他者から植え付けられたか自分でもってしまったかは別として，吃音で多くの他者とは異なった話し方をし，恥ずかしいという否定的価値観をもちはじめてしまうこと，周囲の者のこの考え方による行動や反応が発話症状に対する干渉につながることを説明します．

ⅲ）意図的操作を行う段階（第 3 層）

　本人が吃るという状態を「だめな状態」ととらえて，なんとかコントロールしようと意図的操作を開始し，泥沼に入ってしまった段階が第 3 層であり，これは，吃音への誤解により，第 2 層のブロックよりも重い第 3 層の意図的操作を行って，重くなった状態であることを説明します．

ⅳ）回避を行う段階（第 4 層）

　コントロールしても吃ってしまうのでさらに辛くなり，とうとう回避をしはじめて今日に到っている段階が第 4 層であると説明します．

②軽減・改善過程の説明

a）意図的操作をやめることとの関係

　今まで正常域に達した患者は全員が回避，意図的発話，注目をやめた人であり，これらの二次的症状が一つでも残った人は良くなっても第 2 層後半にとどまることを伝えます．正常域になるためには，吃音質問紙の pp21～22 の具体的項目が全て「はい」から「いいえ」になる必要がありますので，そのためには意図的操作をやめるよう伝えます．否定的価値観が無くなり「吃ってもよいと思えること」が重要であること，吃ってもよいと思えれば吃っても恥ずかしさがなくなることを説明します．

b）かつてはブロックがあっても恥ずかしくなかった

　第 4 層から吃音が始まった人は誰もいません．多くの場合は第 1 層から始まり順番に進展してきたのですから，現在は第 3 層，4 層の患者でも，第 1 層，2 層の時があったのであり，その時はブロックが出ても，恥ずかしいと思わなかったこと，この段階に早く戻るべきであることを説明します．

c）改善のためには必ず第 2 層を通らなければならない

　意図的操作をやめると頭の中で生じた発話症状はそのまま外に出ますので，症状が一時的に目立ちますが，これは次に症状が減少するための通過点であることを説明します．

　改善するためには必ず第 2 層を通らざるを得ないことを説明し，第 2 層に早く戻るために，回避，工夫，注目，吃音への否定的価値観を捨てた時に得られる利益を説明します．これは初回面接時だけではなく，訓練期間中にたびたび説明します．

悪化 ↓

	吃音症状	変動性（波）	自覚および情緒性反応	注目	自覚	苦悩
正常域	無し	無し	無し	無し	無し	無し
第1層	・音節や語の部分の繰り返し ・引き伸ばし	・一過性に吃る ・変動性が大きい	・すべての場面で自由に話す ・まれに瞬間的なもがき	無し	無し	無し
第2層	・繰り返し ・引き伸ばし ・ブロック(阻止) ・随伴症状	・慢性化 ・一時的な消失あり	・吃音者であると思っている ・自由に話す	無し あり	あり	無し
第3層	・回避以外の症状が出そろう ・解除反応、助走、延期を巧みに使う ・語の置き換え	・慢性的	・吃音を自覚し、欠点、問題として把握する ・吃音に憤り、いらだち、嫌悪感、フラストレーションをもつ	あり	あり	あり
第4層	・繰り返しや引き伸ばしが減り、ブロックが多くなる ・回避が加わる ・解除反応、助走、延期、回避を十分発展させる	・慢性的	・深刻な個人的問題とみなす ・強い情緒性反応 ・特定場面の回避 ・恐れ・困惑	あり	あり	強くあり

△△年3月1日

↑ 改善

図 6-8　進展段階（改変）

d）指導・訓練目標

指導・訓練の目標は，正常域に戻ることであると説明します．

③現状の進展段階の説明

成人，学童の吃音の軽減・改善過程は，進展段階の表に矢印の線を書いて説明します（図6-8）．現状の進展段階を説明し，該当の段階には日付を記入しておきます．

11）訓練方針の説明

①訓練方法の選択理由

訓練方法は年齢と進展段階とを考慮して何の方法を使うかを説明し，方法に対する同意を得ます．本書で紹介するRASSに基づいた訓練法は間接法であり，直接法は併用できません．間接法に同意が得られない場合は中止となります．

②訓練法についての説明

適応とされた訓練法について説明します．臨床における環境調整法の進め方については「4-10　環境調整法の実施」を，年表方式のメンタルリハーサル法（M・R法）については「5-2　年表方式のメンタルリハーサル法の基本的事項」を参照してください．ここでは家族へ説明すべき指導訓練法の重要ポイントをまとめま

す．
ポイント①実際に発話する練習はしない
a）環境調整法の場合
　環境調整法は，言語だけに対するものではなく，言語環境と養育環境の両方を調整するものであり，言語についても声を出して発話する訓練は行わないことを説明します．日常生活の中で発話そのものが増えること，自然で無意識な発話を経験していくことが大切であることを理解してもらいます（「4-1　環境調整法のねらい」参照）．
b）M・R法の場合
　訓練はすべて頭の中で行い，声を出して発話する訓練は行わないことを説明します（図6-9）．日常生活場面の中と，頭の中での訓練場面の両方で，自然で無意識な発話を経験していくことを理解してもらいます．
ポイント②感情の表出
　吃音患者が感情を出せるようになることが最も重要です．環境調整法でも，M・R法においても，発話や行動を表出することを多く行い，感情の表出をはかります（図6-10）（「4-4　感情・情動，意思，発話・行動の表出のねらい」参照）．
ポイント③幼児期の問題から現在のことまで
a）環境調整法の場合
　言語環境・養育環境における過剰対応を取り除き，対応の不足しているものは補います（表6-2）（詳細は「4-5　言語環境と養育環境の調整」参照）．子どもにとっては，感情・行動・発話を抑制される状態やフラストレーションが吃音悪化要因となることを説明し，これらの悪化要因を入れないために，環境調整により周囲の環境を整える必要があることを説明します．
b）M・R法の場合
　訓練では，ⅰ）吃音悪化要因を増やさないこと　ⅱ）悪化要因を取り除くこと

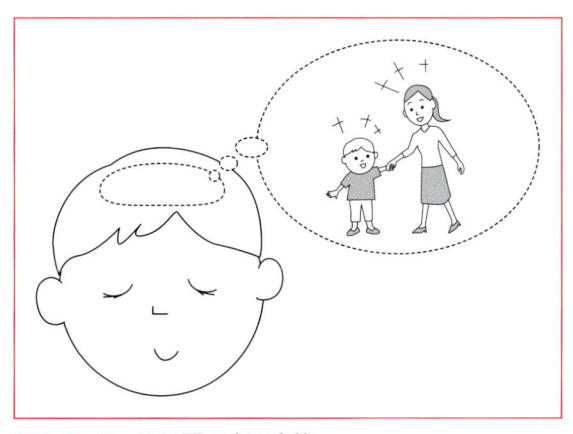

図6-9　M・Rは頭の中で実施

```
                喜怒哀楽      話す       直接行動
                  ⑤          ⑥           ⑦
```

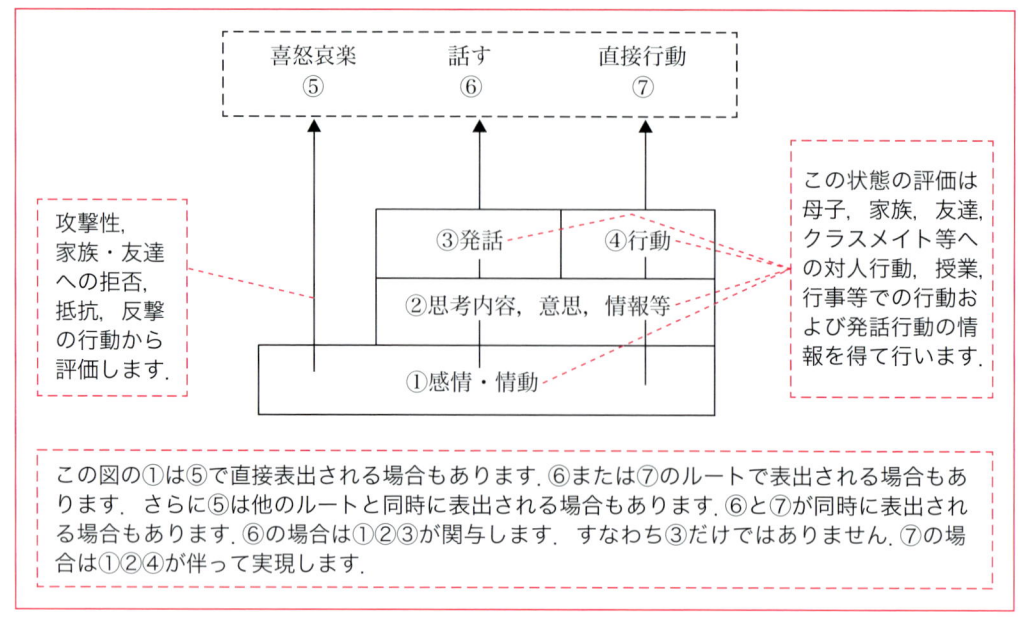

```
                        ③発話      ④行動
 攻撃性,                                           この状態の評価は
 家族・友達                                         母子,家族,友達,
 への拒否,             ②思考内容,意思,情報等           クラスメイト等へ
 抵抗, 反撃                                         の対人行動,授業,
 の行動から               ①感情・情動                 行事等での行動お
 評価します.                                        よび発話行動の情
                                                  報を得て行います.
```

この図の①は⑤で直接表出される場合もあります．⑥または⑦のルートで表出される場合もあります．さらに⑤は他のルートと同時に表出される場合もあります．⑥と⑦が同時に表出される場合もあります．⑥の場合は①②③が関与します．すなわち③だけではありません．⑦の場合は①②④が伴って実現します．

図 6-10 感情と意思表出，発話・発話以外の行動との関係（図 4-2 を再掲）

表 6-2 幼児期の本人にとっての過剰と不足（表 4-2 を再掲）

	言語環境	養育環境
過剰	①周囲からの発話の干渉 ②年齢以上の言語的要求 ③文字の早期学習など	①躾 ②度の過ぎた早期教育 ③習い事など
不足	①本人の発話行動が受容された経験不足	①母子のアタッチメント不足 （母子関係により基本的情動が満たされた経験の不足） ②子どもの働きかけが受け入れられた経験の不足 ③子どもの他者への働きかけの不足

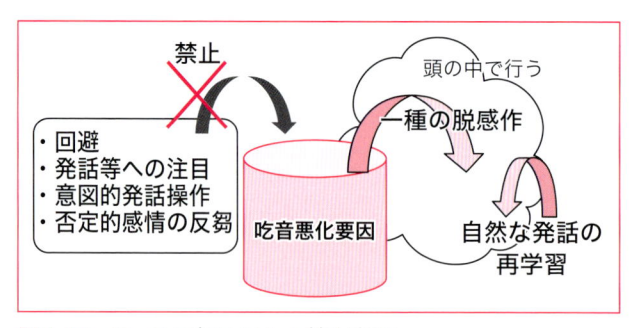

```
                              頭の中で行う
           禁止
            ✗           一種の脱感作
 ・回避
 ・発話等への注目
 ・意図的発話操作
 ・否定的感情の反芻    吃音悪化要因    自然な発話の
                                    再学習
```

図 6-11 M・Rで行うことと禁止事項

の両方を実施します（図 6-11）（「8-2. 2）訓練で実施すること・考え方の説明」参照）．

M・R法においても，幼児期の問題から扱っていきます．幼児期の言語環境および養育環境を吃音質問紙から評価し，頭の中で過去の場面に戻って自由に意思表出することを経験します．頭の中の場面内では，環境調整がされていると同じ状態を経験していきます．

過去からの悪化要因の積み重ねがありますので，ⅰ）新たな悪化要因を入れないことと，同時にⅱ）M・Rによってそれらを取り除いていくことの両方が訓練には必要であることを説明します．M・Rを続けても，同時に意図的発話操作を行えば新たな悪化要因が増えますので，改善に至らないことを理解してもらいます（図 6-11）．

ポイント④最初は見た目の症状が増える

第3層，第4層の場合，意図的操作によって症状を抑えている状態にあります（20頁，「図1-9　症状の重さの誤解の模式図」参照）．意図的操作をやめると頭の中で生じた症状はそのまま外に出ることとなり，症状が一時的に増えたように見えます．しかし，実際には意図的操作によって症状を抑えているほうがより重い状態であることを説明し，ブロックがたくさん出ることが必ずしも悪化ではないことを説明します．

ポイント⑤改善率の説明

改善率を提示し，個々のケースはその中に入る場合も入らない場合もあることを説明します．

環境調整法では改善率は59％，残りは改善しなかった場合で，第2層にとどまる場合と，第4層に進展していく場合があります．

M・R法の効果の割合は，効果なし1/3（第4層→第4～3層），軽減1/3（第4層→第2～1層），改善1/3（第4層→正常域）です．

ポイント⑥訓練期間の説明

環境調整法の場合：第2層から開始することが多く，指導期間は数年にわたります．

M・R法の場合：学童中学年では約1年前後，高学年では約2年，中学生以上では平均3年を要することを説明します．平均3年が短いか長いかは本人の目的・考え方によって感じ方が異なります．本訓練法の立場では，発話技術を次から次へと求め続けるほうが，結果的には訓練期間は長くなると考えています（図 6-12）．

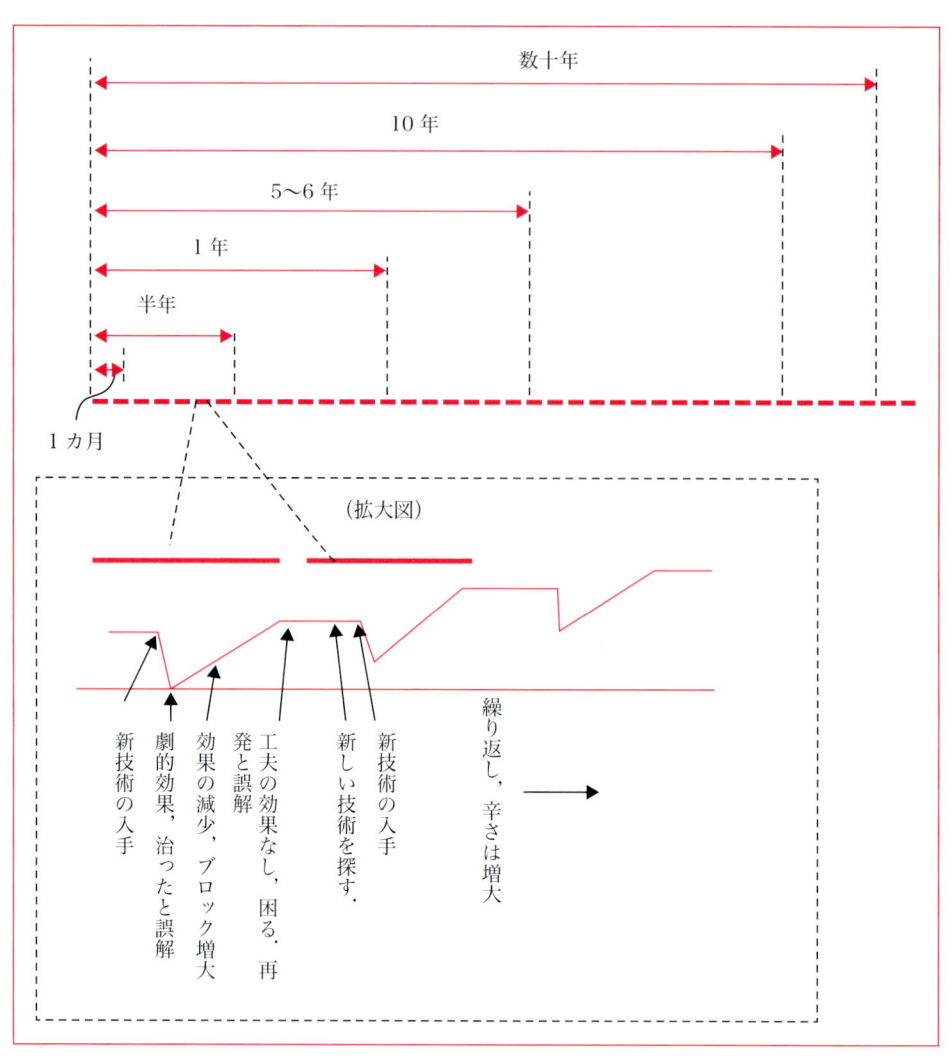

図 6-12 発話技術を求める行動の繰り返しと訓練期間

> **MEMO** 指導内容の説明に用いた資料は，毎回の臨床で持参してもらいます．
> M・R法に入る場合は毎回対立内容の用紙が増えていくため，2穴のフラットファイルを用意し，資料をなくさないよう全て綴じて持参してもらいます．

12) 今後のスケジュールの提示

　　　面接2回〜4回は1, 2週間の間隔で予約をします．初回と第2回のスパンは訓練枠の空きとの関係で設定します．リラクセーションの導入日（第2回）から次回の訓練日（第3回），最初の対立内容導入から次回の訓練日（第4回）のスパン

は技術的問題の有無をチェックする必要があり，1〜2週間とします（「8-1．M・R法の臨床の流れ」参照）．

勤務との関係で，訓練日を調整する必要がある場合は調整してもらいます．なお休みをとる理由として訓練を受けることを「ぽつり」と説明し，許可を受けることができればそのほうがよいです．無論，吃音の告白の強制はしませんが，この機会に伝えることができれば吃音の公表になります．

6-3 面接第2回以降

環境調整法だけの適用の場合とM・R法の単独適用の場合はそれぞれについて，環境調整法とM・R法の併用の場合は両方について，下記の臨床行動を取ります．

①環境調整法での流れ

環境調整法の初回面接では，時間的に基本の説明（「4-5．1）環境調整法での基本」参照）だけで精一杯になります．したがって親は基本的な内容にそって家で環境の調整を始めるにつれ，第2回の面接までの間に，環境調整を実行している最中に具体的な事項について不明なことや疑問が浮かび上がってきます．第2回の面接以降では，臨床家は「親と対象児の行動，発話，感情・情動の表出の変化（「4-6 環境調整中の評価項目の詳細」参照）」について情報収集と評価を行い，環境調整により生じた具体的変化を親に解説します．そして親の疑問や質問には丁寧に答えていきます．基本的にはこれを繰り返していきます（「4-10 環境調整法の実施」参照）．

②M・R法での流れ

準備段階として3回程度の面接を行い，その後M・Rに入ります．

毎回，技術的な内容，実施状況を確認しながらすすめます．

毎回，意図的操作をやめているかのチェックや，日常生活場面のチェックを行います．

情報収集を行いながら，新たな対立内容を導入していきます（「8-1．1）M・R法の臨床の流れ」参照）．

第7章　情報収集と情報分析時の着眼点

7-1　吃音質問紙による情報収集

7-2　情報分析時の着眼点

7-3　発話・行動場面の条件

7-4　相手・周囲の者の行動

7-5　吃音児者の内的状態と行動

7-6　基本的情動の問題

分析例1
- *1)* 情報
- *2)* 分析内容
- *3)* 指導

分析例2
- *1)* 情報
- *2)* 分析内容
- *3)* 評価
- *4)* 指導

7-1 吃音質問紙による情報収集

1) 吃音質問紙の概要

　　　　基本的な情報は吃音質問紙を用いて行います．「基本情報」と「Ⅰ言語環境」，「Ⅱ養育環境」，「Ⅲ吃音以外の問題」，「Ⅳ語音，発話への注目や工夫」，「Ⅴ現在または過去の発話症状の有無」から構成されています（表7-1）．本質問紙は1冊で幼児から成人までを対象とする構成になっています（本書非掲載．RASS吃音研究会のホームページよりダウンロードができます．132頁参照）．

表7-1　吃音質問紙の概要

項目	頁	記入者	実施タイミング	小児 第1～2層	小児 第3～4層	成人
Ⅰ言語環境	1～3	本人もしくは保護者	初回面接後自宅で記入	全例実施		
Ⅱ養育環境	3～19					
Ⅲ吃音以外の問題	19～20					
Ⅳ語音，発話への注目や工夫	21～22	臨床家	初回面接時	第3層，4層の鑑別に使用		
Ⅴ現在または過去の発話症状の有無	23～45	本人もしくは保護者	初回・第2回面接後，自宅で記入，尺度説明後	実施しない	該当項目のみ記入	実施

2) 基本情報の収集

　　　　氏名，生年月日，年齢を確認し，吃音質問紙の表紙に記入します．
　　　　環境調整法の対象は幼児以降，年表方式のメンタルリハーサル法（M・R法）の対象は現時点では小学校3年生以上であるため，訓練法を選択するうえで年齢の確認は必須です．次に吃音質問紙に記載された基本情報の項目（表7-2）についての情報収集を行います．
　　　　基本情報は臨床家が記入するページです．

3) 注目，意図的操作，工夫の状況 （→吃音質問紙のpp21～22）

　　　　吃音質問紙のpp21～22に「語音，発話への注目や工夫」に関する聴取項目があります（表7-3，126頁）．進展段階の第3層，第4層であるかを知るために用います．臨床家が面接場面で直接聴取し，進展段階を判断します．対象が小学生である場合には子どもにわかりやすいことばに言い換えたり例を出したりして情報

表 7-2 基本情報

基本情報

1. 所属（園，学校，職業）
2. 吃音歴
    1) 発吃時期
    2) 吃音を自覚した時期
    3) 過去に受けた相談，訓練
3. 吃音の現状
    1) 進展段階（日本音声言語医学会　吃音検査法の進展段階）
       第1層，第2層，第3層，第4層
    2) トラック（Van Riper）：1　2　3　4
4. 家族構成
5. 家族，親戚での吃音者の有無

1．所属（園，学校，職業）
所属によりどのような生活をしているかの情報が得られます．

2．吃音歴
　1) 発吃時期
　　吃音が始まった（発吃）時期を確認します．明確な自覚がでる第3層になった時期の年齢で吃り始めたと報告する患者がほとんどであるため，成人の場合は親が健在であれば本人の幼児期の状態を尋ねてもらいます．
　2) 吃音を自覚した時期
　　吃音を自覚した時期を確認します．正確な時期を答えられない場合があるため，その場合は患者を問いつめず，「小学校低学年くらいだったと思う」など得られた情報をそのまま記載します．
　3) 過去に受けた相談，訓練
　　本方法は間接法であり直接法の訓練内容と対立します．直接法の訓練で得た行動内容を修正する必要があるため必ず聴取します．また，本人が独自で培ってきた吃音観や明らかに誤っている原因論なども併せてチェックします．工夫や独自の吃音観などを批評しないで情報収集にとどめます．

3．吃音の現状
　吃音の進展段階の評価結果を記入します．初回面談のスクリーニングにて，吃音であるとの判断がなされた後に記入します．

4．家族構成
　環境調整をする対象を把握することと，M・R法での対立内容に組み込む時間情報に使用します．

5．家族，親戚での吃音者の有無
　研究により吃音家系があることがわかっており，家族に吃音者がいる場合と本人のみ吃音である場合は吃音の強さが異なります．また，家系内で世代間継承される規制または規範性の強さ（環境要因）の強さを推定するのにも必要な情報です．

を収集します．回避に関する質問項目で1個でも「はい」にチェックが入っていたら第4層，全て「いいえ」であった場合は第1層～第3層の可能性があると判断します．回避がない場合は意図的操作，工夫に関する質問項目を確認します．1個でも「はい」にチェックが入っていたら第3層，全て「いいえ」であった場合は第1～2層と判断します．理性的な患者ほど回避や工夫，注目の行動が早く減少するので頻回に評価します．減少の順序はおおよそ「回避」→「工夫（助走，延期，解除反応，他の意図的操作）」→「意図的発話」→「注目」の順です（「3-3 RASSでの軽減・改善過程について」参照）．

表7-3 注目，意図的発話，工夫

1．注　目
1）発話前に，語音（言葉の音）に注目している．
2）発話前に，発話中に言葉に注目している．
3）発話前に，言える，言えないと判断する．
4）自分の体の緊張状態に注意が向く．
5）音が上手く出たか，吃ったか意識している．
6）発話前または発話中に口，舌の状態に注意がいく．
7）発話前または発話中に自分の身体の状態を感じている．
8）発話後，上手く言えた，言えなかったと分析する．

2．意図的発話
言葉を出そうと意図している．（言葉を意識的に出そうとしている．）

3．工　夫
（構音運動・発話の意図的コントロール）
1）発話中に舌，口，呼吸器官の動きを意識的に行おうとする．発声発語器官を意識的に動かそうとする．
2）発話中に，口を意図的に大きく動かし話す．
3）口の形を自分が言いやすいように工夫する．
4）口を大きく開けて話す．
5）お腹に力を入れて話す．（お腹から声を出す．）
6）息をゆっくり吐きながら話す．
7）他の人には分からない様にリズムを取って話す．
8）話す速度をゆっくりにして話す（ゆっくり話す）．
9）発話前に息を深く吸う．
10）息を少し吐いてから（途中まで吐いてから）話す．
11）話す直前に，口を少し動かして言い易くする．

（助走または構音器官のコントロール）
（助　走）
12）つまらないように咳払いをする．
13）深呼吸をしてから話す（一度深く吸って吐いてから再度吸い話す）
14）「えーと」「まー」等の言葉を，意識的に入れる．
15）勢いを付ける（例：わざと怒った様な感情を持つ→勢いが付く）
16）発話中に，色々姿勢を変えて，言いやすい体勢を取る．
17）詰まらないように次の言葉を言う前に，身体を動かす（身振りと見せかける）
18）話すとき意識的に身体の一部を動かしながら話す

19）意識的に相手の言った言葉に続けて話す．（助走）「（相手の発話）は○○○です」
20）相手の言葉を取り込んで話す．
21）他の言葉を目的の言葉の前にいれる．例：テレビ（bl→そのテレビ）

（延　期）
22）詰まったときに少し間をおく．
23）詰まりそうな時，詰まって出ないときは，言うのを後に延ばす．
24）相手に言わせてから言う．
25）詰まって出ない時は考えているふりをして言うのを先に延ばす．

（解除反応）
26）詰まって出ない時に意識的に一時止めて，再度話し始める．
27）詰まると姿勢を意識的に変える．
28）詰まって出ない時に，力を入れて乗り切る．
29）詰まって出ないときは勢いを付ける．
30）詰まると，体をゆする．
31）詰まって出ないときに，言葉や体，口，舌から一旦注意を逸らす．

（回　避）
32）もう一度言わなければならない時は言わない．
33）吃りそうな時は，分からないふりをして言わない．
34）自分からはなるべく言わないようにし，相手が話すようにし向け，返答だけで済むようにする．
35）詰まりそうな時は言わないことがある．
36）笑われそうな時は，言わないことがある．

（他）
37）表現形式を変える．
38）自分の言いやすい語を使って言いやすい表現に変える．
39）言い難い音はわざと，音を少し変えごまかす．
40）発話前に，発話中に言えそうもない言葉は他の言葉に代える．
41）発話前に頭の中で言えるかどうか言ってみる．
42）飲める時は予め酒を飲んでおく．
43）発話前に自分の身体の緊張をほぐそうとする．
44）発話前に不安が強くなると色々触って不安を鎮める．
45）吃った時に吃っていないと自分に言い聞かせる．

4．（日々の）練習
1）人の居ない所で，発話の練習をする．
2）文章を音読し，発話の練習をする．

表7-4 初発時の吃音行動

	トラック1	トラック2	トラック3	トラック4
発吃状態	徐々に始まる	徐々に始まる	心理的ショックの後,突然発吃	発症時期が遅い,突発的
主要症状	音節の繰り返し	途切れ,言い直し,音節や単語の繰り返し	ブロック,無声の引き伸ばし	単語,語句全体の繰り返し,音節の繰り返し
その他	進展段階第1層の吃音症状から始まり,進展段階どおりに悪化する.	構音の問題や他の発達の問題が合併している.	ショックを薄める対応を行う.	吃音への恐怖心はなく,意欲的に話す.

(Charles Van Riper：The Nature of Stuttering, pp97-122, Prentice, Hall Inc., 1971 より)[7]

4) トラック1〜4

　吃音歴から Van Riper の初発時の吃音行動のいずれのタイプであるかを判断します．Van Riper は吃音の初発時行動を表7-4のようにトラック1〜4の4つのタイプに類型化しました．

　トラック1は進展段階の第1層から始まります．発吃時は音節を繰り返す吃音症状が出ますが,保護者は深刻に悩むことはなく相談に行かないことが多いです．第2層になってブロックが出はじめると,発話を異質に感じ,心配して相談に行きはじめます．発吃時はあまり気になっていないため,「いつ頃吃音が出たか」という臨床家の質問に対し,曖昧な回答であることが多いです．

　トラック2は発達の遅れをともなう型です．トラック2であるかないかを判断するために,吃音質問紙 p19 の「3．発達の問題」の4項目で「有」になっていないかを確認します（「9-Ⅲ．3．発達の問題」参照）．臨床的には,吃音と発達の問題のどちらかを優先して対応する場合,両者の折衷案を考えることが必要な場合等,さまざまなケースがあります．

　トラック3は子どもにとってショックなことが起こったのちに,音節の繰り返しや引き伸ばしといった第1層の症状はなく,いきなりブロックから始まります．トラック1とは異なり,保護者は発吃日を明確に覚えています．

　トラック4は吃音の背後に心理的背景を抱えた型です．初期には鑑別がむずかしく,訓練途中に訓練の実施に抵抗する行動が出現して,トラック4であることが判明する場合があります．

5) 言語環境,養育環境,対人行動,本人の規範性,園,吃音以外の問題（→吃音質問紙 pp1〜20）

　情報を収集する大枠と目的は以下のとおりです．
　①外的環境と内的環境の状態,さらに相互の関係を評価するために収集します

表7-5 言語環境，養育環境，吃音以外の問題に関する聴取項目

	項目	項目例	聴取項目数
言語環境	1．発話への干渉	「親から正しい言い方の見本を見せられた」	44
	2．言語的要求水準（幼児期の本人への周囲からの要求）	「文字（仮名・漢字）を早期に練習した，教えられた」	3
	3．話しかけ方（親の本人への話しかけ方）	「親は一方的に自分に話しかけた」	4
	4．聴き方(本人の発話行動への親の対応)（消極的拒否）	「父母に話をじっくりと聞いてもらうことが少なかった」	10
	5．本人の発話量	「どちらかと言うと聞き役であった」	9
養育環境，他	1．幼児教育	「習いごと　ピアノ」「スポーツ教室　水泳」	19
	2．躾	「すばらしいね，次も頑張ってと言われた（今の状態では不十分である）」「早く着替えなさい」	86
	3．親同士，親子関係	「自分の前でたびたび夫婦喧嘩があった」「忙しくて母は自分に対応する時間があまり無かった」	38
	4．対象児の対人行動	「母にだっこしてと甘えた」「自分がやると主張した」	244
吃音以外の問題	1．特定の行動または心理不安	「指しゃぶりがあった」	10
	2．登園拒否，不登校	「保育園，幼稚園に行くのを嫌がった」	3
	3．発達の問題	「運動発達に問題がありましたか」	4
	4．他特記事項	「転居」「事故」「病気」「事件」「他」	5

（「2-5　環境の内容」参照）．

②大枠としては外的環境では言語環境と養育環境がどうであったか，そして環境側から対象児にどのように働きかけたかを評価するために収集します．

③外的環境側からの働きかけにより，対象児がどのように影響を受けたか，そして対象児の内的環境はどのような状態にあるかを推定するために収集します．

④これらの情報は成人であっても，脱感作や不足を補う対象を見定めるために幼児期や園，そして小学生の時の過去のエピソードに関わる項目を聴取・収集します．

聴取内容と項目数は表7-5のとおりです．質問紙を持って帰ってもらい，次回の訓練までに記入してきてもらいます．学童の場合は保護者に記入してもらいますが，対象児の利益のためにありのままを記入するように伝えます．なお，言語環境と養育環境の個々の質問項目は，親を責めているわけでなく，対象児の吃音を治すために必要であることを伝えます．

〈言語環境〉（→吃音質問紙 pp1～3）（「9-Ⅰ 言語環境」参照）

1. 発話の干渉

発話への干渉に該当する項目で「有」は文字どおり吃音児の発話行動への干渉であり，吃音児の発話行動が対象の場面で受け入れられていない状態を示します．一部は吃ったことに対する罰にもなっています．また発話の強制になっている項目もあります

2. 言語的要求の水準（幼児期の本人への周囲からの要求）

文字の学習を導入するためには，当然，文字学習のためのレディネスが整っている必要があります．あまりにも早すぎて，このレディネスが整う前に文字学習を行うのは，過剰なストレスを与えます．

3. 話しかけ方（親の本人への話しかけ方）

基本的には子どもを受け入れた状態での話しかけが多いほうがよいですが，一方的な話しかけでは子どもの行動を受け入れていないことを意味します．また相互の気持ちの交流がなされていない状態であり，考えの押しつけは子どもに対する拒否でもあります．

4. 聴き方（本人の発話行動への親の対応）

該当項目に「有」がある場合は，消極的にではありますが，対象児は受け入れられていない状態であり，受容されなかった経験の全ての項目が関係します．フラストレーションも関係します．

5. 本人の発話量

話すことが多いほうがよい状態です．少ない場合は自分の感情，意思・思考内容，発話行動を抑制しています．親，家族，友達，同年齢の子どものどのレベルまでは自信をもって，安心して行動ができているのか，どのレベルから抑制しているのかを判断します．より大きな社会的場面に対して自信をもって行動できるほうが良い状態です．親が怖い状態下では心理的緊張まで生じます．

〈養育環境，対人行動，本人の規範性，園〉（→吃音質問紙 pp3～19）（「9-Ⅱ 養育環境」参照）

1. 幼児教育

第一に習い事の数が異常に多いか過剰になっているかどうかを評価します．環境調整を開始した初期には，親の「本人がやりたがったからやらせています」との意向に対し，本人は本音を出せない場合がほとんどです．本当に本人がやりたいものはやらせてよいですが，原則はがんばらねばならない状況を取り除く必要があります．

2. 躾

①過剰な要求

a）直接的な要求

「がんばりなさい」との意向が入ったほめ方が本人にとって過剰に要求されて

いる状況であるかどうかを評価します．

　b）他の項目で，消極的，積極的のいずれであっても拒否されていたり，母子のアタッチメントが不足していたりする状況下では，本人の情動的強さが育っていないために，ほめること等が，周囲の者からの過剰な要求になっている場合が多くあります．

　　ほめたり頑張らせたりすることは本人に精神的にも体力的にも余裕がある場合は問題ありません．無論，吃音児者でなければ問題にはなりません．しかし本人が精神的に体力的にまたはその両方で追い込まれている場合は，ほめてさらに頑張らせることは，子どもに過剰なストレスを与える結果になります．

②日々の躾の面では片付けの指示や禁止，指示が，対象児に対し行動抑制の効果を与えているかを評価します．

3. 親同士，親子関係

①親同士の関係が悪い状態が常態化していて，家の中が常にとげとげしく張りつめた状態ですと，子どもにも緊張状態を強いることになります．親同士のあつれきや確執は，子どもにとっては，自分が依って立つ精神的な支柱を失うことにつながりかねません．吃音児にあっても親同士の問題は大きなストレスになっている場合が多いのです．

②親子関係では母親の立場がどのような状況下にあるかを情報収集し，母親の立場が確保されているかどうかを評価します．

　表7-6の条件下では母子関係の不足が生じ，結果的に幼児期の情動の安定の不足をもたらすことにつながりがちです．無論，下記の事項が該当しても母子関係が希薄にならない場合もあります．下記の事項は単独でなく複数にわたっている場合もあります．養育環境の事項は言語環境にも影響を与えます．

表7-6　母子関係の評価例

「職業人と主婦」が主	本人の意思	家庭では主婦の立場が主	母親の立場が不足
父母はいるが経済的理由で職業人を兼ねる．	経済的理由		
母子家庭で母親が経済的大黒柱			
家族の介護等			
母親は母子関係が希薄な状態で成長（世代間継承）		未経験	
母親がいない．（父子家庭等）			
施設での保護措置			
子どもへの過剰な期待			過剰な要求
親の規範性の強さ			強い規範性
吃音家系　規範性の強さの世代間継承			
親自身が何らかの心理的問題を抱えている場合			心理的問題

> **MEMO** 評価の時に正しい（目的に合っている）とか，誤りである（目的に合っていない）との価値判断はしないでください．この評価は知らぬうちに善悪の判断に変わりがちです．そして親への否定的評価に，さらに親への非難につながりがちです．重要なことは吃音の改善には何が必要であるかを考えることです．

4．対象児の対人行動

①対象児の側から父母や祖父母への感情表出，意思表出の行動が抑制されていないかを確認します．情動の安定をもたらすために甘えは非常に重要な行動です．家族の誰に甘えたかを評価します．

②兄弟姉妹，友達への行動では他の子どもへの発話行動や発話以外の行動の情報を収集し，対象児の感情・情動の強さや，意思表出行動の状態を評価します．

〈吃音以外の問題〉（→吃音質問紙 pp19～20）（「9-Ⅲ 吃音以外の問題」参照）

1．特定の行動または心理的不安

母子のアタッチメントの不足による基本的情動の安定の不足の問題が，吃音に合併して現れることがあるので確認をします．この不足は吃音との関係以外でも生じ得ますので，ここで述べるのは吃音に関係する場合に限定しています．

2．登園拒否，不登校

登園拒否や不登校の原因はさまざまですので，言語聴覚士がこの問題で対応する範囲はあくまで広義の言語障害に合併する場合です．他の場合はそれぞれの専門家に任せるべきです．園に行きたがらない状態には概略として以下の二通りあります．どちらであるかを評価します．

①一つ目は園に行くことができないのではなく，親と一緒にいるほうがより嬉しく安心でき，本人にとって好ましい状況が家にあるために行きたくない場合です．この場合は，本物の登園拒否ではありません．

②二つ目は理性では行かなければならないと考えますが，否定的情動反応と身体反応で行くことができない場合です．こちらは登園拒否や不登校です．

3．発達の問題

Van Riper の軌道論のトラック 2 を判断するために必要な情報です．

4．他特記事項

本人に心理的ショックを起こさせる出来事（例えば家族の入院等）があったかを聴取します．家族に関する情報も含みます．その出来事が本人に与えた影響を知るためです．

6）日常生活場面での行動，発話 （→吃音質問紙 p23）

日常生活場面での恐れと行動の状態，発話の状態を知るために，吃音質問紙 p23 に記載されている主観的尺度である 4 段階尺度または 7 段階尺度（111 頁，図

6-4　7段階尺度の説明参照）で情報収集します．M・R法で訓練する前と訓練中（複数回），訓練終了時の状態をチェックすることで，訓練の進み具合を知ることができます．

　時間があれば初回面接で，時間がなければ次回の面接で，記入方法を説明し，臨床場面で数項目を実際に行わせて記入方法の理解を促し，初回のみ自宅で記入してもらいます．過去に体験した場面は，初回のみ過去の情報として収集しますが，日常生活場面の訓練効果の測定の対象とはしません．第2回以降は日常生活で体験した場面のみ記入します．例えば40歳で「授業で先生からふいに当てられ質問に答える」という体験があれば，初回は過去の記録として記入してもらいます．10歳で「コンパ会場の予約」は未経験ですので，年齢的に該当しない質問項目は初回から省きます．

　第2回以降は前回のチェックから今回のチェックまでの間で，質問項目に書かれている場面を体験したかを確認し，体験したのであればその時の恐れの状態と発話の状態を段階尺度の0～6の7段階のどの段階にあてはまるかを回答してもらいます．体験していない項目は記入しません．

MEMO 初回のチェック時に，恐れの尺度が0（恐れはなかった．考えもしないで行動した），発話の尺度の0（発話症状はなかった）と回答した場合でも，実際は回避の可能性がありますので注意が必要です．各尺度で段階「0」と答えた場合には次の場合があります．
a）その通りの場合
b）回避は問題無いものとの誤解が解けず，問題なしとした場合
　訓練効果が出はじめた段階で急に悪化した段階を報告しますが，初回から問題有りとした他の項目では軽減が認められ，全体としては軽減している場合は，この問題を疑い確認する必要があります．少ないのですが臨床家の説明を理解することがむずかしい方もいます．自己の否定的な情動反応に注意が集中している方や，知的に理解がややむずかしい場合があります．
c）訓練が進んでいくと初回は「0」であった項目が，恐れが3（恐れはあるが強くはなかった）等になる場合があります．患者が嘘をついているのではなく，または悪化したのでもなく，不安の対象が明確化し，恐れへと変化した場合です．

MEMO 本訓練法では，本人にとって対象が明確でない否定的情動反応を不安としています．対象が明確な否定的情動反応を恐れ（恐怖）としています．

〈吃音質問紙のダウンロード〉
　http://rass.jp/→RASS吃音研究会のホームページ→吃音質問紙→ID「rass」→吃音質問紙用のパスワード：(sitsumon)→吃音質問紙の内容のPDF→ダウンロード

7-2 情報分析時の着眼点

　臨床家にとって環境調整法とM・R法の臨床行動で多くの部分を占めているのは情報分析です．対象児者ごとに吃音悪化要因や対人行動の状態が異なるので，詳細に分析する必要があるのです．

　一方，吃音臨床の経験が浅い臨床家が，どう対応したらよいかわからないと嘆く時のほとんどの要因は，情報に気づかなかったり，情報の分析・評価が不足していたりしていることがほとんどです．

　そのため本章では情報が得られた時の分析の視点，または得る目的で質問する場合の着眼点を挙げます．分析の対象となるのは主に吃音児者が「発話・行動した場面条件」と「相手・周囲の者の反応」，そして相手の反応に対する「吃音児者自身の反応」です（図7-1）（表7-7）．

　質問時の着眼点の例：「話し相手はどのような人物か？」，「いかなる場面で吃ったのか？」等です．そのように設問することによって問題点が浮かび上がってきます．吃らなかった場合は逆の視点で分析してください．例えば，「どのような話し相手であれば，あるいはいかなる場面では吃らなかったのか」といったようにです．ここで示す着眼点に基づいて情報を分析し，評価した内容が親への指導と指導開始後の状態の変化の評価につながります．分析し吃音悪化要因の個別的事項が判明した，またはしぼられた後は指導・訓練によって，これらの悪化要因に関わる影響を取り除くまたは軽減するための行動をとります．

　各着眼点について，それぞれ質問形式で臨床家自身がぜひ考えてみてください．

本人の発話・行動場面の条件 → 相手・周囲の者の反応 → 周囲の者の反応・行動に対する吃音児者（本人）の反応

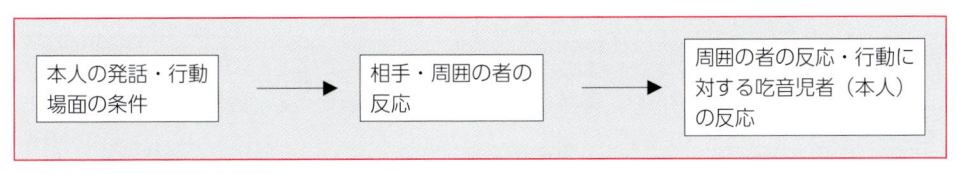

図7-1　分析の視点の大枠

7-3 発話・行動場面の条件

　まずどのような場面の条件下で吃音児者が発話や行動をしたのかの情報を収集

表7-7 情報分析の視点

③発話・行動場面の条件	④(人物) 親, 兄弟, 家族, 友達, 先生, 先輩, 同級生, 大人, 同僚, 上司, 部下, 他	⑤(場面) 拒否, 要求, 説明, 依頼, 喧嘩, 注文, 主張, 発言, 音読み, 電話, 買い物, 大勢の前, 他	⑥(場所) 自宅, 園, 学校, 外出先, 店, 他社の家, 他

↓

⑦吃音児者の表出方法	⑧発話(吃音症状)	⑨(発話以外の)行動

↓

⑩相手・周囲の者の行動

⑪異質性への注目

↓

⑫発話症状への否定的価値観

↓

⑬症状の否定的評価

⑭拒否行動の内容	⑮行動	発話の練習	発話技術・意図的操作	励まし, なぐさめ	罰	過剰な言語的要求	発話の強制		行動の禁止等
							発話の催促	質問	
	⑯意図性	＋	＋	＋ －	＋	－	＋ －	＋ －	＋ －
	⑰積極性	消極的		積極的		現状の拒否	消極的		
	⑱好意, 悪意	好意, 非好意, 悪意							
	⑲対応の仕方	直接的, 間接的							
	⑳伝達手段	表情, 態度, ことば, プロソディー							

①アタッチメント不足　②心理的緊張

㉓受容された経験不足	感情表出	意思表出	発話および行動	
	感情を受容されなかった経験	意思, 思考内容の表出が受容されなかった経験	意図的発話, 行動が受容されなかった経験	非意図的発話・行動が受容されなかった経験

↓

㉑吃音児者の内的状態と行動

㉔周囲から取り入れた, または自らもった発話症状への否定的価値観

↓

㉕(条件付け)異常性への注目 ⇔ 症状の否定的評価

㉖注目行動の対象	発話症状の異常性	発話, 語音	場所	場面	人物	心理的緊張	身体的緊張	構音運動	意図的発話操作方法

㉗行動	㉘発話技術による意図的操作
	㉙発話技術による意図的操作⇔回避(発話, 場面)

↓

㉚Riperの吃音悪化要因	罰, フラストレーション, 不安, 罪の意識, 敵意, 場面に対する恐れ, 話すことに関する心理的圧力, 語に対する恐れ

㉒肯定的情動反応の不足

します．相手は誰か，どのような場面で話したのか，場所はどこであったかを明確にします．これらの条件と対象者がもつその場面等に対する緊張感や苦手意識等が，発話症状の生起や個々の症状の重さ等の面に影響を与えます．

次に行動した時の対象児者の感情や意思の表出方法が，発話によるものか発話を伴わない行動であったかの情報を得ます．

7-4 相手・周囲の者の行動

1) 異質性（異常性）への注目

特に第2層からのブロックや随伴症状は，症状が出ないときの状態とは差異が目立ち，他者の注意を引きがちです．他者はこの差異に注目し，悪意は無くても吃音児者本人に指摘してしまうことも生じます．この点については家族が症状に注意を払わず発話内容に注目し反応するように指導します．また指導・訓練中であれば指導した内容が継続しているかにもチェックします．

2) 発話症状への否定的価値観

異質性への注目の後に，異質なものの排除（拒否）という行動が生じた段階で，異質であったものは否定的に価値付けされ「異常なもの」に変わります．そして異常なものは拒否する考え方（発話症状への否定的価値観）を周囲の者がもつ結果となります．この価値観が次の拒否行動を誘発することになります．

3) 症状の拒否

上述の否定的価値観からは症状を拒否する行動が生じます．

4) 拒否行動・規制の内容

否定的価値観に基づく吃音症状に対する拒否行動には発話の練習，発話技術を教えたり，意図的操作を教えたり指示したりする行動や，励ましやなぐさめ，そして罰を与えることや過剰な言語的要求や発話の強制等が含まれます．行動規制に関わるものには発話行動の規制や症状とは関係なく行われている躾等が入ります．

これらの行動が意図して行われているものもあれば，意識せず習慣的に行われているものもあります．一つひとつの事項をチェックし行動規制等の内容を明確にして，除去する必要があります．習慣的に行われている規制は，いったん取り除いても数カ月後にはいつの間にか元に戻りがちであるので，継続的にチェック

する必要があります．

　周囲の者の行動が好意（愛情）から生じたものか，悪意から生じたものか，または好意でも悪意でもなく単なる興味から発した行動なのか，意図せず習慣的にとっている行動なのかを評価します．親の行動は多くの場合は愛情から生じる場合が多いのですが，相手が幼児の場合はたんなる興味から本人（吃音児）に尋ねてしまったり指摘してしまったりする場合も多くあります．学童中学年以降では，周囲の者の自らの不満のはけ口の対象になる場合もあります．それぞれの場合により対応の仕方が変わってきます．

　積極的拒否か消極的拒否かで拒否の強さをチェックしますが，いずれにしてもやめてもらいます．また，拒否行動が直接的なものは指導によって周囲の者も理解しやすいのですが，間接的なものは周囲の者も気づかずに継続しがちですので，具体例を挙げて伝える必要があります．

　吃ることに対する罰等の干渉は周囲の者の表情や，態度，言葉等の何によって伝えられているかを分析します．吃音児者がブロックした時に周囲の者は嫌そうな表情になっても，言葉では伝えてない場合は問題ないと誤解しがちです．さらに，「うまく言えるといいな」とは言うが「吃らないで言いなさい」とは言わなかった場合なども問題はないと考えていることもあります．このような場合には表現の仕方にかかわらず，どちらにしても発話を拒否していることが本人に伝わるため問題となることを理解させます．

7-5 吃音児者の内的状態と行動

　吃音児者の行動が相手から拒否されたことよって，吃音児者の側にどのような状態が生じるのかについての分析時の着眼点を述べます．

1) 肯定的情動反応の状態

　母子関係において基本的情動が充足された状態は，肯定的情動反応を多く経験していることでもあります．この不足はその反対を意味します．基本的情動が満たされていない状態下では，本人の感情を出すことが弱かったり，周囲からの否定的反応に対する耐性が弱い状態にあったりすると推定されます（「7-6 基本的情動の問題」参照）．

2) 個々の事項で受容された経験の不足

　周囲の者の行動と本人の行動は相互に影響し合う関係にあります．「本人が吃っ

たことに対する周囲の者の反応」に対する本人側の反応がどのようなものであるか，そして本人が吃音との関わりにおける行動，考え，感情・情動の状態について，それらはどのような吃音の悪化要因に結びつくのかの視点で分析したり，まだ情報がない場合は分析するために情報を得ようとしたりします．

3) 受容された経験の不足

感情表出，意思表出，発話および発話以外での行動が受容された経験が十分なのか不足しているのかに着目します．また個々の行動が受容されたかどうかについても評価します．

4) 発話症状への否定的価値観

吃ったことに対する周囲からの否定的評価にさらされ続けると，その価値観を自己の中に取り込んだり，または自らもったりし始めます．進展段階の第2層後半で弱い否定的価値観を本人がもち始めます．したがって第2層後半以降が評価対象になります．この価値観の強い者ほど意図的操作や回避から脱却しにくい傾向にあります．

5) 異常性への注目と症状の否定的評価

否定的価値観を本人がもつと，その後に自らの状態を気にして注目し始めます．注目行動の対象は発話症状，発話や語音，吃った場所，場面（55頁，「図3-2　発話場面等における条件の組合わせ」参照），吃った時の話し相手，自己の心理的状態や身体的緊張，構音運動，意図的発話操作の方法です．この段階では他者の反応によって本人が影響を受けますが，他者の反応がなくても自らの否定的価値観に基づいて自身が否定的に反応するという悪循環が生じます．臨床家は本人が何に注目し，否定的に評価しているのかを分析します．

6) 本人の行動

本人が自ら行うか他者から指示されて行うかは別として，種々の場面や相手等の発話条件下でブロックが生じないように発話技術による意図的操作をするようになった段階にある吃音児者では，どのような発話技術を使っているかを明らかにします．本人は非吃音者も同じように行動していると思っている場合が多く，何が発話技術であるかがわからない場合があるので，個々の発話技術を挙げてチェックすることが必要です．

7) Van Riperの吃音悪化要因との関係

吃音児者の内部で起こっていることがVan Riperの吃音悪化要因（「1-7　吃音の悪化要因とその積み重ね」参照）の何に該当するかを評価します．この悪化要

> **MEMO** 個別のエピソードに直接対応する場合とエピソードに関わる Van Riper の吃音悪化要因から対応する場合の例
>
> 例えばエピソードは「お前は○○と言えないだろう」と馬鹿にされたという内容だとします．Van Riper の吃音悪化要因は「罰，フラストレーション，罪，敵意，話すことに関する心理的圧力，語に対する恐れ」が関係する可能性があります．このエピソードについての直接対応では，○○と言えないと馬鹿にされたことに対し「議論し論破する」等の対立内容で脱感作することも可能です．そしてエピソードに関係する上記の"語に対する恐れ"以外の5つの悪化要因に対応できます．一方では，馬鹿にした人物からこの吃音児者が劣る者として見られていますので，「試験の答案を見せ合い，吃音児者が馬鹿にした人物よりも高い点を取り，一目置かれている内容」の対立内容を用いれば，話す場面ではありませんが上記エピソードに関わる吃音悪化要因の「フラストレーション，罪，敵意」の脱感作ができます．このように対象とするエピソードとは異なる他の場面の対立内容を用いて，吃音悪化要因への脱感作を経由して対応する仕方は，対象のエピソードへの恐れが強すぎるために直接的には対応できない時にも用いることができます．

因まで分析する理由は，年表方式のメンタルリハーサル法（M・R 法）で個々のエピソードに対応する場合もありますが，Van Riper の吃音悪化要因の項目から間接的に対応する場合もあるからです．

7-6 基本的情動の問題

訓練当初には個々の発話行動等とは別に①親子のアタッチメントが十分であるか，不足しているかの側面と，②心理的な緊張を生じさせている事項の有無の評価を行います（表7-7　情報分析の視点，134頁）．これは基本的情動の安定についての情報になります．

分析例1

1) 情報

年長の時に「家で母親にお菓子を欲しいと言った時につかえました．お菓子はもらえましたが，つかえたこと（ブロック）を指摘され，ゆっくり話すように指示されました．」

2) 分析内容

　　分析内容：母親（人物）にお菓子を欲しいと言った時に（依頼場面）ブロックした（発話症状）．

　お菓子はもらえたことから意思表出は母親には受け入れられています（意思表出の受容）．しかし母親（干渉者）から話し方を指摘されたことは発話行動と発話症状を拒否されています．ゆっくり話すように指示されたことは，意図的に発話技術を使って発話操作することを指示されたことであり，発話への干渉になっています．干渉者の行動は意図的行動であり，拒否の積極性は消極的拒否です．この場合は母親としては愛情から出た行動（好意）であると考えられます．親からの拒否の伝達手段はことばによるものでした．

　吃音児の立場では，発話行動が受容されていません．意思の表出はお菓子をもらえたことから受容されています．自己の発話を拒否され干渉を受けたことから，自分の発話症状の異常性，ブロックして上手く言えなかった語音または語への注目する結果が生じる可能性があります．そして場所は家，場面は依頼，発話の相手は母親，いつもお菓子をもらうことを拒否されているのであれば心理的緊張，ブロックした時の構音運動，意図的発話操作に注目する可能性があります．無論一度の発話の失敗でこれらの事項の全てに注目するわけではありませんが，いくつかの事項には注目する可能性があります．そして新たな負の条件付けまたは負の再強化に結びつく可能性があります．

3) 指導

　親への指導は，分析結果に基づいて親の行動で吃音に関わる問題となる具体的事項を挙げ，それらの事項がどのような意味をもつか，そしてこれらの行動が吃音を悪化させる要因にどのように結びつくかを説明します．

分析例 2

1) 情報：吃音質問紙の情報

　進展段階は第 2 層の段階で，吃音質問紙の「Ⅰ言語環境の 1．発話の干渉」，「1) 親に言い直しさせられました」の項目が「有」（吃音質問紙 pp1〜2，「9-Ⅰ．1．発話の干渉」参照）の情報に対する項目別分析例を示します．

2）分析内容

①発話場面等の条件は，この情報だけでは特定できません．必要なら聞き出します．

②吃音児の表出方法は発話行動であり，発話症状です．

③拒否の項目では拒否されています．この拒否の背後には，発話が他者と同一でない状態を拒否する考え方や価値観があります．

④拒否の内容は言い直させていて，吃らずに話すことを強制しています．

⑤干渉（拒否）の意図性では，習慣的にまたは無意識のうちに言い直しをさせる行動をとったのではなく，干渉者は意図して口出しをしています．この行動の背後には，発話症状は意図的に制御すれば簡単に治るとの誤解があり，言い直しをさせたと考えられます．

⑥（拒否の）積極性は発話行動への干渉を積極的に行っています．

⑦好意・悪意については干渉者が親であり，好意つまり愛情に基づいた行動であると考えられます．

⑧対応の仕方は直接的です．

⑨拒否行動の伝達手段は少なくともことばで伝えられています．その時の干渉者の表情，態度やプロソディーの情報がありませんので，「吃音への罰」（吃音質問紙 p2，項目 16）「吃音への罰」）の情報を加えて聴取し分析します．

⑩吃音児者の内的状態と行動の評価の側面は感情表出，意思表出，発話および行動の側面の全てが対象となります．発話行動の基盤には感情表出が潜んでおり，本例では間接的ではありますが対象となります．日常生活では発話は意思や考えを表出するためのものですが，この患者では分析対象となります．最も表面に現れる発話および発話行動も分析の対象です．

⑪受容された経験の不足面では，強くはないですがこの発話行動の基盤にある感情表出を母親に受容されていません．意思表出の面は目的を果たしたかは不明です．発話行動は拒否されています．さらに健常者と同じ意図的に発話することを目的とせず無意識のうちに遂行される発話行動（非意図的発話行動）であった場合は，この行動も拒否され受容されませんでした．また発話自体も拒否され受容されませんでした．

⑫注目行動では吃ったことを拒否され受け入れられなかったことで，発話症状への注目，そして進展段階によりますが，発話・語音への注目，他の項目全てに対し，注目を促す結果が生じています．

⑬Van Riper の吃音悪化要因では進展段階により異なりますが，第 1 層では拒否されることで弱い罰が与えられたと同じ状態が生じている可能性があり，感情，意思，発話行動が受容されなかったことによるフラストレーションが生じる可能性があります．

3) 評価

　　母親は子どもが話した時に，子どもの発話意図には注目せず，吃って表出された発話症状に注目し，この症状を拒否し，子どもに対して言い直しを強制し，積極的な干渉を行っています．母親の拒否行動の伝達の手段は発話ですが，嫌そうな表情，態度も伴っている可能性があります．母親のこの干渉は愛情からでた可能性が高いのですが，たとえこの干渉行動が愛情から出たものであっても，好ましくない結果が生じています．

　　他方，子どもに関しては，感情，意思，言葉を出そうと意図した場合と意図しない場合の両方の発話行動と発話自体が受容されなかった状態です．意思が伝達されたかどうかは不明です．これらの受け入れられなかった経験は気持ちを出してもしかたがないという（感情の表出抑制）に，意思表出の抑制，喋ってもしかたがないという発話行動の抑制につながっていく可能性を秘めています．そして自己の発話症状への注目を促す結果となります．さらに Van Riper の吃音悪化要因は弱い罰，フラストレーションが関係します．

4) 指導

　　母親に対する臨床家の指導内容としては，子どもの話し方ではなく言いたい内容に注目して対応することの必要性を説明し，子どもの中で生じる可能性のある上記の問題を発生させないようにします．また，母親の行動が愛情から出たものであっても，吃音には好ましくない干渉者になっていること，そして子どもの発話行動，発話症状，感情と意思表出を拒否した結果が生じていることなどを説明します．さらに，発話症状は脳活動の結果であって簡単には制御できないことも教え，発話は意思によって簡単に制御できるという誤解を解く必要もあります．

　　すでに吃音児が第3層以降であった場合には，第2層の状態でこの干渉を受けた場合よりも分析の視点⑫の注目行動（表7-7，134頁）は多くの事項に拡大する可能性が高く，発話や語音，場面，心理的，身体的緊張や意図的発話操作などと負の条件付けが強化されていく一つのきっかけとなります．Van Riper の悪化要因はいずれの要因も関係する可能性があります．実際のケースの生活場面では，分析対象とした干渉の項目だけではなく，他の多くの場面で同様に負の条件付けが生じているのであり，この干渉だけが対象の吃音児に悪影響を与えているのではないことを忘れてはなりません．

第8章　M・R法の実施

8-1　M・R法の臨床の流れ

8-2　M・R法の実施

8-1 M・R法の臨床の流れ

1）M・R法の臨床の流れ

　　　初回面接から，実際にM・Rに入るまで，準備段階として3回程度の臨床面接を行い，1（〜2）週間の間隔で技術的な内容をチェックしながらすすめます（表8-1）．実施状況が順調にすすめば面接の間隔を徐々にあけていき，3カ月目くらいからは月に1回程度の間隔となります．

　　　第2〜4回の面接は，技術的内容の実施状況をチェックしながら進めるため，必ず1〜2週間の間で来院してもらう必要があります．そのため初回面接で第2〜4回までの来院予約をおさえておきましょう．技術的内容が順調に実施できなければ，予定が1週間ずつずれ込んでいくことも年頭に置き，スケジュールを調整し

表8-1　M・R法の臨床の流れ

	①リラクセーション	②中性イメージ	③対立内容	実施回数	④情報収集・評価ほか
初回面接 （1週目）	情報収集　初回評価　対応方法の決定と説明　吃音質問紙実施　等					
	期間の目安なし				
第2回面接 （2週目）	リラクセーション実施　↓	中性イメージ実施　↓			吃音質問紙の回収 吃音検査　情報収集
	1（1〜2）週間後				
第3回面接 （3週目）	①②自宅練習状況のチェック	OK⇒	対立内容No1導入　↓	1日1場面	意図的操作のチェック 情報収集
	1（1〜2）週間後				
第4回面接 （4週目）	（時間短縮してくる）	（②十分できていれば省いてもよい）	実施状況チェック・OK 対立内容No2〜3導入		情報収集
	2週間後				
第5回面接 （6週目）	（省いてもよい）		実施状況チェック・OK 対立内容2週間分導入	1日2場面	意図的操作のチェック 良き面の発見 否定的感情の反芻防止
	2週間後				
第6回面接 （8週目）			実施状況チェック・OK 対立内容1カ月分導入		情報収集
	1カ月後				
第7回面接 （12週目）			実施状況チェック・OK 対立内容1カ月分導入	1日3場面	意図的操作のチェック

てもらいます．

① 臨床での技術的な内容の実施と確認

第2回面接で対立内容によるM・Rに入る前の準備段階として，映像想起のための技術的な練習であるリラクセーションと中性イメージの想起練習を行います（「8-2．4）リラクセーションと中性イメージの想起」参照）．

リラクセーションで，映像想起をしやすい状態を整えます．続けて中性イメージで，映像想起の練習を行います．臨床で実施し，その日の夜から毎晩自宅で練習します．自宅練習は，布団に入ってから1．リラクセーション，2．中性イメージ想起の順番で行い，そのまま眠ります．小学3～4年生の学童では本人のみでの自宅実施がむずかしいため，母親に誘導を手伝ってもらいます．

第3回面接の臨床で，リラクセーションと中性イメージの自宅練習が問題なく実施できているか確認し，問題なければ，対立内容を導入します．

対立内容は，最初は1つの場面（対立内容 No 1）だけ導入し，毎晩自宅練習してもらいます．自宅練習は，布団に入ってから1．リラクセーション，2．中性イメージ，3．対立内容の想起の順番で行い，そのまま眠ります．

第4回の臨床面接では，実施状況，想起状態などをチェックし，問題がなければ，続けて次の対立内容を導入していきます．

② 臨床での対立内容の導入ペース

対立内容は，1つの場面につき複数回実施することになり，回数の設定は内容ごとに異なります（回数の設定については「8-2．5）対立内容の導入」参照）．1回の臨床面接で複数場面を作成します（表8-2）．導入する分量の目安は，次回面接日までの日数から計算します．

臨床面接では，自宅練習での実施状況を確認します．導入した場面がどこまで実施できているか，未実施の回数が何回分残っているかを確認し，次の対立内容を導入します．残り場面数と新規導入場面数を合わせて次回予定日までの分量となります．

③ 面接と吃音質問紙による情報収集・評価の実施

初回面接での情報収集，評価（「6-2　初回面接」参照）の後も，毎回の臨床面接で情報収集，評価を続けます．

a）吃音質問紙

吃音質問紙については，初回面接で実施しきれなかった部分を自宅で記入してもらい，第2回面接で回収します．吃音質問紙を回収したら，後に対立内容を構成するための分析作業を開始します（「第7章　情報収集と情報分析時の着眼点」参照）．

b）吃音検査

訓練前と訓練途中，訓練終了後の訓練室内における吃音の発話症状の状態を把握する目的で実施します．症状発生率，症状分布や重症度を参考とします．間接

表 8-2 対立内容導入パターンの例

	導入場面	場面ごとの実施回数	導入場面数	（前回導入場面の残り）合計場面数	1日あたりの実施数		次回予定
第3回面接	No 1	○歳×5回	5回分		1日1場面	5日分	約1週間後
第4回面接	No 2 No 3	○歳×5回 ○歳×5回	10回分		1日1場面	10日分	約2週間後
第5回面接	No 4 No 5 No 6 No 7	○歳×5回 ○歳×7回 ○歳×7回 ○歳×3回	22回分	（残り4回分）計26回分	1日2場面	13日分	約2週間後
第6回面接	No 8 No 9 No 10 No 11 No 12 No 13 No 14 No 15	○歳×7回 ○歳×7回 ○歳・◎歳 ×各5回（計10回） ○歳・◎歳 ×各5回（計10回） ○歳・◎歳 ×各5回（計10回） ○歳・◎歳 ×各5回（計10回） ○歳×7回 ○歳×3回	64回分	（残り6回分）計70回分	1日2場面	35日分	約1カ月後

法では発話のコントロールは行わないため，発話症状を音別に細かく分析することは必要としません．

c）面接による情報収集

吃音質問紙，吃音検査による情報のほか，面接による情報収集を行います．第2回以降の臨床においても過去〜現在の情報収集を継続して行い，新しい情報は記録しておきます．吃音悪化要因と関連する内容があればM・Rで対応するため，対立内容作成の具体的材料とします．

d）意図的操作のチェックと考え方の説明

意図的操作をやめられているかの情報は，臨床開始時点から頻回に確認していきます．それを通して訓練で実施することや考え方を説明していきます．1回の説明では理解しきれないことがほとんどであり，必要に応じ何度も実施します．

e）日常生活で実施すること（153頁，「3）日常生活で実施すること」参照）

必要に応じ，良き面の発見課題を導入します．

日常生活場面での否定的感情の反芻の防止を行います．

f）再評価

進展段階の評価は意図的操作のチェックに伴い，毎回行います（148頁，「④進展段階」；図8-1，図8-2参照）．

> **MEMO** 間接法では，第3層以降の場合に吃音検査を実施します．第1層，第2層では検査を実施しないのは，吃音の自覚がないまたは弱い状態であり，検査を行うだけでも悪化させる可能性があるためです．RASS（自然で無意識な発話への遡及的アプローチ）では，第2層前半をまだ自覚がない段階と推定しており，ブロックが出て違和感はあっても，毎日持続的に吃音のことを考えているわけではない状態と考えます．発話症状に対する否定的評価を周囲から与えられた第2層後半の段階で持続的な自覚が出ると推定しています．第3層からは持続的に吃音を自覚しており，検査を行って悪化することはありません．

日常生活場面の恐れと行動・発話症状については吃音質問紙を用いて再評価を実施します（149頁，「⑤日常生活場面」参照）．

8-2 M・R法の実施

1）情報収集

吃音質問紙の項目でさらなる詳しい情報が必要なものは，質問していきます．

①否定的感情が関連しやすい過去のエピソードの収集

吃音質問紙p43「Ⅶ．吃音以外」での質問項目は，強い罰，フラストレーションなど（23頁，「表1-6　Charles Van Riperの吃音悪化要因と流暢性の要因」参照）否定的情動と結びついたエピソードを収集するものです．ここで記入された個別の事例など，否定的な感情が関連しやすい過去のエピソードを具体的に収集し，必要に応じて脱感作の対象とします．

> （質問例）
> ・過去に嫌な思いをしたことは何ですか．
> ・過去に失敗したと思うことは何ですか．
> ・過去に緊張したことは何ですか．
> ・何か腹が立つことがありますか．

②訓練期間中の情報収集

吃音質問紙にない項目の情報が，訓練中のやりとりで話されることがありますので，そのつど記録しておきます．マイナス感情を伴うエピソードは，学童高学年以降のものである場合が多いです．脱感作がその年齢のエピソードまで進んだ段階で適宜収集します．

臨床場面で収集された情報は，ただちに対応する必要がある場合と，脱感作の

進み具合から対象年齢になるまで待って対応する場合とがあります．

③注目，意図的操作（工夫・回避）

注目，意図的操作をやめられているか，吃音質問紙のpp21，22を使用し，初回評価以降もチェックしていきます．変化項目がわかるよう，チェックした日付ごとに色を変えるなどします（図8-1）．

必要に応じて，吃音に対する誤解や考え方を理解・納得できるよう説明していきます．

④進展段階

進展段階は，意図的操作をやめることとあわせ改善します．進展段階が変わった時点で，本人の進展段階の表に日付を記入し，自分が現在どの段階にいるかをフィードバックします（図8-2）．

図8-1 吃音質問紙を用いた注目，意図的操作の再チェック

第8章　M・R法の実施

	吃音症状	変動性（波）	自覚および情緒性反応	注目	自覚	苦悩
正常域	無し	無し	無し	無し	無し	無し
第1層	・音節や語の部分の繰り返し ・引き伸ばし	・一過性に吃る ・変動性が大きい	・すべての場面で自由に話す ・まれに瞬間的なもがき	無し	無し	無し
第2層	・繰り返し ・引き伸ばし ・ブロック（阻止） ・随伴症状	・慢性化 ・一時的な消失あり	・吃音者であると思っている ・自由に話す	無し	あり	無し
				あり		
第3層	・回避以外の症状が出そろう ・解除反応、助走、延期を巧みに使う ・語の置き換え	・慢性的	・吃音を自覚し、欠点、問題として把握する ・吃音に憤り、いらだち、嫌悪感、フラストレーションをもつ	あり	あり	あり
第4層	・繰り返しや引き伸ばしが減り、ブロックが多くなる ・回避が加わる ・解除反応、助走、延期、回避を十分発展させる	・慢性的	・深刻な個人的問題とみなす ・強い情緒性反応 ・特定場面の回避 ・恐れ・困惑			強くあり

（悪化 ↑　改善 ↓）

△△年5月10日 → 第3層
△△年3月1日 → 第4層

図 8-2　進展段階の表への評価日の記入

> **MEMO** 学童中学年の場合は比較的に短期間で意図的操作をやめられる場合があります．高学年ではやや時間がかかりますが，成人よりも早くやめられることが多いです．一度全ての項目をやめることができ第2層になっても，強い心的圧力がかかった経験などをきっかけに，また意図的操作を始めてしまう患者さんがいます．そのため，吃音質問紙で「はい」が全てなくなった後も，一度「いいえ」となった項目を新たに工夫として使っていないか，たまに口頭で確認をします．

⑤日常生活場面

　意図的操作の変化に伴い，日常生活場面での恐れと発話症状にも変化が出てきます．意図的操作の項目が減ったら早めに日常生活場面の再評価を行い，現時点での恐れと発話症状について情報を収集しておきます．成人では目安としては対立内容 No.40 程度まで行った時点でそれぞれ評価を行います．その後は随時再評価を行います．ただし，成人であっても吃音質問紙の「Ⅳ　語音，発話等への注目や工夫」のチェックをして「はい」だった項目が，「いいえ」に変わるのが早い患者では，対立内容数が40に達しなくても随時行います．小学生3，4年生の場合は環境調整法の効果と相まって変化が比較的早いので，導入した対立内容数が10くらいの少ない時点でも再評価します．

149

（複数回使用するので括弧の左端から書く，2回目以降は色を変える.）		
	（恐れ・行動 A）	（発話 B）
祖父母，父母，兄弟姉妹に話す時		
１．拒否する時		
1)母に塾を休みたいと言う．	(6 5 ④ ① △)	(6 5 ④ ① △)
2)父に塾を休みたいと言う．	(6 5 ④ ① △)	(6 4 ④ ① △)
3)指示を拒否する理由を言う．（早く寝ろ，おきろ，風呂に入れ，早く行きなさい，歯を磨け，来なさい，準備せよ，すぐやれに対して）	(5 4 ② ① △)	(5 4 ② ① △)

図 8-3　日常生活場面での行動，発話のチェック例
注：記録は初回は鉛筆，第 2 回は赤色，第 3 回は丸付き，第 4 回は赤丸付き数字で記入している．

　第 2 回以降の日常生活場面のチェックは，前の自己評価の影響を防ぐために，臨床家が読み上げ，4 段階または 7 段階尺度で答えてもらい，臨床家が吃音質問紙に数字を記入します．場面に遭遇しなかったのであればチェックの対象としません．「もしその場面があったら段階○○であろう」との推測での回答は採用しません．

　第 2 回以降はペンの色を変えたり，記号を付けたりして工夫し，収集日が後でもわかるようにします（図 8-3）．同時に吃音質問紙の表紙に情報収集年月日を記入します（図 8-4）．

2) 訓練で実施すること・考え方の説明

①意図的操作をやめることのサポート

　注目，意図的操作（工夫・回避）（吃音質問紙 pp21，22）をどれだけやめられたか確認し，まだやめられない項目をやめるための後押しをします．

a) 意図的操作をやめる過程と順序

　ほとんどの成人吃音患者はすぐにはやめられず，徐々に減少していきます．
　はじめに回避がなくなり，次に工夫，最後に注目の順で減少します．

b) 理性的理解を促す説明でやめることをサポート

　改善過程（基本的に進展の過程を遡っていくこと）を示します．すなわち回避がなくなれば，第 3 層に戻り，辛さは弱くなる，意図的操作を全てやめれば，第 2 層に戻り辛さはなくなる，注目がなくなれば，吃音が気にならなくなる，意図的に言葉を出そうとすることがなくなれば，ブロックが出ても話すのが今よりもずっと楽になることを伝えます．

　吃音が治った人は全員，吃音質問紙 pp21，22 の全項目が「いいえ」になっています（115 頁，「②軽減・改善過程の説明」参照）．

```
┌─────────────────────────────────────────┐
│                                         │
│          吃 音 質 問 紙                  │
│    ― 学童～成人のメンタルリハーサル用 ―   │
│         （平成24年5月2日部分改訂）         │
│                                         │
│                                         │
│   氏　名：言語 太郎      様（㊚　女）    │
│                                         │
│   生年月日：㊩・平成 △△年△△月△△日生（○○歳） │
│                                         │
│                                         │
│              （情報収集日）              │
│                                         │
│      初 回：平成 △△ 年 3 月 10 日        │
│                                         │
│      第2回：平成 △△ 年 7 月 15 日        │
│                                         │
│      第3回：平成 △△ 年 11 月 2 日 ○     │
│                                         │
│      第4回：平成 ○○ 年 2 月 5 日 ○      │
│                                         │
│      第5回：平成 ○○ 年 6 月 10 日 △     │
│                                         │
│      第6回：平成　　　　年　　月　　日    │
│                                         │
│      第7回：平成　　　　年　　月　　日    │
│                                         │
│                                         │
│              （○○○○病院）             │
│                                         │
└─────────────────────────────────────────┘
```

図 8-4　日常生活場面でのチェック年月日の記入例（表紙）

　軽減する際は，成人では第2層からブロック自体が減っていき，正常域に向かいます（「3-3　RASS での軽減・改善過程について」参照）．

　発話の意図的操作を行う前提には，吃音の発話症状に対する否定的価値観があり，この価値判断から発話への注目行動，意図的に言葉を出そうとすること，意図的操作へと続きます．まず個々の発話結果を分析・評価しないこと〈（吃音質問紙 p21，1. 注目の8）発話後，上手く言えた，言えなかったと分析する，の質問

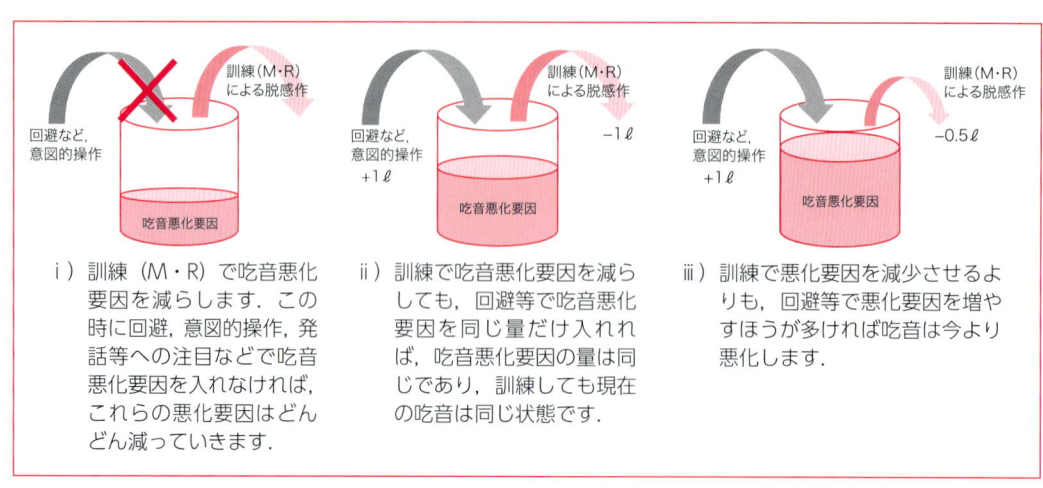

i) 訓練（M・R）で吃音悪化要因を減らします．この時に回避，意図的操作，発話等への注目などで吃音悪化要因を入れなければ，これらの悪化要因はどんどん減っていきます．

ii) 訓練で吃音悪化要因を減らしても，回避等で吃音悪化要因を同じ量だけ入れれば，吃音悪化要因の量は同じであり，訓練しても現在の吃音は同じ状態です．

iii) 訓練で悪化要因を減少させるよりも，回避等で悪化要因を増やすほうが多ければ吃音は今より悪化します．

図 8-5　吃音悪化要因の増減のバランス

の回答が"いいえ"となること〉が意図的操作をしないことにつながります．
c ）吃音悪化要因の増加と減少のバランスの理解（図 8-5）
②吃音に対する誤解への対応
　多くの患者さんは吃音に対する次のような誤解をもっているので，患者さんの理解度をみながら毎回の面接を使って説明し，誤解を修正していきます．
a ）「発話は構音器官で行っている」との誤解
　治療で構音器官の動きそのものを何とかしなければいけないと思い込んでいることがほとんどです．吃音は頭の中で起こる発話の問題であることを理解してもらう必要があります（「1-1　吃音症状の発生は頭の中『話すってどんなこと？』」参照）．
b ）症状が外に出なければ「吃っていない」と思っている場合
　情報収集で「職場では症状が軽い」などと患者が述べた場合は，本当に軽い場合と，意図的操作（工夫や回避）で発話症状が外に出ることを抑えられている状態を意味する場合とがあります．
　症状表（8 頁，「表 1-1　症状，行動，感情・情動，考え方の一覧表」参照）や進展段階の表（101 頁，「表 5-11」参照）を見せ，注目，工夫，回避（二次的症状）も吃音症状であることを説明し，意図的操作を用いる行動のほうがブロック（発話症状）よりも吃音の重い状態であることを確認します．
c ）他者と話をする時に「言葉を出すこと自体」を目的としている場合
　この誤解は，注目行動や意図的操作につながり，M・R 法においては，この行動自体が治療を阻む結果になることを説明します．
　言葉を話すこと自体を目的にしていれば，話すことへの注目，意図的に言葉を出そうとする，意図的に操作する（工夫）ことが多くなります．なんとかして吃らないように努力し意識するほど，吃ること（進展段階では重症になる）を理解

してもらいます．

　健常者は言葉を出すことを意識していないこと，吃音治療においては，健常者と同じ行動をとることが大切であること，吃ってもよいので言葉のことは考えず放っておくことが大切であることを説明します．

> **MEMO**「ブロックしたらどうしたらよいか」「放っておくとはどうすればよいか」と考えることは，すでに放ってない状態です．発話に注目し，発話症状を否定的に評価し，吃ってはダメだと判断する行動を実行しています．"放っておく"とは，文字どおり何もしないことです．ブロックしても，どうにかしようとせず，何もしなくていいのです．

d）健常者の発話行動を理解してもらう

　健常者と吃音者の発話行動の違いをひととおり説明します（「第1章」参照）．
　吃音者が吃らずに話した時（何気ない返答など）の発話をつかまえて，その時の行動を内省してもらいます（何もしていなかったか，具体的行動を吃音質問紙の注目・工夫の項目で確認します）．何もしていなかったら，その発話時の行動を是認し，その時の感覚をつかんでもらうよう，体験から理解してもらいます．
　M・Rで脱感作がすすみ日常生活場面での恐れが減少すると，自然な発話体験の回数が増え，臨床場面でも流暢さが増大しますので，行動の内省はしやすくなります．

3) 日常生活で実施すること

　第4層の吃音者は，発話症状に対する否定的価値観から，否定的側面に注目することが習慣となっています（19頁，「b）第4層の特徴」参照）．日常生活の活動中にも嫌な感情を伴うエピソードを想起し反芻している場合があります．それを思い浮かべることで否定的な感情にどっぷりと浸り，それがまた悪化要因の増大につながります（21頁，「図1-10　発話の意図的操作と回避の出現の簡略図」参照）．

①否定的感情の反芻の防止

a）防止の目的

　吃音悪化要因の増大を防止するため，否定的感情から離れることを行います．これはプラス思考に変えることではありません．

b）防止の方法

　マイナス感情を伴う内容が頭に浮かんだらすぐ，感情的に特別うれしくも悲しくもない場面映像（感情的に中性の場面映像：山，海など）に切り替えます．プラスのことを考える必要もありません．

> **MEMO** 中性の映像に切り替えても，またすぐにマイナス感情が想起されることがあります．想起されること自体を責める必要はなく，20回浮かんだら20回切り替える行動が大切です．継続していくとマイナス感情が浮かぶこと自体が減っていきます．

②良き面の発見

a）実施の目的

否定的側面に注目する習慣的行動からの脱却が目的です．

良き面とは，他人より優れている点ではなく「当たり前の良きこと」です．作業を通してそれに注目し，習慣にすることがねらいです．

b）実施の方法

臨床家が課題文と注意点を口頭で述べそれを紙に書いてもらい，自宅で実施してもらいます．正しくできているかを毎回の面接でチェックし，必要があれば訂正します．（表8-3）

> 例）× **「わたしは風邪をひかないですばらしい」** ⇒ 風邪をひくこと（否定的事項）を前提にして，それを否定しており，否定的事項に着目する行動が含まれている．
> 　　○ **「わたしは健康ですばらしい」**
> 例）× **「わたしは仕事をがんばっていてすばらしい」** ⇒ 「仕事をがんばる」に否定的内容（苦痛）が含まれる．
> 　　○ **「わたしは仕事を楽しんでいてすばらしい」**
> 例）○ **「わたしは指があってすばらしい」** ⇒ 自分だけでなく皆にもあるからすばらしいことではないと思い込んでいる場合が多いが，これも良き面．

表8-3 良き面の発見と文例

課題文
　「私は〇〇〇〇で，すばらしい」
　「私は〇〇〇〇に恵まれていることに感謝します」
注意点
・上記2つの文例の一方または両方を用いる
・1日2つ良き面を発見する（1日2文）
・「私」からを，必ず手書きで紙に書く（専用のノートが望ましい．パソコン使用や穴埋めはしない）
・半年間，毎日継続する
・否定形（〜ない）は用いない
・否定的内容は用いない
・他者と比較せず，当たり前の良きことを見いだす

4) リラクセーションと中性イメージの想起

①リラクセーション

a) 使用の目的

M・Rでの映像を想起しやすくするため，全身がリラックスした状態をつくる目的で行う筋弛緩です．第2回の面接で実施法を指導します．

b) 実施の手順

表8-4にリラクセーション実施の流れを示します．またリラックスできる姿勢で行います（図8-6）．

【リラクセーションの実際】

- 目は閉じますが，周りの物音は聞こえ，意識もあり，ごく浅い眠りの状態に近いことを説明し，頭まで壁に寄りかかれるよう体勢を整えてから開始します．
- リラックスの仕方は「身体の部位をただ感じるだけでよい」と重ねて説明します．
- リラックスの手順は，足から順番に1側を臨床家が指示し，ある程度進んだら対側を自分で行ってもらうこと，リラックスした部位は動かさないようにすること，を説明します．

> **MEMO** 対側を自力で行った際，臨床家の半分くらいのはやさで終わってしまったら，十分リラクセーションできていない可能性が高いため，その部分をやり直してもらいます．

- リラクセーション中は「ハイ，イイエ」で答えられる質問をし，ブロックサイン（指を動かす）で返答をしてもらいます．万が一体調が悪いなどの場合もこの合図を用います．

表8-4 リラクセーション実施の説明手順

1. 実施内容と目的の説明
2. 開始する体勢をととのえる
3. リラックスの仕方と手順の説明
4. リラクセーション中の意思疎通方法の確認
5. リラクセーションの実施
6. 中性イメージの想起練習
7. 雑念のコントロールの実施
8. 覚醒の手続き
9. 実施状況の確認
10. 自宅練習の内容と目的の説明

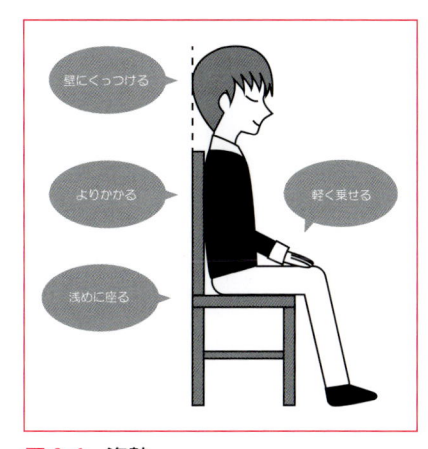

図8-6 姿勢

表8-5 リラクセーションの自宅練習

1．実施内容
①布団に入って仰向けになる
②リラクセーションを行う
③中性イメージの想起
（海→山→温泉→海→山→温泉）
④（自由な姿勢で）眠る

2．練習目的
①リラクセーションの練習
②主体的に映像を想起する練習
③映像場面を変換する練習
④雑念をコントロールする練習

3．注意事項
①1日1回寝る前のみ
②邪魔の入らない環境で行う
③内容を勝手に変更しない

- リラクセーション中，および中性イメージの想起中に，雑念が浮かんだら，すぐに目的の内容に戻ることを行います．これらの雑念のコントロールも，練習の目的の一つです．
- 臨床では最後に覚醒の手続きを行います．臨床では，覚醒後に身体を運動させることは意識と身体の覚醒状態を合わせるために重要であり，手続きは確実に行うことが必要です．
- 自宅課題，実施内容，注意事項をノートに書かせ，十分に指導し，その日からリラクセーションの自宅練習を行ってもらいます（表8-5）．練習は原則毎晩行い，実施日を記録します．自宅では実施後そのまま眠りますので，覚醒の手続きは不要です．
- 次の臨床で，自宅練習の目的①〜④について，できたかどうかを必ず確認します．

※口頭指示の具体例（236頁，付表）など詳細は「間接法による吃音訓練法研修会」（URL：http://rass.jp/）で扱っています．

※リラクセーションから中性イメージ想起，覚醒の手続きまで臨床で実施した場合の所要時間は40分程度です．

※眠ってしまい自宅練習を目的の日数分できないこともあります．眠ってしまっても悪化しないので問題はありませんが（むしろ緊張がないと判断する），練習にもなりません．

c）実施上の注意

- 風邪薬や中枢神経系に作用する薬の服用下での初めての実施は見送ります．覚醒が順調にいかないことがあるためです（ただし慣れた段階では可能です）．

- 冬の寒い時期は自宅でのリラクセーションで風邪をひかないよう室温に注意します．
- 児童では，緊張から"体動"があることもありますが，多くの場合はそのまま続けます．
- 臨床で行う覚醒の手続きと運動は，意識と身体の覚醒の状態を合わせるために重要であり，確実に行うことが必要です（自宅練習ではそのまま眠るので覚醒の手続きは不要です）．
- 小3，小4の学童では親が手伝って行います．

②雑念のコントロール

a) 使用の目的

雑念のコントロールはM・Rの実施のときに重要となるため，第2回の面接のリラクセーション，中性イメージの実施段階から練習します．後に対立内容を描く際にも同じように実施していきます．

b) 実施の方法

- リラクセーションや中性イメージの想起中に雑念が浮かんだら，「いけない」と否定せず，すぐ目的の内容に戻ります．否定してその雑念に引っかかってしまうことを防ぐためです．
- リラクセーション中はさまざまな事が思い浮かびやすくなりますが，1〜2週間の練習で徐々に減っていきます．

③中性イメージ

中性イメージとは，感情的に中性である場面映像，言い換えれば本人にとって嫌でも嬉しくもない場面の映像です．

a) 想起の方法

- 海，山，温泉など，3つの情景を中性イメージとして用います．
- 次に頭の中に目的の場面映像を描く練習をします．主体的に描きます（自分の姿を入れず自分が体験している時に見えている状況として描く）．まず，臨床の場で目を閉じ，主体的に描くことを1回簡単に実践して理解してもらいます（玄関の扉，家の水道の蛇口を想起するなど）．
- 実際の練習は，リラクセーションの後に続け，中性イメージの想起練習を行う手順の中で実施していきます．

b) 使用の目的

複数の中性イメージを用いるのは，映像場面を変換する練習を行うためです．映像の変換は，1回のM・Rに複数の対立内容を導入する段階に向けた準備でもあり，万が一，対立内容で強い緊張や怖さに遭遇した際に，避難場所として使用するためのものでもあります．

c) 想起時の注意

- 3つの場面それぞれについて，海で溺れた，山で遭難したなど，海や山を使った

時に恐怖感が湧いてくるエピソードがないか，あらかじめ確認し，あれば別の安全な映像を用います．
- 実際に見たことがない場合は絵やテレビ映像で見た経験から想起してもかまいません．
- 映像は必ず主体的に想起し，自分自身の姿は入らないことを確認します．中性イメージを客観的にしか描けない患者でも，数日間練習していくうち，徐々に主体的に描けるようになってきます．

5） 対立内容の導入

①対立内容導入の目的
　日常生活とほぼ同じ場面条件下で自然な発話の再学習を積み重ねることが一つの目的です．

　また，個々のエピソード記憶に条件づけられた否定的感情を減らすこと（脱感作）がもう一つの目的です．否定的感情を除去するため，感情を出す→受け入れられる（肯定的感情を伴う）のサイクルをM・Rで積み重ねます．比較的安全にできる幼児期の場面から開始します（92頁，「3）M・R法での実施内容と禁止事項」参照）．

②対立内容の構成
a）実施記録用紙の記入
- 対立内容内容は「メンタルリハーサル実施記録用紙」に記入します．臨床家が対立内容を作成して読み上げ，その場で本人（学童の場合は親）に書き込んでもらいます（図8-7）．
- 対立内容は覚えやすいよう，構成要素を3項目程度で簡潔に構成します．注意事項や解説すべき内容があれば，記入後に対立内容ごとに説明します．
- 臨床家は導入した対立内容を記録しておくと同時に，吃音質問紙の該当項目にナンバーを記録して，対応済であることを記録します．

b）対立内容1場面に対する実施回数の設定
　1つの場面を複数回実施します．回数の設定は5回を基本とします．同一場面内でも回数を重ねるごとに脱感作されます（表8-6）．

c）時間的な情報の組み込み
　対立内容は記憶の中の対象エピソードにアクセスして，特定の年齢エピソードに対し導入します．対象場面の年代を特定するため，その年代特有の情報を対立内容内に入れます．
（例：兄弟の当時の姿，当時飼っていたペット，当時の玩具，制服・鞄，当時の住居，学校や部屋の様子，先生の顔や友達の姿など）

　成人では，幼児期の具体的場面の記憶が明確でないことが多く，描いても最初はぼんやりとしていますが，練習を繰り返していくと徐々にイメージが明確にな

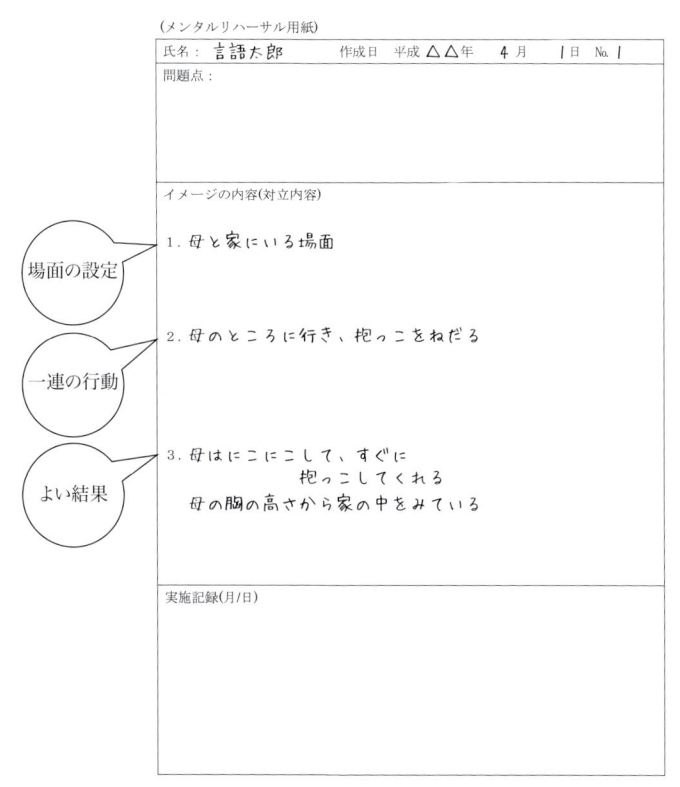

図 8-7 対立内容例（メンタルリハーサル実施記録用紙）

表 8-6 実施回数の設定

3 回	少なめ．恐れが弱い場合 同一場面で複数年齢実施する場合
5 回	基本的回数
7 回	少し多く必要な場合
10 回	確実に脱感作する場合，かつて恐れが強かった場面

ります．

③対立内容の実施

a）実施手順

- 自宅練習は，布団に入ってから 1. リラクセーション，2. 中性イメージ，3. 対立内容の想起の順番で行い，そのまま眠ります．
- 対立内容は 1 場面に対し，1 分程度（最短でも 20 秒）で想起することが可能です．

b）M・R 場面内の発話行動

- M・R 中の発話は全て場面内容に対して出てくる自然な自発話で行い，台本のようにセリフを言おうとしてはいけません．同一場面（同じ No の場面）でも，

表8-7　対立内容の導入時期の例

年齢区分・年齢		臨床回数										
		第3回	第4回	第5回	第6回	第7回	第8回	第9回	第10回	第11回	第12回	第13回	第14回
家庭内	3歳	1	6										
	4歳			6									
	5歳		1		8	16					9		
	6歳		1										
	8歳						4						
	9歳										3		
	10歳						4				2		
	12歳										1		
	中学										1		
	高校										2		
園	年長										1		
小学校	1年					1							
	3年							2	7	2	4	2	
	4年								1	2			
	5年							2	3	1	7		1
	6年							1	7	4	5	1	4
中学校	1年								3	2	1		1
	3年								2	2	2		2
高校	1年								3	3			
	2年									1	3		
	3年									1	2	3	
社会人	20代前半										3		
	30代前半										4		3
	30代後半												3

対応が抜けていた場合や新たに得た情報への対応．基本的順番からはみ出ます．

基本的順番

毎回のM・Rごとに発話の詳細が異なってかまわないのです．
- 吃音児者が「すらすらと」話さなければならないとの思いから，M・R中に意図的操作を混入させることがあります．それを防止し，自分のペースで場面内容に合わせて話す状態を達成するために「自分のペースで」という行動内容を刺激に適宜入れます．
- 第2層に進展した年齢以降（学童以降の場合が多い）の場面では，自己の内的状態に注意を向けないようにするために，「○○の様子を観察しながら（自分の内的状態ではなく周囲へ注意を向ける）」の指示を対立内容に適宜入れます．

④対立内容間の関係と導入の順番
a）対立内容の導入の順序の原則
- 幼児期の場面から作成し，その年齢で経験すべき基本的な行動項目を網羅するよう作成し，結果として好ましい状態を達成していることが重要です（表 8-7）．
- 幼児期に関しては，吃音質問紙の恐れと発話の程度に関係なくルーチンに作成します．
- 発話と無関係なことで苦手なこと（運動など）も吃音悪化要因として脱感作します．
- 社会性が低いものから高いものへ，感情表出が弱くてすむものから強く必要なものへとすすめます．
- 幼児期の脱感作が最も重要です．環境調整法と同じく養育環境と言語環境の両方で本人にとっての不足を補い，過剰を取り除きます．
- 感情・情動の安定をはかるため母子のアタッチメント経験を重視します．アタッチメントの問題の有無にかかわらず，自己の感情を出す最初の行動として，本人の母親への働きかけが受け入れられ，本人の発話が受け入れられる場面から始めます．

b）対立内容導入の順番の例
ⅰ）家庭内：母子のアタッチメント，甘え→拒否→要望（連れてって，買って）→要求→話す（説明）→挨拶，誘い，世間話→自己主張

ⅱ）園，学校：友達との世間話→遊びの誘い→自己主張→相撲等（腕力で勝る）→口喧嘩→説明，質問→先生との挨拶→先生との話→本の読み聞かせ等で質問に答える→発表会で発表する

c）対立内容導入時期の例
　原則として，対立内容の導入は幼時期の場面から開始し，現在の場面へとだんだん年齢をあげていくようにして導入します．年齢設定があがると，通常その時期に経験する内容の社会性があがりますので，場面内容も，家庭内の場面から社会的場面へと広がるように進めていきます．

　また，症例ごとに吃音年表上の重点課題が異なりますので，特に脱感作が必要な年代や状況があれば，他より多くの場面数を導入することもあります．いちど脱感作が済んだ年代や場面についても，治療経過（改善状況）をみながら必要があれば，再度戻って場面を追加導入するなども行います（例：幼時期から開始し，大学生まで進んだ段階で，再度幼稚園や小学校の場面を導入することもある）．

6) M・R実施上の注意点

①対立内容の恐れのコントロール
a）個々のエピソードに対する恐れの強さ
- 対立内容に対する恐れの程度のチェックは，対立内容を作成しながら時々行い

ます．
- 恐れの程度は，臨床場面の非リラクセーション下（恐れは少し抑制される）で目を瞑って想起し，想起した対象者の姿や顔の状態などを目安に判断します（98頁，「表5-8　非リラクセーション下での人物の顔での恐れのチェック」参照）．
- 訓練開始時にはレベル7以上のもののみ導入します（97頁，「表5-6　発話を伴う個々のエピソードに対する恐れのレベル」，「表5-7　発話を伴わない個々のエピソードに対する恐れのレベル」参照）．

b）内容に対する違和感の有無

対立内容の内容に対してなんらかの問題が生じているかどうかを確認します．「怖くはありませんでしたか？」「人物（お母さん）の顔は描けますか？」「表情はどうでしたか？」「なんらかの違和感がありましたか？」などの質問で確認します．

c）対立内容の内容に違和感，恐怖感があった場合の対応
- 自宅で行った際に違和感や恐怖感がある場合は，すぐに中性のイメージに置き換えて避難し，M・Rそのものをストップさせるよう指導しておきます（非リラクセーション下では恐怖感がなくても，リラクセーション下では恐怖感が出る場合があり得ます）．
- その対立内容は実施せずに飛ばして行い，次回臨床で報告するよう指示します．
- 報告を受けた後は次の対応をとります．
    ⅰ）対立内容内で恐れが弱まる内容とします．
    　　例：「抱っこ」と自分から言うのではなく，受動的に抱かれる場面にする
    ⅱ）対立内容の場面そのものを変えます．
    　　例：その対立内容を後回しとし，恐れが弱い別の対立内容を先に導入する
    ⅲ）過去の場面に戻ります．
    　　例：対立内容の設定年齢を下げる

d）過去に強い否定的感情を伴うエピソードがある場合の対応
- 親の離婚，暴力，いじめ，事件への遭遇，大きな事故など，本人にとって思い出したくない感情（強い否定的感情）が結びついているエピソードがある場合は，その場面を飛ばして比較的安定した年代に進み，現在までが終わってから最後に対応します（96頁，「図5-3　心的外傷がある場合の対立内容の導入時期」参照）．
- 心的外傷に該当するエピソードの情報を得られるまでには臨床を開始してから1年以上かかることが多く，しかもM・Rで対応できるまでにさらに1～2年かかることが多いです．

②途中で眠ってしまう場合の対応
- リラクセーション部位を胸や足までに減らして対応します．
- 中性イメージを想起している段階で寝てしまう場合，映像想起，映像の変換練習が進んでいれば中性イメージ自体をカットしてかまいません．

- それでも困難な場合は，姿勢を（座位などに）変える，時間帯を（朝などに）変える，リラクセーション自体をカットする（映像想起の技術が十分習得されている場合）と，順次変更してかまいません．
- 学童の場合，親に途中で揺り起こすなどせずそのまま眠らせてしまってよいことを伝え，次回の臨床で状況を報告してもらいます．

③雑念のコントロール

- 「雑念が浮かびましたか？」「浮かんだ場合は何回でしたか？」「リラクセーション中ですか，海山等の想起中ですか，対立内容想起中ですか？」「浮かぶたびに目的の内容に変換できましたか？」「（自宅で実施後）雑念そのものは減ってきているのですか？」などの質問をしながら，雑念想起とコントロールの状況を把握し，対策をアドバイスします．
- 対立内容の内容に対し「本当はこうであった」というマイナスの情動が浮かび，それを持続し「かつて失敗した行動」や「吃ったこと」のM・Rになってしまうと，そのM・Rは悪化訓練となります．そのような事故を防ぐために雑念のコントロールが重要となります．中性イメージで行った方法と同じように実施し，目的の映像に戻ります．

④M・R時の禁止事項

- 意図的発話操作をM・Rに持ち込むことは禁忌です．たちどころに吃音は悪化します．
- 否定的内容でM・Rを行うと「悪化訓練」となります．否定的内容の対立内容を用いるのは訓練が最終段階に入って「耐性訓練」を行う場合のみです．
- 患者さんが対立内容の内容を勝手に変更して行うことは禁止します．訓練を安易に考えて勝手に行い，結果的に悪化訓練となってしまう事故を防ぎます．

⑤1日の実施回数

- M・Rは1日に1度だけ実施します．1日に何度も実施すれば，睡眠と覚醒のリズムを乱す可能性があります．
- 一度に行う場面数は患者の理解度を見ながら1日3〜4場面程度まで次第に増やしていき，1日に多くの場面をこなすことで現在の場面にはやく到達するようにします．
- 学童では2場面が最多です．
- 成人の場合は1〜3カ月の間は2場面とします．安定してできる患者の場合は1カ月実施後に3場面に移行してもかまいません．対立内容が多すぎると判断した患者には，2場面のまま3カ月くらい実施します．また3場面ではM・R中に眠ってしまう患者は2場面とします．このように患者の条件に合わせて適宜調整します．

⑥注意事項

- M・Rの段階で数週間できない場合は，対立内容に対する恐れが強すぎること

(メンタルリハーサル用紙)

氏名：言語太郎　作成日　平成△△年　4月　1日　No. 1
問題点：
イメージの内容(対立内容) 1. 母と家にいる場面 2. 母のところに行き、抱っこをねだる 3. 母はにこにこして、すぐに抱っこしてくれる 母の胸の高さから家の中をみている
実施記録(月/日) 3才 × 7回 4/1　4/2　4/3　4/5　4/6　4/8　/

図 8-8　**メンタルリハーサル記録用紙**

がありますので，恐れを調整するために対立内容を変更します．

・実際にあった場面を細部まで明確に想起しなければいけないと思い込む方がいますので，最初は概略が描ければよいと指示します．そのうち徐々に明確になってきます．

(※適応範囲については「5-2　年表方式のメンタルリハーサル法の基本的事項」参照)

7) M・R の実施状況の確認

毎回の面接では，リラクセーション，中性イメージ，対立内容の実施状況を確認します．M・R 記録用紙の実施状況を確認し（図 8-8），毎日行えていない場合は理由を尋ね，対応が必要な場合には改善策を助言します．

また，実施した対立内容の内容に違和感や恐怖心が無かったかどうかについても尋ねます．

第9章　吃音質問紙の項目の基本的解説と対応

- *I* 　　言語環境
- *II* 　　養育環境
- *III* 　　吃音以外の問題
- *IV* 　　語音，発話等への注目や工夫
- *V* 　　現在，または過去の発話症状の有無　／
- *VI* 　　友達，学校，職場の自宅以外の場面での発話
- *VII* 　　吃音以外

吃音質問紙は「基本情報」「Ⅰ　言語環境」「Ⅱ　養育環境」「Ⅲ　吃音以外の問題」「Ⅳ　語音，発話への注目，工夫」「Ⅴ　現在または過去の発話症状の有無」から構成されています．基本情報については「7-1．2）基本情報の収集」を参照していただき，ここではそれ以外の項目について解説します．

　個別のケースでは吃音質問紙の項目に該当する事項に問題がある場合も無い場合もあります．しかし本章での各項目の記述は問題があった場合の解説と対応の内容になっています．臨床家がこの解説の否定的な側面だけを読むことによって影響を受け，親や対象児の否定的側面に焦点を当てた臨床をすることを避けなければなりません．間接法による臨床そのものは肯定的な面を拡大するものです．したがって**問題のない項目については積極的に評価してフィードバックすることを忘れないで下さい**．

　なお下記の項目番号は吃音質問紙の番号に対応します．吃音問題紙の項目の中から選択して解説しています．

Ⅰ　言語環境

　言語環境は「1．発話の干渉」「2．言語的要求水準」「3．親からの話しかけ方」「4．聴き方（本人の発話行動への親の対応）」「5．本人の発話量」という質問項目から構成されます．

1．発話の干渉

【質問内容の概要】
　発話の干渉に該当する項目で「有」は文字どおり吃音児の発話行動への干渉です．発話の干渉を行う周囲の者はブロックの異質さに注目した反応をします．この反応は吃音児に影響し，吃音児自身が発話症状に注目する結果となります．周囲の者が発話症状に対する否定的価値観をもって対応しますと，周囲の者の吃音児への行動は本人に同じ否定的価値観を抱かせる結果を生じさせます．そして吃音児の発話行動が対象場面で受け入れられていない状態を示しています．一部は吃ったことに対する罰にもなっています．また発話の強制になっている項目もあります．

【対応の概要】
　第2層の段階で干渉の一つである「楽な話し方」を教えることは意図的な発話操作である工夫をさせることであり，第3層に進展させる否定的な結果

を生じさせます（表9-1）．この背景には発話に対する誤解があり，それぞれの誤解を解く必要があります．親にこれらのことを説明し，すべて止めてもらうことが重要です．親が反応すべき対象は本人の言いたい内容です．

　下記の項目は吃音児の行動，内的状態への注目が関係する可能性がありますが，ここでは基本的なものだけを述べるにとどめます．

表9-1　発話の干渉が吃音児に及ぼす影響

（周囲の者）	（吃音児）
・発話の状態への注目を促しています． →	・発話の状態に注目しはじめます．
・発話症状に対し否定的価値をもっています． →	・やがて本人も発話症状に対し否定的価値をもちます．
・吃りながらの発話行動を否定しています． →	・発話行動が受容されていません．
・吃音児に罰を与えています． →	・罰を受けています． ・罪の意識，フラストレーションをもちます．
・話すことを強制しています． →	・意図的発話を始めます（喋りにくい）．

1）親に言い直しさせられた．2）親から正しい言い方の見本を示された．

　親が子どもの状態を受け入れず，子どもの発話意図や内容に対応するのではなく発話症状に反応し，周囲の者が結果的に子どもの働きかけや応答する行動を拒否した状態です．

対応：環境調整法では発話の干渉であるこの項目の内容をすべて取り除く必要があります．学童で年表方式のメンタルリハーサル法（M・R法）を使う場合でも，小学生の場合は環境調整法を併用するので，同様にすべて取り除く必要があります．しかし中学生以上では，M・R法だけで吃音に対応するので，周囲からの発話への干渉には現実場面で対応するのではなく，自由な発話が受け入れられている対立内容によって対応します．

2）親からいっぱい質問をされた．

　親は園や学校での様子や遊びなど行動全般や園や学校からの連絡事項を知りたくて，子どもに質問を浴びせ情報を得ようとすることがあります．親からの質問は親子の関係のもとでは発話を強制されているに等しいのです．

　面接時，親が「子どもが自発的には話さないので質問しました．」または「話しなさいという言葉を使ってはいません」と述べる場合があります．これらは会話が質問と応答で成りたっている場合であり，自発的な発話ではありません．しかも意図的に答えなければならない状態下での発話であり，結果的に吃音児が最も話しづらい状況下で強制的に話させ

られています．質問の場合は「話しなさい」という言葉を使ってはいませんが，結果は話しなさいと指示した場合と同じです．したがって親の表現の問題ではなく，吃音児にどのような結果が生じたかが重要です．

対応：自発的行動が少ない場合（自己の気持ちを表出することが少ない場合）には，自発話も少ない状態が生じます．環境調整法の実施の過程で，気持ちを容易に表現することが増え，その結果として自発話が増えます．情報を得る必要があっても質問を全て止め，環境調整が進み本人が自発的に報告する行動を起こすのを待ちます．しばらくの間，情報が得られないかもしれませんが，自発話が増大し自らいろいろ報告するようになるので，質問攻めにしていた時よりも，多くの情報が得られるようになります．質問攻めとは逆に，黙っていてと指示しなければならないほどに情報が伝わってくるようになります．

したがって環境調整では質問をせず自発的行動の発現を待ちます．そうなるまでの間に「園の情報が得られないので困る」と親から言われる場合が多いのですが，どうしても必要な情報は連絡帳などでやりとりすべきです．

3) 親と本を一緒に読んで，話し方の練習をした．5) 親に一緒に言わされ，話し方の練習をした．

まず親の注目は吃音児の発話内容でなく，発話自体に向いていることが問題の一つです．さらに，常々吃っており，その発話と発話行動は良くないとの判断（発話症状の拒否）のもとで周囲の人がとった行動であるため，吃音児には当然，親のこの判断内容が伝わります．自分はだめだとの罪の意識，罰，自分はうまく話せないとのフラストレーションが関係してきます．言語環境の面からの評価としては発話に対する圧力です．語音や発話そのものに本人の注意が向くようになることを避けなければなりません．第1層ではまだ吃音への自覚は無い段階ですが，発話へ注意が向くことで吃音の自覚が出てしまい，いっきに悪化させる恐れが強くあります．

この行動は，吃った時に叱ったり，言い直しをさせたりしていないので問題ないと思われがちですが，そうではありません．

対応：現在これらの行動を行っているのであればやめてもらいます．過去の問題であって，現在本人が幼児や学童であれば，親に説明し再び行わないように理解してもらうことが必要です．

6) 吃った時に親になぐさめられた．

直接の表現はなぐさめの言葉であり，問題ないと考えがちですがこの行動も問題です．吃った時になぐさめられても発話がうまくいっていないことに注目させ，子どもが自己の発話に注意を向けるきっかけになり

ます．また吃った事実は消すことができません．そしてほめられた時以外の吃った状態は問題だとの指摘になっています．多くの例では吃音悪化要因が積み重なっていますので，なぐさめによって発話行動が受容された時の肯定的効果だけが発揮されるわけではなく，否定的側面のほうが効果を強く現す場合が多いのです．

対応：前記3）と同じ．

7）楽な話し方を教えられたまたは練習させられた（工夫）．

　　これらは意図的な発話操作であり，症状としては「工夫」に該当します．これらの指示の多くは第2層になり，「ブロック」が生じて，吃音児が苦しそうにしている時に始まります．第1層と第2層前半ではまだ吃音への自覚は無いと考えられます．しかし工夫をさせれば本人は吃音へ注意を向け，操作し，分析することで明確な吃音の自覚が出てしまい，一気に悪化させてしまう恐れが強くあります．これらの操作を周囲の者が教えて，本人が行い始めた段階から第3層に進展したことを意味します．したがって語音や発話，構音の仕方に本人の注意を向かせたり，「上手く言えた，だめであった」と自己の発話や構音を自分で評価するようになったりすることを避けなければなりません．

　　この項目の（1）から（12）までは評価内容と対応仕方は同じです．これらの工夫を指示した者の気持ちが吃音児への愛情や好意から出たものであっても，結果としては否定的な効果をもたらします（吃音を悪化させる）．

対応：現在この干渉を行っているのであれば，やめさせます．過去に行っていた問題であれば親に説明し，再び行わないように理解させます．

8）（吃らないで言えた時）上手く言えるとほめられた．

　　吃らない時にほめられることは吃った時はだめだとの判断の裏返しです．吃った時も何も言われず，話の内容に対応してくれていれば問題はありません．しかし流暢に言えた時だけほめられたのであれば，吃った時に何も言われなくても暗黙のうちに消極的拒否が発生しています．

対応：わざわざほめることもやめ，吃っても流暢であっても発話症状ではなく，話の内容や発話意図に対応することが必要です．

9）言えない時は先回りして言われた．

　　ブロックで言葉が出ない時に周囲の者が待ちきれず，「○○と言いたいのでしょう．」「○○なのね」とその先を言ってしまう行動です．本人にとっては発話を遮られることであり，罰が与えられ，フラストレーショ

ンと自分はだめだとの罪の意識が生じる可能性があります．

10）大人の話し方を教えられた（注意された）．

言葉遣い（言い方，表現方法）は年齢とともに発達していくのであり，幼児期から大人と同じ表現をする必要はなく，年齢相応の表現でよいのです．子どもの年齢に相当する話し方を拒否し，年齢以上の発話能力の要求をした場合は基準が高すぎます．さらに吃音児への要求は発話への圧力ともなっています．

対応：発話能力に対する親の基準を下げ，大人の言い方を教えることをやめ，子どもの話し方を受け入れ，発話への規制を取り除くことが必要です．

11）挨拶を促された（こんにちは，おはよう）．12）お礼を言うことを促された．

自発的挨拶は問題ありません．しかし強制的に言わされる場合は意識的な発話であり，吃音児にとっては言いにくく失敗しやすいものです．さらに発話への注目のきっかけになりやすいのです．この状態下で吃らずに言えるまで何度も繰り返して言わされるのであれば，明らかな罰です．

対応：挨拶やお礼を言うことを強制しないことが必要です．環境調整が進み感情を出せるようになり，自発的に気持ちを出せるようになるのを待ちます．親が自然のうちに挨拶する行動の模範を示していれば，本人が気持ちを出せるようになった段階で同じ行動を模倣し始めます．お礼についても同じです．

13）質問された（これ何？　これ何て言うの？　どうだった？）．

親が絵本を読んで聞かせた時に，いっぱい質問し発話を促した場合です．自発的に言うのであれば問題ありませんが，話さなければならない状況が作られています．「言いなさい」との表現でなくても，喋らなければならない状態を作られれば，結果として，子どもにとっては「言いなさい」と指示された場合と同じです．

対応：語りかけるのはかまいませんが，発達を促す目的でも流暢に言わせる目的でも質問を連発するのはやめるように伝えます．

14）伝言しておいてとたびたび言われた．15）報告させられた．

意図的に話さなければならない状況をたびたび作られたことになります．吃音児にとっては目的の行動をしなければならないという心理的圧力になります．また失敗を繰り返せば場面に対する恐れも生じます．発話で意図的に特定のことを伝えなければならない状況下では「話そうとすること自体」を意図しやすく，吃りやすく，上手く言えなかった等の

フラストレーションにつながります．強制的に報告させるのも同じです．
対応：意図的に話さなければならない状況を作らないようにします．

16）吃への罰（家族：家族の誰かも聴取）

　下記に抜粋する（8）〜（11），（13）の項目の内容は明らかに Van Riper の吃音悪化要因の罰にあたります．子どもの発話が健常児とは異なったものでありだめであると判断する周囲の価値判断と，発話症状と発話行動を拒否しています．これらの周囲の反応が本人に伝わるのであれば，ことばでの指摘であっても，態度や表情であっても同じ罰を与えていることになります．

　この行動の背景には吃音についての理解不足があります．臨床経験では吃った時に吃音児を直接叱るケースは減ってきています．しかし環境調整の内容の理解が不十分であるために，直接的表現を使って叱るのでなければ問題ないと誤解している場合が多くあります．

基本的対応：罰に該当するものは全て与えないことが必要です．ただし家族ではなく他の子どもからからかわれる場合は，自分達とは異質であると見なされることや，自分達より劣る者と見なされたことが問題であり，吃音児が自己の発話へ注目する契機となります．

　他の子どもからも発話症状に対して明確な罰を与えられることは，吃音の悪化要因なのですが，しかし吃音について他の子からの指摘自体は対応せず放置します．なぜなら，その子どもに注意をしたり言わないようにお願いしたりしても，保育士や親の居ない場面で言ってしまうことが多いからです．しかも注意されたことや，大人から言われたことも含めて本人に指摘することが生じます．臨床で環境調整を行っていると，やはり注意後も言われていると報告されることが多くあります．したがって他の子どもからの指摘に対しては放っておくほうが結果的にはよいと判断します．話し方を指摘するクラスメイトよりも本人が強くなることが先です．

　園で保育士または教諭にとってほしい行動は，吃っても本人の発話行動を受け入れ，話の内容に対応し，吃音児の発語行動等の積極的行動をほめることです．他の幼児には権威者である先生が，吃音児の発話症状には反応せず発話行動を受け入れ，ほめることで，他の幼児にもそれでよいという価値観をもたせることにつながります．他の子の発話症状の負の面への注目を他の面に転化することを期待します．

（8）園（学校）で，先生から皆が居る所で自分の話し方を指摘された．（11）学校で，先生から皆が居る所で話し方を指摘された．

　大勢の前で自己の吃音症状を否定的に指摘されるのは，吃音児にとっ

て自覚の無い段階では罰，フラストレーションが，自覚が出た後では罰に罪の意識または敵意が加わります．しかも同年齢の子どもに言われた場合よりも，権威者からの否定的指摘のほうが強い否定的効果を生みます．少数ですが，現在でもこのような残念なことが起こります．

　成人の吃音者でも遠い過去にこの状態を経験し，強い心理的ダメージとなって残っていることを臨床で経験します．そして吃音の知識が普及していなかった時代には現在の吃音児よりも経験者が多かったと考えられます．

対応：園や学校の先生に親を通して情報を提供し協力してもらってください．先生も悪意で言っているわけではなく，何気なく言ってしまった場合がほとんどです．背景に吃音への理解不足があります．

(9) 園で吃りの自分をからかわないように，先生が皆に注意してくれた．(12) 学校で，吃りの自分をからかわないように，先生が皆に注意してくれた．

　教育的配慮として皆が仲良くするために，または吃音児を守るための目的で，からかわないように他の園児に注意した場合です．権威者である先生が吃音児の話し方はまずいと判断していれば，直接的に指摘した内容ではなくても"Ａちゃんは自分たちとは異なったものをもつ子である"との認識を他の園児に与えてしまいます．園の先生が居ない場所で吃音児に対するいじめが発生しがちです．

　園の先生に尋ねると「皆は仲良くやっていていじめは存在しない．」との返答を得ることが多いのですが，吃音児本人からの情報では，現実に先生の居ない所でいじめが生じていることもあります．

対応：環境調整での対応では園の先生が発話症状にではなく，本人が言いたい内容に反応して対応することが重要です．権威者である先生が吃音の発話症状には価値を置かず，対象児の全部を受け入れていれば，他の児童にとっても吃音の発話症状は大きな否定的価値をもたないことになりやすいのです．

(10) 家族から「早く喋りなさい」と言われた．

　ブロックしてなかなか喋ることができないと，家族がイライラして早く喋るようにと促したり，発話症状に関係ない場合は聞き手である親が急いでいたり，忙しかったり，性格的にせっかちで，じっくりと聞いてくれない場合にあります．

　発話症状を罰せられることや，聞いてもらえないことや伝わらないこと，そして上手く話せないことへのフラストレーションが生じます．そして特定の人物に対する心理的圧力が問題となります．発話状態を指摘し，さらに心理的圧力を与えれば緊張が増し，喋ることが難しくなります．

対応：先を話すよう催促するのはやめてもらいます．聞き手に用事があり，どう

しても急がなければならない場合は，他の機会に可能なかぎり話をじっくりと聞くようにしてもらってください．

(13) どこかで訓練を受けた方が良いと言われた（言われ方が重要）．

　　専門家に相談するまたは訓練を受けることを勧めるのは良いのですが，吃音だからあなたはだめだとの判断を含んだ勧め方では，本人への罰となります．

対応：専門家への相談や訓練を勧める場合も前向きに話すことが必要です．さらに子どもの場合は本人に直接言うのではなく，親に指導すべきです．

2. 言語的要求水準

2）文字（仮名・漢字）を早期に練習した，教えられた（表9-2）．

　　文字の学習を導入するためにはレディネスが整っている必要があります．あまりにも導入が早すぎて，このレディネスが整う前に文字学習を行うと過剰なストレスを与えます．さらに吃音児にあっては言葉への注目を促す結果となります．

対応：環境調整中は文字の学習は年長の夏まではやめ，年長の秋頃から始めてもらいます．

3)「英語を学習させられた．」

　　外国語の早期学習は言葉について意識化させやすいので，自己の吃音の発話症状に注目させる結果を招きやすくなります．

表 9-2　過剰な言語的要求

（周囲の者）	（本人）
・年齢以上の言語的能力を要求	・過剰な圧力
・現状の言語能力の拒否 ⟺	・現状の発話能力が受容されていません．
・現状の言語能力の対象児の拒否	・現状の自分の状態が受容されていません．

3. 親からの話しかけ方

　　基本的には子どもを受け入れた状態での話しかけが多いほうが良いですが，一方的な話しかけでは子どもの行動を受け入れていないことを意味します．また相互の気持ちの交流がなされていない状態であり，考えの押しつけは子どもに対する拒否でもあります．

1）親の一日の本人への話しかけた量，2）親は忙しいので速く話した．

①「親は共稼ぎで母は仕事から帰っても食事の準備や家事で精一杯であり，親の手が空く時刻には子どもの時の私は寝る時間でした．寝る時に私に本を読み聞かせてくれますが，他は早く○○しなさいと行動を促されることが多く，朝は時間に追われ，毎日ばたばたしていた．」

　　子どもとじっくり向かいあい対応する時間がほとんど取れなかったことを意味します．これでは家事という仕事の処理は行われていますが，養育環境の心理的側面は好ましい状態とはいえません．子どもにとっては次から次へとせき立てられて，落ち着いた状態ではないのです．親から子どもへの話しかけはありますが，ほとんど指示であり会話が成立しているとは言いにくい状態です．会話の機能には情報伝達だけでなく，自己の感情，意思の表出と表出行動への聞き手からの是認，感情交流や帰属意識の育成や安心感を得るなどの働きが含まれています．単に情報の入手や伝達行動または知識を増やすことでは，これらの情報の伝達以外の働きは達成できないのです．

対応：環境調整では対象児が幼児の場合には家事を父親にも手伝ってもらうか，一部手抜きをするなどして，母子のアタッチメントを確立する必要があります．一日のうち一定の時間は子どもとゆったり過ごす時間が必要です．当然甘やかす，子どもの話の内容に耳を傾けるなどもこうした時間に含まれます．対象が学童の場合は子どもからの話に耳を傾けるようにします．

②忙しいので速くてきぱきと話し，子どもの話も一応は聞こうとはするが結論を早く言うことを促された．

　　次の事項以外は上記に同じです．

対応：情報は伝達されるが会話が成立しにくくなっているため，じっくり話を聞いてやり，子どもが自身の感情，意思表出行動が受け入れられた経験を積む時間を作っていくよう働きかけます．

3）親は一方的に自分に話しかけた．4）親は理由を説明し，自分は無理矢理同意させられた．

①子どもの状態や状況がどうであろうが，親の都合だけで一方的にいっぱい話し親自身が満足すればよく，子どもの話などほとんど聞いてくれなかった．

　　親は子どもと話をしていますが一方的に話し，子どもの話を聞く態勢になく，子どもの意思や感情の表出行動は親から消極的に拒否されていて，感情交流がされていないことが問題です．

②遊びで○○ちゃんと○○に行って遅くなった」と説明したが，いっぱいいろいろなことを言われ次から遅くならないように約束させられた．一事が万事そのような対応で自分が何かを言っても，ほとんどが自分の為だとして自分の言う

ことは聞いてもらえなかった．

　理詰めで親の考えを押しつけられ，子どもの考えは受け入れられなかったことであり，親は子どもの言い分を聞いても，子どもの感情を無視し受け入れることはなく，ただ帰りが遅くなったことのみを非難し，そして理詰めで説明し強圧的に承諾させています．全体の生活の中で少しはこのようなことがあってもよいのですが，多くの場面で子どもの意思表出を抑圧し，拒否しつづけることが問題なのです．親の子どもに対する拒否に当たります．

対応：健康，生命，安全を心配しなければならない行為をした場合は当然叱るべきですが，門限に○○分遅れた等の少しの逸脱に対し，本人の行動を強圧的に抑制すべきではなく，規制をゆるめるべきです．また，本人の意思表出を受け入れ，子どもに対して理屈をこねて屈服させることはやめる必要があります．

4．聴き方（本人の発話行動への親の対応）

　消極的ではありますが，対象児は受け入れられていない状態であり，受容されなかった経験の全ての項目が関係します．フラストレーションも関係します．

　下記の1)～10)の項目は親子関係では親の"消極的拒否"に該当します．どの項目でも環境調整における対応では下記項目の内容とは反対の行動をとる必要があります．

1) 父母に話をじっくりと聞いてもらうことが少なかった．2) 自分の話に合わせてくれなかった（すぐ他の話に変えられた）．3) 先を話すようにと，たびたび促された．

　いつも自分の話に興味をもって，じっくり聞いてくれなかったのであれば，子どもが話しかける行動への対応が中途半端（消極的拒否）であり，しかも話の内容への対応も中途半端です．親は聞き手として子どもの発話内容への注目，受け入れ，是認の行動が欠如しています．子どもにとっては感情や意思表出とその行動が受け入れられた経験が不足しがちです．フラストレーションとも関係してきます．

対応：父母が子どもの話をじっくり聞くこと，話の内容に興味を示すこと，話の内容を受け入れてあげることが必要です．

4) 自分が話しかけた時，「忙しいから後で」と断られることが多かった．5)「忙しいので他の家族に話して」と言われた．

例：両親は共稼ぎで家に帰ってからも家事で忙しく，早く○○せよと催促し自分

が言われるのは指示ばかりであった．こちらが話しかけても「今は忙しいから後で」と言って取り合ってくれない．そしてその後もばたばたして結局は話を聞いてもらえなかった．

　　このような親の行動は子どもの働きかけに対する消極的拒否として作用し，子どもにとっては罰となり，自己の行動が受け入れられないことのフラストレーションの問題が生じます．特に相手が忙しい時に働きかけることへの心理的圧力として作用します．

対応：忙しくても素っ気なく拒否するのではなく，どうしても時間がないときは少し対応し，そのうえで，後で話を聞くことを子どもに理解させます．そして後で本人の話を聞いてやる時間を設ける必要があります．さらに全体的にも他の場面で本人の行動が親に受け入れられることを多く経験させる必要があります．なお，全体的に受け入れられている量が十分にあれば，一つの場面で拒否があったからといって問題になるわけではありません．ここで述べているのは，全体的にも問題がある場合であり，しかもすでに吃音が発症していることを前提としています．

6）自分の話の内容を（つじつまが合うように）訂正された．

例：「親に遊びや今日あったことを自分から話し報告している時に，話の内容の（論理的に）合わない事や言い方を指摘され直された．そしてそのつど，子どもの話に口出ししてきた．」

　　子どもの話の内容を大人の知識に照らし合わせて矛盾していると指摘することは，子どもに高すぎる要求を突きつけていることです．子どもの発話行動の受け入れ拒否であるとともに発話内容の拒否です．会話の途中で話題が変わることは大人でもよくあることです．さらに子どもの表現が未熟であっても年齢並であれば良く，広い範囲の話題で子どもが大人と同じ表現をできることはありません．表現の仕方に口出しすることも発話行動の拒否です．いずれの面でも子どもの表出したい意図への注目ではなく，技術的な面への注目となっていて，本来の意思疎通や感情の交流ができていません．これは子どもにとって罰であり，本人にはフラストレーションが生じます．

対応：つじつまが合わない内容や表現の仕方であっても訂正はせず，話を黙って聞き，話の意図に関心を向けた対応をし，そのまま受け入れることが必要です．

7）自分の話の内容に興味を示し話に乗って聞いてくれなかった．

対応：親は子どもの話に興味を示して聞くことが必要です．

8）兄弟姉妹の話を聞いていると，自分の話を聞いてくれなかった．

例： いろいろなことでまず妹への対応が先であり，自分はお姉ちゃんだからといつも我慢させられた．妹が話している時に，お母さんに話しかけても聞いてもらえなかった．

　　すでに他者と話している時に，横から話しかけても相手にされないことは最もだと考えられがちです．しかし他のちがう場面で対応されていればよいのですが，そうでなければ本人の立場では拒否されたことになります．なお母親が妹（または対象児以外の家族）へ関心が強く，対象児への関心が薄い場合にはフラストレーションがたまり，より問題となります．

対応： 対象児の行動を常に優先する必要はありませんが，（吃音が治るまでは）可能なかぎり本人の行動の受け入れを優先します．優先できない場合はその場で部分的に聞き，残りは後で聞くなどで対応します．または近くに一緒に居るようにさせ，妹への対応が終わったらすぐ対象児の働きかけに応じるほうがより好ましい対応といえます．

9）兄弟姉妹の話を先に聞いて，自分の話を聞くのは後回しにされた．

例： いつも自分への対応は兄弟の後で，話も兄弟の話を先に聞き，自分は後からしか話せなかった．

　　この問題には2つの場合があります．
　　第1は親の関心がなんらかの理由で多くの場合に対象児ではなく他の兄弟に注がれていて，対象児への対応が後になる場合です．親は無意識のうちにそのように行動している場合が多く，自覚がないことがあります．
　　第2は，対象児が吃音児であるがゆえに自己主張が弱く，自分を前面に出せず常に他者の後になる場合と，話しかけようとしてもブロックの症状にてすばやく話せず，競争場面で負けてしまう場合です．
　　上記の第1の場合の問題点はフラストレーションが主です．第2の場合ではフラストレーションと罰が問題となりますが，競争を意識している場合（兄弟と対抗意識がある場合）は，罪の意識や敵意まで発生することがあります．

対応： 対象児ではなく兄弟姉妹の話を先に聞く場合もあってもかまいません．しかし当人の話を先に聞く場合もあることが必要です．問題は対象児が常に後回しにされることなのです．

10）自分の話を聞く時に他の事をしながら聞き，しっかり聞いてくれなかった．

　行動の内容： 子どもの話を聞いている場面が確保されているのであれば，

このような場面があってもかまいません．しかし問題は他の場面でもこの場面でも対象児が拒否されている場合です．子どもの働きかけの拒否の程度は4)の「忙しいから後で」よりも弱いですが，基本的には同じ問題が発生しています．本人にはフラストレーションがたまります．

対応：「忙しいから後で」と同じです．

5. 本人の発話量

> **行動の内容：** 発話量が多いほうが良い状態です．少ない場合は自分の感情，意思・思考内容，発話行動を抑制しています．発語の相手として親，家族，友達，同年齢の子どものどのレベルまでは自信をもって，安心して行動ができているのか，どのレベルから抑制しているのかを判断します．より大きな社会的場面に対して自信をもって行動できるほうが良い状態です．親が怖い状態下では心理的緊張まで生じます．

II 養育環境

教育環境の質問項目は「1. 幼児教育」「2. 躾」「3. 親同士，親子関係」「4. 対象児の対人行動」「5. 本人の性格（自己判断）」「6. 幼稚園，保育園での行動」から構成されています．

1. 幼児教育

> 第一に習い事の数が異常に多いか過剰になっているかどうかを評価します．環境調整を開始した初期には質問に対し親は「本人がやりたがったからやらせています」と言うことが多く，本人に尋ねても本人は本音を出せない場合がほとんどです．本当に本人がやりたいものはやらせてよいですが，環境調整中は原則はがんばらねばならない状況を取り除く必要があります．
>
> 幼児教育がすべて悪いわけではありません．しかしすでに吃音が発症しているのであれば別です．子どもが本来身につけるべきものは，知識よりもそれぞれの年齢で直面した問題を自分で解決できる能力であると考えます．幼児教育が行われた場合の養育環境での問題は，その時点での当人の能力を超えた要求水準が設定されがちであることと，毎日何かの勉強や習い事が入っていて遊ぶ暇もなく，まるで受験生のごとく日々を送ることです．この場合は本人にとってはがんばらねばならず，しかも遊びたいという欲求は抑制さ

れ，フラストレーションが蓄積します．そして自己の感情や意思表出の抑制と表出の未経験が生じます．さらに言語環境の面の問題として，構音や発話に注意を向けさせられることがあります．

質問項目に入っている習い事については，吃音児でない場合や，親ではなく本人が本当に望んでいるのであれば問題ないという立場を前提としています．

習い事や〇〇教室の数にも注目すると，過剰にがんばらせているどうかを判断するための材料を得ることができます．親は「子どもが行きたいと言った」から行かせていると答える場合がほとんどですが，現実には幼児が自分で〇〇教室を探し，しかも入会申込書をもらってくることはありません．

基本的対応： がんばらねばならないことを無くすために，できれば（環境調整中は）幼児教育をやめてもらうか少なくします．本人が行きたいと言っている場合でも数が多すぎると判断できる場合は，可能なかぎり習い事の種類を絞り込み，圧力を減らす必要があります．初期の面接で本人がやりたいと言っていても，環境調整が進んでいくうちに，「やらなくちゃいけないと思っていた，今ならやりたくない」と言うことが少なくありません．これは自己の中に親の価値観を取り込んでいて他のことの未経験により，やることが当たり前であると思い込んでいた場合になります．

親から「行きたいと言わせられた．」のではなく，本人が本当に行きたがっているのであれば行かせてもよいのです．この時でも本人が休みたいと思う時は休めることが重要です．親に習い事をやめたのか尋ね，やめたとの返答があっても実際には行かせている場合もあります．最も問題となるのは親のエゴで，子どもにまるで受験生のように多数の習い事をさせ，子どもらしく過ごせる時間を奪っている場合です．

また，野球，サッカーなどのスポーツや音楽でも，親が子どもに希望を託し，入れ込み過ぎている場合（この例の一つに子どもの頃から英才教育をして，将来は一流の選手にしたいとの親の願望を子どもに一身に背負わせている場合が挙げられます）も，吃音の環境調整による指導では大きな問題となります．

1) 習いごとをした．
(1) ピアノ

例1： 先生のレッスンが厳しく，間違えると叱られた．家でも毎日練習することを強制され遊びたいとは言えず，友達に遊びを誘われてもレッスンがあるからと言って断っていた．

例2： 下手なので，ピアノを先生やお母さんの要求どおりには弾けなかった．

例3： ピアノの発表会が近づくと，いつもよりも練習が厳しくなり，親からも発

表会で上手く弾けるように求められました．

罰，フラストレーション，心理的圧力，罪の意識，不安が本人に影響します．フラストレーションの強い状況下で自分の感情や意思を抑えることが問題です．

対応：基本的対応と同じです．本人がやりたい場合は，がんばって上手く弾くことを目指すのではなく，現時点でピアノを楽しめる方針に変えてもらう必要があります．間違ってもよいことを伝え，そしてピアノを弾くことが恐怖の対象ではなく，喜びの対象に変わるようにする必要があります．

(2) エレクトーン

例：(ピアノ，エレクトーン) 上手くなるとほめられるので，自分でも上手くなりたいと思っていた．

表面上は自己の意思であり問題がないように見られますが，幼児または学童である本人が自己を追い込み上手くなければだめだとして，高すぎる基準を設定していることが問題です．高い基準でも到達可能な範囲であるか，またはがんばらなければいけないのは短期間で，全体としては余裕があるのであれば問題はありません．しかし次から次へと到達目標を上げられれば，常に背伸びを強いられている状態であり，徐々に苦痛になります．やはりフラストレーションが問題となります．

対応：上記の基本的対応に同じです．

(3) 習字教室，(4) クラシックバレエ，(5) 絵画教室

例：最初は友達が行っているので，母に勧められて自分も興味をもって行き始めた．しかし他の「○○教室」も行っていて，だんだん遊ぶ時間がなくなった．自分が行くと言ったのだからと言われ，休むことは許されなかった．そして病気でないかぎり休むことは一切許されなかった．

対応：基本的対応と同じです．

(6) 年少時から文字（漢字，仮名）又は計算

例1：園で年中（年少）の時に文字を習い始め，覚えるとほめられるので競争で覚えた．園は早くからお勉強に力を入れる所でそれを売りにしていました．

例2：「○○幼児教室」でドリル形式の勉強があり，ある段階まで進むと次の段階に進み，できる子はどんどん次の段階に進んだ．早い子は学校に入る前に計算までやっていた．段階が進むとお母さんからほめられたので，いっぱいやった．一緒に入った子よりも自分のほうが上の段階まで進んでいた．

文字をレディネスが整った段階で導入するのであれば問題はありません．しかしあまりにも早過ぎる年齢での文字の導入であれば，幼児にはストレスが加えられ続けていることになります．さらにこの過剰な早期学習が言葉へ注目させることになり，発話症状への注目，そして吃音の進展につながることが問題です．

文字を練習するだけで吃音が悪化するわけではありませんが，生活全般において過剰な圧力が加えられている条件下では，本人ががんばらなければならない状況が加わってしまいます．また文字を誤った時の罰やフラストレーションが問題になります．さらに，いわゆる「お勉強」ができる子が良い子で，できない子はだめな子との価値観が植えつけられ，自分が他者より劣った時にはフラストレーションも発生します．すでに吃音が発症しているのであり，文字学習を通して語音への注目が発生することは，吃音の言語環境の面からも好ましくありません．

対応：対象児が幼児で年少，年中児であるならばやめるべきです．ただし年長児で学習すべき時期にあるなら，文字の学習をしてかまいません．

(7) 英語の学習，(8) 通販での教材（知育教材・学習教材）での学習，(9) 幼児向けの雑誌で「これ何」と質問し発達を促した．

　　　他に稽古事等をたくさん行っていてさらに英語学習をやるのは，がんばらねばならない等の心理的圧力となるので好ましくありません．さらに言語環境の面では語音へ注目させる結果となりますので避けるべきです．言葉に注目し，そのことが吃音の発話症状に注目し，吃音が進展することを危惧するからです．

対応：基本的対応と同じです．

(10) 茶道

例：（母が）茶道をたしなんでいて，立ち居振る舞いにうるさかった．

　　　形を重視した規範，日常生活での細々したことまで指示，禁止や抑制されることが問題です．罰が与えられ，フラストレーションが関係します．

対応：お茶会の席は別として日々の躾をやめ，全般的には規範をゆるめるべきです．

2) スポーツ教室

　　　親がクラブのコーチで練習を休みたくても休むことが許されないのであれば，子どもの感情や意思の拒否です．次から次へとレベルアップを要求されるのであれば，フラストレーションが生じます．また，家に帰ってからも細々と技術的なことの指導に親が入れ込むのであれば，現在の状態の拒否であり罰にもなります．さらにはフラストレーションも発生します．

対応：原則としてやめるべきです．またはどうしても本人がやりたいものだけとします．どうしてもやりたいものであっても，親からのレベルアップの要求をなくす必要があります．罰となるので当然現在の状態を残念がったり，他者と比較

し叱ったりするべきではありません．ほめることも間接的に現在の状態の拒否を含んでいるのでほめることもやめ，現状のレベルを受け入れます．休みたいのであれば，たとえ自分からやりたいと言ったスポーツであっても休みたいという自己の感情と意思表出を受け入れ，休ませるべきです．他のスポーツ教室またはクラブの場合でも同じです．

3）幼児向けの塾

幼児向けの塾は"良い幼稚園"→"良い小学校"というコースに乗せるための塾です．環境調整中はやめることを勧めます．

4）対象者の1週間単位の行動（特に幼児・学童期）：曜日ごとに聴取

日曜日または月曜日から，毎日，起床時から就寝時までの行動を詳細に記述してもらいます．この記述で母子関係の希薄さや対象児が習い事等で追われている様子を探り出すことができます．母子のアタッチメントの評価は重要です．

さらに問題となるのは塾，稽古事です．1週間単位の情報を必要とするのは，週のうち全体としてどのくらい稽古や○○教室に時間を費やしているか知るためです．一番多い例では園から帰宅後に平日は稽古事や○○教室2カ所に行き，日曜日は1つだけ行っていた例がありました．この例では遊ぶ暇もなく，自分の意思で自由に行動する機会も少ない状態でした．これほどではなくても，複数の習い事を行っているケースが多くあります．

2. 躾

1）過剰な要求

ほめてさらに志気を上げること，さらに次の段階の達成を期待するまたは要求することは，当人にとって良い方向に作用する場合と，逆に悪い方向に作用する場合の二通りがあります．臨床経験からまとめると，こうした作用の働きには少なくても以下の3つの条件が関係しています．

(1) 本人に全体として余裕があるかどうか
(2) 建前でなく本人が希望している事をやっていたか，少なくとも嫌な事ではなかったか否か．
(3) 目標達成までの道のりが近いか遠いか．

(3) は本人の現在の能力との関係で，達成の可能性があるか，または本人に目標が見えているか，道のりの険しさの程度と距離はどうかという条件が関係しています．「道のりの険しさの程度と距離」とは，当人にとっての練

習や勉強の辛さ厳しさの程度とその期間です．

　筆者は上記（1）から（3）までの条件の組合せと総量によって，どちらかに作用すると判断しています．無論，当人にとって良い方向に作用している場合は問題がなく，環境調整の対象にはせず脱感作の対象にもしません．この場合は，今までがんばってきたなかで心理的に圧力となったことがあったとしても，全体としては新たな目標の到達の可能性が見えていて，過剰な負担にはならず，まだ余裕がありますので，ほめられることで志気が上がります．

　しかし，いままでがんばってきてやっと目標に到達したけれども，その時点で本人に余裕がない場合には，新たな目標が設定されることは自己の現状を受け入れてもらえない状態に等しいのです．換言すれば本人には「今の状態ではまだ不足である」と否定的に言われたと同じ効果が生じます．親にとってはそのつもりがなくても，親から子どもに対する働きかけは拒否であり，子どもにはフラストレーションが発生します．吃音児である場合は負の方向に作用していることが多いのです．ここでは悪い方向に作用した場合のみを扱います．

基本的対応：一般的な対策としては下記の項目に関し，各対象児の個別的内容を考慮しつつ次の対応をとります．すなわち，今までの状態を受け入れるだけとします．ほめたり新たな目標を提示したりしないことが必要です．またはほめた人物（父母）が過去を振り返って，子どもと同年齢であった頃に「対象児の今の状態よりは劣っていた」ことを明るく話し，価値の設定者自身が今の対象児のレベルよりも低かったと話し，本人の価値基準を下方修正し，親からの期待の圧力を減少させます．上記（1），（2）の条件では同じ対応をとります．

　なお各項目独自で設定してあるものも対応策の一つです．

（6）次はもっと○○だと良いねと言われた．

例：（親がそのクラブの監督）少年野球のクラブでバットの振り方がまだまだ未熟であるので，常にもっとこのように振るとよい，構えはこうだともっとよい等の細かい指示や指導があり，本人は空振りすると落ち込んでしまう．試合で打てないと落ち込み，吃音も悪化する．

　　対象児は現在がんばっているにもかかわらず，現状ではだめだと親から拒否されています．子どもにはフラストレーションと罪の意識が生じます．

対応：親はさらなる目標を提示せず，現状でもよいと受け入れ拒否をなくし，本人のペースでやらせます．そうすることで親からの細かな指示による抑制を除去できます．

(7) 上位になると良いねと言われた．(8) レギュラー（主役）になれると良いねと言われた．

　　(7) は現在は上位でないので価値の劣った状態だから，上位になるまでがんばれとの要求となります．(8) はレギュラーでない現在は，レギュラーほどには価値がないとの評価です．本人にはフラストレーション，罪の意識，不安等が生じます．

(9) 一番（トップ）になれると良いねと言われた．

例1： テストの成績がクラスでトップではなかった時に，一番になるように言われ，一番を目指した．一番になれと言われがんばったが，一番になれなかった．

　　行動の内容： 親からの指示でまたは子どもは親が喜ぶので期待に添おうとして，実力以上にがんばり自分を追いつめます．期待に添えない時には自分はだめだと自己を罰することになります．子ども側から見れば親の過剰な期待を背負わされている状態です．いままでの努力を受け入れられない，そして現状の良い面を受け入れられずに拒否されています．2番以下は価値がないのであり，現在は価値のない状態であるとの評価です．本人には罰が与えられています．そしてフラストレーション，罪の意識が生じます．

対応： 新たな目標を示さず，労をねぎらい現状を受け入れ，現状を喜んであげる必要があります．

例2： 学芸会の練習でひどく吃り，脇役で台詞のない役になった．親からはがっかりされた．

　　要求水準の問題と吃音に対する問題があります．主役でなくてはならないとの親の基準に合致しなかったことで，自分の状態が拒否されています．吃音に対する親の拒否もあります．さらに罪の意識が関係してきます．

対応： 脇役でも劇に出たことを受け入れ喜ぶべきであり，主役でなければ駄目だとの親の価値観を変える必要があります．幼児期に最も必要なことは他者と比較し抜きんでることではなく，自分から問題にぶつかっていき，問題を解決しようとする能力を養うことであると考えます．この基本的な問題に対する指導が必要です．

(10) 親の期待が重荷であった．

例1：（これは成人からの聴取例になります）「立身出世そして当然○○になるべき」の価値観から生まれる学業成績等に対する親や周囲からの期待に，小さい時は何気なく自分でもそうだと思っていた．一方で気持ちのどこかに○○にならなくて良いなら気楽だったのにと重圧を感じていた．学業成績でも親の基準に達しない時はがっかりされたり，激励されたり，叱られたり期待しているからと圧力をかけられた．そして職業も当然家業を継ぐべきと考えられていたので，中学，

高校，大学も受験先は自分では決められなかった．いろいろな面において親や周囲の人たちの基準に達した場合は喜んでもらえていた．しかし途中で自分のしたいことは何かといろいろ悩んだ．

　小さい頃から将来の進路まで決定されており，しかも周囲からの期待が大きく自己の行動の範囲が規制されていました．このことにより周囲の価値観を自己のものとして取り込み自己を規制しています．換言すれば規制の少ない状態下での自分の意思や感情表出，そして意思決定の経験不足が問題です．また罰を与えられたり，がんばらせられたりしたことによる長期間の緊張の連続も問題です．親の希望する状態に達しているのであれば，それを保たなくてはならないし，達していないのであれば達成しなくてはならないとの圧力が大きいのです．基準に達しなかった場合にがっかりされ（フラストレーションとなる），叱られたり（罰となる），期待に応えられなかったことや自分の基準に達しなかった場合に生じた不満足（フラストレーション）や期待に応えなければならないと緊張していたこと（心理的圧力），なぜ自由にならないのかという敵意や，自分はできるのかという不安や，期待に応えられないのは自分が悪いと責める罪の意識が生じたこと（罪の意識）等の負の感情が蓄積されてきたことが問題です．

対応：親への聴取で「学業成績の向上や，立身出世や当然〇〇になるべきだ等」の情報が親から得られた場合は，環境調整法では一般的な環境調整を行います．特に養育環境の調整にて価値基準の問題が最大のネックとなりますが，本人の意思で決められるようになることを目標とします．その前の段階として本人が感情や意思を表出できる状態を作ることが先決です．場合によっては一定の期間は親の価値観を放棄してもらい，子どもの吃音の改善を優先するか，親の価値観をずっと押しつけることを取るかの選択をせまる必要があります．親の価値観の一定期間の放棄が困難な場合でも，可能なかぎり養育環境の調整を進め，吃音の悪化を防止するようにします．ケースによっては環境調整をM・R法が可能な年齢になるまでの繋ぎとして用いる場合もあります．

例2：常にがんばり，成績が良かった．

　がんばらなければならないとの価値観を植えつけた人物が誰であるかが重要です．成績が良いことはすばらしいことですが，常にがんばって良い成績を収めなければならないとの価値観からくる心理的圧力が吃音には問題です．さらに成績が悪かった場合や下がった場合には自己の価値が下がってしまうとの恐怖感や自己嫌悪の感情や，自分にがんばれと言ってきた人物から自分が拒否されるかもしれないとの心配や恐怖が生じることが問題なのです．また成績が悪かった場合のフラストレーションも問題となります．

(11) ○○を頑張れと言われた．
例：一緒に入ったエレクトーン教室に知り合いの子が上のクラスに進んだので，エレクトーンのグレード試験に受かり次のグレードに早く進みなさいと言われ，頑張らされた．

　　レッスンを楽しむのではなく，次のグレードに進むことが目的となっていて親同士の競争が生じています．本人も自分の意思に反し，親からの要求でがんばらねばならない状態です．レッスン，発表会等の目標を決めてがんばらされたことのストレスが問題となります．

対応：環境調整中はエレクトーンの練習自体をやめることを勧めます．次善の策としては頑張らせる結果となる要求をしないことが必要であり，のびのびと楽しませることが必要です．

(12) あなたの為だからと，いろいろ頑張らせられた．
例：学習塾や水泳教室に行きたくないが行かされた．やめたいと言っても自分の為だからと言われ，休むことを許されなかった．

　　意識的であれ無意識であれ本音を隠した「あなたの為だから」との建前で親の希望や欲求の充足を目的とした行動が問題です．どのような名目であってもがんばらせ，圧力を与えています．罰，フラストレーション，不安，罪の意識，敵意，心理的圧力，場面に対する恐れが関係します．

　　次の条件下では余裕がなくなってきて，心理的圧力となります．
　①他の問題もあり本人に余裕がない状態である場合
　②習い事を始めた初期には余裕があっても長期にわたり余裕がなくなった場合
　③最初は希望していたが，途中から嫌になった場合を含み，本人が嫌々通っている場合
　④目標達成の為には能力面で当人にとってハードな練習や勉強が持続的に必要な場合
　＊上記の場合でも次の3つの条件が満たされている場合には問題はありません．
　　a）期待されている当人に全体として十分余裕がある．
　　b）押しつけではなく本人も本当に望んでいる．
　　c）種々の能力面で目標達成の可能性がある．

対応：環境調整中はやめさせるべきです．

2) 片付けの指示，3) 禁止，指示

　　ほとんどの家庭では多かれ少なかれ，日々の生活場面で躾がされていることが一般的です．そのため躾の禁止は，なぜしてはいけないのかと

親から最も反発される事項ですが，吃音を持っていなければ躾をしても何ら問題はありません．すでに吃音が発生しているという現実があり，あくまで吃音との関係で述べていることです．躾の場面で出される「○○しなさい」との指示は良い悪いとの価値判断は別としても，裏返せば「自己の意思で行動してはいけません．」という禁止の意味でもあります．したがって日常生活場面でどれだけ禁止されているかを評価します．「禁止がどのくらいあると悪影響を及ぼすのか」という絶対量があるわけではなく，相対的なものです．躾によって，対象児に感情，意思表出そして行動を抑制させる効果が生じているか否かを評価します．

あまりにも「多」が多い，または「少」であってもほとんどの項目に当てはまるのであれば問題です．また，「無」が極端に多い場合は，記入者が回答を操作している可能性を疑う必要があります．そしてなぜ操作する必要があったのかも探ります．「無」が極端に多い場合で操作もしていなければ，鍵っ子であったり，なんらかの理由で母子のアタッチメント不足であったりした等の母子関係の希薄な状態を考える必要があります．そして母子関係の希薄な状態がなぜ生じたのかも探ります．

3．親同士，親子関係

1）親同士の関係，2）家族の心理的緊張，3）親の1週間の行動，4）母子関係（アタッチメント等）の4項目があります．

1）親同士の関係

> 親同士の関係が悪いのが常態化していて，家の中が常にとげとげしく張りつめた状態ですと，子どもにも緊張状態を強いることになります．親同士のあつれきや確執は，子どもにとっては自分が依って立つ精神的な支柱を失うことにつながりかねません．吃音児にあっても親同士の問題は大きなストレスになっている場合が多いです．環境調整では子どもの前では喧嘩したり悪口を言ったりすることがないようにしてもらう必要があります．

（1）自分の前でたびたび夫婦喧嘩があった．

子どもの前で夫婦喧嘩が頻繁に行われ，子どもが不安と緊張に駆られることが問題です．幼児にとっては自分に文句を言われたのでなくても罰，不安が関係します．

対応：親に対し環境調整の間は子どもの居ない場所で喧嘩するように協力をお願いします．

（2）父母の仲が悪かった．

例：自分たちの前では喧嘩しないが，常々お互いに口も聞かないし家族団らんも

なかった．家族全員で行動することもほとんどなく，家の中の雰囲気が張りつめていて，しかも暗かった．

> 幼児期に経験すべき両親を含めた基本的な親子間の対応の未経験が生じています．自分の気持ちや意思を出し，受け入れられる機会が少なすぎた結果，フラストレーション，不安が生じます．

(3) 親のいらいらの八つ当たりがひどかった．

例：親のいらいらの八つ当たりが子どもに対してひどく，親は常に怖かった．

> 親からちょっとしたことにでも，積極的な罰が与えられたり拒否されたりした経験が多く，親が恐怖の対象となっています．罰，フラストレーション，不安，敵意，場面に対する恐れが関係します．

対応：親自身の八つ当たりの原因を臨床家の立場で解決することは困難です．親が子どもの吃音で相談に来たのであれば，親が吃音をなんとかしたいとの意思と希望がある場合ですので，少しは環境調整への協力が期待できます．この場合は吃音と環境調整の基本を一応説明し，可能なかぎり協力を求めます．

(4) お父さん（お母さん）の様にはなるなと言われた．(5) 片方の親の悪口をたびたび聞かされた．(6) 片方の親に対する愚痴をたびたび聞かされた．

> 家族の大人同士は仲が悪く，人間関係が緊張した状態です．片方の親が他方の親の様な大人にならないでくれと言い，他方を軽蔑することを子どもに言うことが問題です．子どもは自分たちの気持ちの依りどころを失うことになります．さらに子どもには自分が叱られている時と同じ効果が生じます．悪口の愚痴との相違は「悪口」のほうが明確に非難していますので明確に敵意が含まれます．他方，愚痴にも負の感情が含まれていますが，悪口ほどは強くはありません．フラストレーション，不安，罰が関係します．

対応：少なくとも子どもの前では言わないように親に協力を求めます．

2）家族の心理的緊張

> 家族の誰かが病気であったり，障害者であったりすると家族は看病や介護で大変です．看病をしているのが母親であれば，疲れや対象児にまでは十分な時間がとれない状況が結果的に生じます．いたしかたのない事情ではありますが，結果的に母子のアタッチメントの不足が生じます．

①家族の誰かが病気がちであった．

例1：妹が病気がちで母は妹の看病と世話に精一杯で，自分のことはかまってくれなかった．自分は祖父母とほとんどの時間を過ごしていた．朝はほぼ毎日，祖父母の喧嘩を見ていた．

母親の注目が妹ばかりに注がれ，姉である自分への関心が薄かった．自分のことは自分でやっていたので自分が大人になってから「『あなたは自分でなんでもやるから大丈夫だと思っていた』と親から言われ，ショックでした．」との聴取内容からもアタッチメントの不足が発生していました．幼児期の精神的依りどころである祖父母が，ほぼ毎日喧嘩していたのであれば，本人には心理的緊張が持続していたと考えられます．フラストレーション（アタッチメント不足），不安，敵意が関係します．

対応：親に子の状態に気づかせる為の指導がまず必要です．親が気づいたのであれば対象児にも関心を払い，感情の交流が必要であることを理解してもらい，実行してもらいます．

例2：父は二人目の父であり，家に帰ってきても母と自分にはほとんど話さず，一人で部屋にこもってコンピュータをしていた．話す時は怒る時で，この父は好きではなかった．またほとんど鍵っ子状態で寂しかった．泣いた経験がなく，小学生になって泣きたくても声も涙もでなかった．学校で男性のクラスメイトから話しかけられるのも嫌だった．

　　義父になじめない，義父と家族としての感情の交流がない，義父が怒りだし，怖いので，日々の生活での心理的安定が得られていません．そして男性への恐怖も発生しています．背景として義父に対する恐れだけでなく，実の父親に甘えた経験がなかったこと，父子間のアタッチメントの不足，さらに鍵っ子で育ったことにより幼児期における母子間のアタッチメントの不足があります．感情表出の経験不足，表出した感情の受け入れられた経験の不足も加わっています．泣くこともほとんどないまま育ち，ごくまれに泣くことがあるけれど，その仕草が少し見られても，その時に声と涙は全く出ないほどに情動表出が未経験です．義父とのアタッチメント不足や恐怖感は男性への恐れにまで拡がっています（なお，脱感作後に，泣くことが徐々に増え，泣く時に少しずつ声も出るようになり，その後に涙もでるようになり，最終的には号泣できるようになりました）．フラストレーション，不安，敵意が関係します．

対応：過去の問題にも遡るため環境調整での対応は無理ですので，年齢的に適用可能になってからM・R法で対応します．

②家族の看病で父や母は大変であった．

例：家族の看病や障害のある者の世話にて親が大変であった．

　　親も大変な状況にあるので親の疲労，緊張にて子どもに対応する時間や子どもの世話をやく親の心理的余裕がなかったこと，その結果，家の中がいつもピリピリして緊張感に満ちていたことが過去の問題として挙げられます．こうした状況下ではよいか悪いかは別として，親には吃音

児本人との対応時間の制限が生じます．兄弟姉妹の誰かが病気がちであると，親の注意はその病気がちの家族に注がれ，吃音児には注意が向けられない場合も生じ得ます．このような場合，良好な母子関係や父子関係が樹立されないこともあります．不安，罰，フラストレーションが関係してきます．

対応：親も大変なのであり，まず親の緊張を少しでも解く手だてがあり得るかを検討するよう指導します．可能であればその後に，対象児に対する環境調整に入ります．なおさまざまな家庭の事情で環境調整に入れない場合もあります．対象者がすでにM・R法の適応のある年齢であればM・R法で対処します．

3）親の一週間の行動

対象児と最も対応する家族の生活状況（専業主婦か，働いているか）の情報を入手します．親の朝から寝るまでの間の行動の概略を1週間分聴取し，子どもとの対応時間の情報の入手と，対応を評価します．

一人の保護者には保護者の立場だけではなく「母親，職業人，主婦，妻，嫁，社会人」等の複数の立場があります．対象児に「母親」としてどれだけ対応する時間をとれているかを判断する材料を得ます．他の項目でも対象児との母子のアタッチメント不足であると判断できた場合には，その理由を分析します．

職業人である場合は，主婦と母親の立場をこなすだけでも大変であり，万事に手抜きせず各役割をこなすのはさらに大変です．しかし職業人としてまたは主婦としてどんなに立派でも，吃音に最も関係するのは「母親」としての立場です．

母親が働いている場合では，その方の価値観ではありますが「職業人」と「主婦」の役割に重きを置き，母親の立場は小さなものとなっている場合や，母親が一家の大黒柱として経済的に支えなければならない事情がある場合もあります．

専業主婦の場合は，時間は十分にとれるにもかかわらず，なぜ母子関係が希薄なのかも分析します．専業主婦の母親が一緒にいても気持ちを交流しているとは限りません．母子のアタッチメント不足が生じている場合があります．主婦としては立派でも，子どもには興味を示さず，無意識のうちに母親の立場を拒否している方も時々います（子どもに対する消極的拒否）．このような方の中には「子どもに対応しようとしている自分自身」の事に注意が向いていて，本人はその状態に気付いていないことがあります．まれですが兄弟姉妹のうち「○○（例：妹）は可愛いけど，この子は可愛くない」とハッキリと述べる方もいます．さらに"良い子"との関連も評価します．このような状態にあると考えられた場合

は，拒否している理由を探ると同時に，親子関係診断検査で母子関係を明確にします．価値判断は別として，このような方の中には母親自身が母子関係が希薄な状態で育ち，その状態が当たり前だと信じて疑わず，他の状態は想像もつかない方もいます．この場合は子どもとの感情の交流の仕方から指導する必要があります．また，育児というよりも教育偏重になっている場合もあります．病気の家族の看病に忙殺されている場合などもあり，母子関係が希薄である理由はさまざまです．

対応：いずれの場合でも，対象児の情動の安定を取り戻し，吃音を改善するための要件として感情の交流を図るために"母親"の立場を取り戻す必要があります．最低限 1 日 20 分は母親の立場で対象児と接してほしいので，その可能性を探る必要があります．経験則から言いますとこの 20 分は下限です．種々の事情があり，どうにもならない場合の下限であって，20 分あればすべて解決するという意味ではありません．母親としての時間は多ければ多いほどよいのです．

職業人と主婦の立場で精一杯であるならば父親にも協力してもらい，少し主婦の部分の手抜きをしてもらい，「主婦」の部分の手抜きをして得た時間を母親の立場としての時間にまわすことが必要です．手抜きの例としては，夕飯の支度ができていなくても，文句を言わずにいてもらうとか，たまには店屋物で済ますとか，スーパーマーケットやデパートで調理済みのものを買ってくるなどです．このように，主婦業の一部を手抜きしてでも，余裕ができた時間を母親としての役割にまわし，母子のアタッチメントを構築することが必要です．

4）母子関係（アタッチメント等）
(1) 共に費やす時間，(2) 共感，受容

これは母子のアタッチメントに関して直接的に質問する項目です．この項目での回答を他の母子のアタッチメントに関連する項目での回答と関連して評価します．他の項目との関連でも問題はないと考えられる場合もあれば，この項目では問題は不足があるとは評価されないが他の項目との関連では母子のアタッチメント不足があると判断できる場合もあります．特に「Ⅲ　吃音以外の問題（吃音質問紙 p19）」の「1. 特定の行動または心理的不安」の項目で「有」がある場合には，この項目で問題ないと回答されても"母子のアタッチメント不足か子どもへの拒否"の可能性を考える必要があります（本章 210 頁参照）．

ケースは少ないのですが明らかに回答を操作していると考えられる場合もあります．明らかに操作している場合はなんらかの問題があるといえます．

①下の子が産まれ，手を掛けてもらえなかった．

例1：一歳違いで下の子が生まれ，手を掛けられなかった．自分でなんでもやり，とても良い子でした．

> 下の子が生まれ，上の子（対象児）には手が掛けられない状態が一定の期間は生じるのは仕方がないとしても，父親や祖父母の参加により母親の負担を減らし，母親が吃音児に対応できる時間をつくり出す必要があります．他の例では数年にわたり下の子に親の注意が向いてしまい，精神的には姉または兄である吃音児には，わずかな注目しかされない場合もありました．母子関係の希薄さが問題で，フラストレーションが関係します．

対応：可能なかぎり対象児にも関心を向け，感情の交流を図るように指導します．

例2：孤食（幼児が独りで食事する）．

> 幼児は食事を与えられ栄養摂取はしていますが，食事場面で培う人間関係の樹立が不足しています．"手が掛けられなかった"，"手が掛からず（楽で）良い子"であった範囲に入ります．フラストレーション，不安が関係します．

対応：可能なかぎり一緒にわいわいと楽しく食事できる場面をつくるように指導します．平日は仕事でしかたがない場合では，休日の日はテキパキと食事をするのではなく，ゆっくりと時間をかけ，子どもの話を聞き受けとめながら，長めに時間をとる（主婦の立場ではだらだら食事をしていると映るかもしれませんが）などの指導をします．換言すれば食事と気持ちの交流を兼ねるのです．

例3：独りで寝て，起きた時も親がいなかった（昼寝，独り寝）．**例4**：目覚めたときに母が居なくて不安であった（朝）．**例5**：昼寝で目覚めた時に母が居なくて不安であった．

> 夜寝る時または昼寝であっても独りで寝て，目覚めた時も独りでは幼児は孤独であり，家族と一緒に居ることの安心感を得る必要があります．「常に特定の物（母親代わり）」を持って寝ることで孤独感や不安感を和らげる場合がありますが，代用物では親や家族と常に一緒に寝る場合と比べて等価ではありません．不安，フラストレーションが関係します．

対応：親と一緒に寝るように指導します．親が一緒でも特定の物を持って寝ないと不安である場合は環境調整の結果，特定の物を自然に気にしなくなるまでそのままとします．不安が和らげば自然に持っていなくても平気になります．朝目覚めた時に独りであると不安であるのであれば（朝は食事の準備等で忙しいですが）目覚めたら顔を見せに行って安心させ，起こして連れてくるなどの対応をします．

例6：昼寝で眠る時は親がいるが目覚めた時には独りで，母は兄を連れて買い物に行き（自分は）心細く親の帰宅を待っていた．しかも週のうち半分以上はこのような状態だった．

対応：対象児（幼児）が眠っていても独りで家に置いて行かずに一緒に連れていくことが必要です．

②忙しくて，母は自分に対応する時間があまり無かった．

例1：忙しくて，母は自分に対応する時間があまりありませんでした．

　　母親と一緒にゆったりと過ごせなかった場合には種々の理由があり得ます．例えば，内職で忙しかったり，母子家庭で母親が仕事に精一杯で家に居る時間が少なかったり，共稼ぎでさらに仕事の関係で子どもとの時間がとれなかったりします．このような場合には，特に母子関係の希薄さが問題になります．家族と一緒にいることの安心感，孤独の解消，甘え，感情の交流，意思の表出と受け入れ等の対人関係の基礎的な経験が不足します．

対応：環境調整では可能なかぎり母子間で感情の交流する時間と，ゆったりと一緒に過ごす時間をつくります．家事は手抜きして，良き主婦の立場を削ってでも母の立場を強めるために，多くの場合は父親の理解と協力が必要です．

例2：ほぼ毎日，帰宅すると家族がおらず，自分一人で留守番をしていた（鍵っ子）．

　　鍵っ子自体は親の職業との関係であるから改善のしようがありませんが，短くてもよいので毎日一定の時間を子どもと過ごし，気持ちの交流を図る必要があります．このように指導すると誤解する場合があります．例えば，「子どもに土産を買ってきてやった，自分はいっぱい話しかけたから十分に子どもに対応しました」と言う親もいます．フラストレーションが関係します．

対応：まず子どもの側にいて，自発的な行動や気持ちの表明，子どもからの話しかけを待ち，その行動自体を受け入れることから始めてもらいます．

③一緒にいる時でも母は自分に対応する時間があまりなかった．

例：母はテキパキと物事を処理するタイプでキチンとしているが，家族でゆったりとする時間がほとんどなかった．

　　家庭の中も職場と同じようにいろいろなことを処理するだけでは，気持ちの休まる時がありません．母子間も物事の処理の中の一環として扱われています．フラストレーションが関係します．

対応：長くなくてもよいので毎日一定の時間を子どもと過ごし，気持ちの交流を図る必要があります．

(2) 共感，受容

　　この (2) の項目に該当する内容が多ければ問題ありません．少ない場合は消極的拒否に当たります．環境調整ではこれらの内容を説明し，実施してもらう必要があります．「話しかけ方」と「聴き方」（吃音質問紙 p2）の項目（「9-

Ⅰ．3．親からの話しかけ方」，「9-Ⅰ．4．聴き方」参照）とは逆の内容です．共感は話の論理的内容ではなく子どものちょっとした気持ちや興味や行動を是認し受け入れてやることです．その場合，長々とした言葉や理屈は必要ありません．うなずきや是認の相槌を打つだけでも，子どもの言葉を受け入れながら繰り返すことでもよいのです．まさにプロソディー（韻律）の声の高低，長短とこの組み合わせだけでも「同じ事を感じているよ」という気持ちは伝わります．

なお，下記の項目は項目の内容とは反対の場合について述べます．

①**自分の話に興味をもってじっくりと聞いてくれた．**
例：親は自分の話に乗ってこなかった（無視）．

話は一応聞くのですが，話に乗っていません．子どもが話し終わるのを待っていたかのようにすぐ何かを始めるのであれば，形の上では子どもへの対応がなされていますが，子どもの感情を受け入れていないので，感情面でのすれ違いが生じており，消極的拒否に当たります．フラストレーションが関係します．

対応：まず子どもの状態や行動に目を向けること，そして子どもの状態をありのままに受け入れるように指導します．次に子どもの働きかけの内容を子どもの立場に立って理解し，子どもの気持ちや意図を考え，受け入れるように指導します．

②**自分の感情に共感，同意してくれた．**

親に対し子どもが何かの行動（発話を含む）で働きかける場合に，その行動が受け入れられることは，その根底にある子どもの感情，意図が受け入れられることでもあります．そして直接的な感情表現への親の共感は子どもの感情の是認を前提としています．

下記のいずれの場合も，親が子どもの感情を受け入れず共感しなかったことであり，子どもの感情や意図を拒否した状態です．吃音では親のこれらの状態は大きな問題なのです．表9-3 は筆者が経験にした吃音の場合で，a が最も強い拒否であり，d が弱い拒否に当たります．

基本的対応：吃音の指導，訓練において，常にこの共感，同意の行動を親がとれるように指導します．

例1：子どもの気持ちがわからず，外的な事実のみに反応した．

子どもの気持ちを受け入れるのではなく外的な事実のみに反応するのは，相手の行動の受け入れの欠如です．

対応：まず子どもの状態や行動に目を向けるように指導し，子どもの状態をありのままに受け入れ，次に**子どもの働きかけを待ち**，子どもの気持ちや意図に注目

表9-3　子どもに対する拒否の程度

a) 親が自己の安定を保つために子どもを虐待している場合は，最も強い子どもへの積極的拒否にあたる．次に親の価値観だけが全てであり，多くのことを強圧的に押さえつける場合も程度は弱まるが積極的拒否にあたる．
b) a) よりは強くはないが，子どもの気持ちには関心が無く自分の考え（価値観）を押しつけ，子どもの感情を直接否定したり，理詰めで説明し，権威で強圧的に納得させたりしてしまい，子どもの考えを拒否する場合である．
c) 親は自分がどうすべきかには関心があっても子どもがどう感じているかについては無関心である場合には，子どもの感情，考え，意図には気づかない．ゆえに子どもの気持ちや行動を無視してしまい，消極的に拒否してしまう結果が生じる．
d) 子どもの気持ちや，意図，行動の目的に気づいていても，親自身が共感の仕方を未経験で過ごしてきたために，何気ない感情の出し方を知らず，どのように共感すればよいかがわからない状態である．そのため気づいていても無視した結果（消極的拒否）になる．

し，受け入れるように指導します．説明するだけでなく，臨床で子どもから親への働きかけがあった機会を捉えて具体的に指導するほうが理解してもらえます．

　環境調整中の親への指導でうまくいかない場合で，表9-3のcとdのケースに当たるときは親自身が問題を抱えていることもあり，親に対してM・R法で脱感作するほうがよい場合もあります．その拮抗刺激は親が幼児期に親（祖父母）に甘える等の内容です．なお，虐待が生じている場合は，他の部門との連携が必要になります．

例2：子ども（自分）が何かを発見し感動し（驚き），親に知らせようとしたが親は興味なく知らん顔だった．

　　発見し，新鮮な驚きや感動を知らせようとしたのですが，親の反応がなかった状態です．結果としてその驚きや感動が，そして知らせようとした子どもの行動が否定されたことにより，全体として子どもの感情や行動が受け入れられていません．フラストレーションが関係します．

対応：まず子どもの状態や行動に目を向けるように指導し，子どもの状態をありのままに受け入れ，次に子どもの働きかけの内容を子どもの立場に立って理解し，子どもの気持ちや意図を考え，受け入れるように指導します．

例3：例2とほぼ同じ状況で，子どもが見つけた物を何であるか教えた．

　　子どもからの感情の直接表現があっても，子どもの感情に気づかず知識を与える行動をとっていることが問題です．知識を与える場面であればこの行動で良いのですが，この場合は気持ちの面ではすれ違いです．感情の交流の無さ，消極的拒否が関係します．

対応：子どもの気持ちや意図に注目し，受け入れることが重要であることを親に指導します．

③自分のペースに合わせて一緒に遊んでくれた．

例：母は一緒に遊んでくれたが，自分がしていることになんでも口を出して，こ

うするとよいとか，こうしようとか言って，そのとおりにできると上手になったとほめてくれた．

> 親の価値観に基づく行動の押しつけであり，子どもの気持ちや意思に基づく行動表出の拒否です．拒否されることによるフラストレーション，罰が関係します．

対応："次はこれ"，"これもあるよ"などと遊びを指示しないで，子どもの行動を見守り，待ちます．子どもの意思や気持ちを優先し，自発的行動の表出を受け入れることを指導します．

④自分の興味を受け入れて合わせてくれた．
例：自分が話すと親はいつもすぐ別の話に変えてしまって，聞いてくれなかった．

> 子どもには自分の関心事を押しつけ，子どもの気持ちには感心が無いことが問題です．消極的拒否，フラストレーションが関係してきます．

対応：自分の関心事を押しつけず子どもの話を聞き，受け入れ，共感を示すことを指導します．

⑤自分の話の内容に興味を示し，話に乗って聞いてくれた．
例：父母は自分の話をいつも何かをやりながら片手間に聞き，いつも生返事ばかりで真剣に聞いてくれなかった．

> 子どもの働きかけを受け入れていないことが問題です．消極的拒否，フラストレーションが関係します．

対応：子どもの話を聞き，受け入れ，共感を示すことが必要です．話しかけられた時に何かの作業中であってもしばらくは手を止め，対応します．どうしても手を止められない場合は，別の時にじっくり話を聞いてあげる必要があります．

(3) 不安，否定（親の心理的不安定）

> この項目で「多」が多ければ明らかに対象児を否定する行動です．「少」であっても多くの項目にわたっていれば，全体としては親の否定的行動が多くあったと判断できます．特に「⑥自分は良い子か親にきいた」と「⑦『自分がお利口か？』と母にききました．」がある場合は，この質問の背景に対象児に対する親の強い拒否があると判断せざるを得ません．

①親が兄弟とよく比較し，自分はだめだと指摘した（兄弟をほめた）．
例：兄弟と良く比較された（できない，下手だ，劣る等，たびたび否定された）．

> 能力が伸びてほしいとの親心からであっても，他者と比較され，自己の能力や感情を否定され受け入れてもらえないことが続いたのであれば問題です．罰，フラストレーション，罪の意識，敵意，場面に対する恐れ，不安が関係します．

対応：環境調整では他者と比較してほめたり，けなしたりはしないように指導し

ます．
②余所の子と比較し自分をほめた．
例：余所の子といろいろ比較し，あの子よりはあなたのほうがよいと常々言われた．

　　対象児をほめたのであるから，一見何の問題も無いように思えますが，そうではありません．比較した余所の子を否定しており，失敗した場合は自分も否定されるかもしれないとの内容が含まれています．自分もそのようになってはいけないとの規範の押しつけでもあるのです．さらに良くなれ，上を目指せとの要求が親の行動の中に潜在的に含まれていて，本人にとっては過剰な要求となっています．したがって他者を否定したうえで相対的に勝っているとほめるべきではありません．現在の状態の否定によるフラストレーションが関係します．

対応：比較はやめ，本人を否定することもほめることもやめ，本人の現状を是認するだけとします．

③自分の考えや行動はいつもだめだと否定された．
例1：父の口癖は「だからだめなんだ」であり，自分が何かを話すと全て否定し，最後は怒られたのであまり話さなかった．会話も続いたことがなかった．
例2：父は家族の誰にでも常に怒鳴り散らしていて，人の話は聞かずに，ほんの少し聞いた時もすぐ「だからだめなんだ．」と否定的方向にもっていき，話を聞いてくれなかった．

　　父親が子どもを認めず否定しています．子どものほうは父への自己の感情や意思の表出をあきらめていて，権威（父親）への恐れが生じています．この恐れは，大人になってから，自分より社会的地位の高い人や年齢が上の人に接する場合の緊張に繋がりやすい傾向があります．否定した親のほうは否定しているつもりはなくても，否定的側面に注意が向くことが習慣的になっていると，子どもを否定する行動をとる場合があります．子どもに自信をつけさせる方向とは逆です．罰，フラストレーション，罪の意識，敵意が関係します．

対応：親には環境調整の基本的な事項を説明しますが，親には受け入れられにくいケースに該当します．環境調整を進めていく過程で子どもの変化を通して，少しずつ理解してもらうように努めますが，難しい場合もあります．

④余所の子と比較し自分をけなした（だめだと言われた）．
例1：園で，他の子はできても自分にはできない事があった．

　　幼児時代は月齢のちがいや個人差で他の子にはできても，その時点ではある幼児にはできなかったり，下手であったりする場合があります．これを月齢差，個人差としてとらえればよいのですが，問題は同じ年少児，年中児だから，ある子ができたら自分の子どももできなければなら

ないという親の焦りです．その子の発達のペースに合わせられず，子どもを責めたり（罰），頑張らせたりすること（ありのままの状態の拒否）が問題です．罰，フラストレーションが関係します．

対応：比較することをやめ，その子の発達のペースを受け入れるように説明します．

⑤余所の子と比較しいろいろ心配された．

親が心配していることを子どもに伝えた場合です．直接的否定よりは1回1回の否定的効果は弱いのですが，何年にもわたって心配されるのでは直接的否定と同じ効果となります．

⑥自分は良い子か親に聞いた（親の判断を常に気にするか）

例：自分は良い子か親にたびたび聞いた．

子どものこの行動の背後には，自分を庇護してもらいたい，安心した状態でいたいのに，親に自分が受け入れられていないとの強い不安があります．この場合には親の積極的拒否や消極的拒否があり，親の気に入った行動をしないと強く拒否されたり，意図的に無視されたり，場合によっては体罰を与えられることが頻繁にある場合を疑ってください．恐怖感，不安，罰，罪の意識が関係します．

⑦「自分がお利口か？」と母に聞いた，または「お利口と言って」と要求した．

親に受け入れられておらず，安心感の欠如が問題です．親の価値基準そのものを下げる必要があることと，対象児にとっては頑張らなくても多くの場面で親に受け入れられる経験が必要です．

通常，子どもは親に受け入れられていることを無条件に信頼し，疑うこともない状態で暮らしている場合が多いと考えられます．上記の⑥とこの⑦の項目は親に受け入れられていない現状を反映した子どもの行動です．この場合の親子関係の分析では，親の子どもに対する積極的拒否を疑い，情報を収集し分析することが必要です．消極的拒否では子どもがここまでの行動を出すことは少ないのです．

対応：親が子どもを受け入れられない原因を探り，子どもへの対応と並行して親自体への指導・訓練が必要な場合もあります．親に対する指導訓練を子どもに先立って行うことが必要な場合もあります．

⑧自分には注意しないが，兄弟はたびたび注意された．⑨自分には叱らないが，兄弟がたびたび叱られた．

自我の未確立である幼児期では自分が直接叱られたり注意を受けたりしなくても，自分もいる場面で兄弟姉妹の誰かが叱られたり注意されたりすれば，本人が注意されたり叱られたりしたと同じ効果があります．罰が関係します．

対応：直接叱られ罰を受けた場合と同じ否定的な効果を生じさせるのを防ぐため

に，本人が居る前や声が聞こえる隣の部屋等で兄弟を叱ったりしないように指導します．

⑩兄弟とよく比較された（自分はだめだ，劣ると言われた）．⑪自分はたびたび叱られた．

　この⑩と⑪の項目は間接的に叱られた場合よりも否定的な効果が強く，罰，フラストレーションが関係します．

対応：環境調整では叱らないように指導します．

⑫親が神経質でいろいろと細かかった．

　親が神経質で細かいと，子どもは行動の細部まで規定されて自由な行動が許されない状況の中で生活せざるを得ません．自由にのびのびと感情を出し，意思を出して行動する経験が不足しがちです．

対応：最初は臨床家が親に細かな指示をしないように指導し，子どもにのびのびと生活させることで，子どもが良い方向に変化することを親に現実に体験してもらいます．この体験を通して親の行動が大ざっぱでもよいことを理解し納得してもらいます．神経質で細かなことまで気になっていた親が大ざっぱになっても，現実的にはまだまだ細かい状態です．「○○であらねばならない」との規範をゆるめると，環境調整が進んだ段階で親自身も自縄自縛の状態から脱出し，気楽な状態を体験できます．

⑬親は倹約家で，自分は無駄を細かく注意された．

　倹約家とは良い名前ですが，倹約がいきすぎた場合は心理的な余裕のない状態でもあります．

対応：あまり細かな事まで「もったいない」ということで，行動を制限することを解除し，少し無駄でも心理的には豊かな状態を作る必要があります．しかし経済的に無駄遣いを奨励するものではありません．目的は極端な倹約を無くすことです．

(4) 消極的拒否

①とても良い子で，あまり手が掛からなかったと言われた

　「良い子で手が掛からない」とは大人の立場で見た場合です．この場合，大人にとっては手を掛けずとも子どもが自発的に大人の価値観に沿った行動をとるので楽な状態です．しかし子どもの側から見れば，大人の意を呈して自己を制御し，大人の価値観に沿った行動をとることです．これは「小さな大人」になることです．別の言い方をすれば，大人の意に沿った行動とは，子どもがそれぞれの年齢で本来経験すべき事を一部未経験のまま過ぎることを意味します．そして我を出すことや，感情を出すこと，自分の意思を出すことなどが未経験になりがちです．したがって規制をゆるめ，子どもが自発的にいろいろな事を体験できることが必要です．この体験には，大人の目から見ればいたずらや遊びなどさまざ

まなことが含まれています．子どもの目線では同じことが冒険であったり，探検であったり学習であったりします．よってこの項目では未経験が関係してきます．

対応：指示や禁止を無くすと徐々に感情を出すようになり，次に自己の意思を出すようになり，自発的行動が出現しますので，それらの行動を受け入れてもらいます．

(5) 拒否，強制

①成績が悪いと叱られた．⑥勉強を強要された（勉強せよとうるさかった．勉強しないと叱られた）．

例：勉強を強要され，遊ぶことはもってのほかと言われた場合や，常に勉強を強制され，「学業成績が良いことが全てである」かのような価値観を祖父母，両親を含め，自分ももっていた．さらにはテストが 70 点以下の時は母にひどく叱られたので，50 点の時は見せなかった．親は教育熱心でテレビを見る暇があったら勉強，本を読めとうるさく言っていた．テレビの漫画（アニメ番組）はくだらないという理由で見ることを禁止された．

　学校の勉強を強制された等が該当します．勉強以外のことも行ってよいという体験が必要です．未経験，フラストレーション，罰，罪の意識が関係します．

対応：成績が悪くても叱らないようにしてもらいます．環境調整が進むといままで強制されて行っていた勉強も強制が無くなるので行わなくなり，成績は低下することが一時期発生します．しかし，そのうちにいろいろな側面で自発的に行動し始めると，勉強も強制しなくとも自発的に行い始める場合が多いのです．したがってこのような見通しを親に伝え，勉強の面でも長期的な視点で見てもらうように指導します．

②細かな事もいちいち注意された．

　前出の (3) の⑫の項目の「親が神経質でいろいろと細かかった」と同様に分析，対応します．

③○○教室等は休ませてもらえなかった．④○○塾は休ませてもらえなかった．⑤○○の練習は休ませてもらえなかった．

　上記③④⑤は自分で行きたいと言ったのであれば，途中で投げ出さないで最後まで行くことが強制される場合です．自己の感情，意志の表出の拒否になっています．フラストレーションが関係します．

対応：環境調整の立場では自己の意思を出し，受け入れられることが重要です．意思の表出と受容が繰り返されることにより，意思表出の根底にあると考えられる感情を出してもよいとの経験が蓄積されます．そして子どもが種々の事に興味が出て，さらに積極的に試みることで達成した経験が積まれ，自信が生まれます．これはまさに「予期不安」が作り出される過程とは逆のプロセスです．環境調整

中は休むことを許容してもらいます．

4. 対象児の対人行動

1）祖父母，父母への行動，2）兄弟，友達等への行動，3）本人の家族以外の大人への対人行動，4）子ども自身の規範性の4つの項目があります．

1）祖父母，父母への行動（○○に下記の人物を入れて尋ねる）
（1）甘え

> 情動の安定をもたらすために甘えは非常に重要な行動です．甘えの行動の有無と家族の誰に甘えたかを評価します．家族の中で母親への甘えが特に重要です．多くの場合は母親への甘えが最も多いのですが，そうでない場合は基本的な母子のアタッチメントの不足を意味します．母親に甘えられなかった理由の分析が必要です．
>
> 母親が吃音質問紙を記入した場合は「多」にチェックされることが多くあります．問題がなければよいですが，疑われる場合は次の項目の分析結果を考慮して評価します．また臨床場面の子どもの行動を分析します．

①○○にだっこしてと甘えた（表出したか）
この行動が不足している場合を述べます．

a）父母，b）祖父母

特に母親に甘えることによる母子のアタッチメントの確立は，幼児の情動の安定には不可欠です．幼児は言葉で受け入れられるだけでは不足であり，特に言葉は使わなくても親の温かさ，安心感などは情動を安定させる重要な要素です．当然父親，祖父母アタッチメントが確立されていることは望ましいことです．母親に甘えることの充足と，親に話すことによって自分の感情，意思を出すこと，そして感情・意思が受け入れられることが必要です．親子のアタッチメントの不足，情動の安定の弱さ，フラストレーションが関係します．

対応：環境調整中におんぶやだっこと甘えが出てくることがしばしば起こりますが，幼児の場合は受け入れるように指導します（年齢退行）．十分に甘えることができ満足すれば，再度，年齢並みの行動に戻るので心配はいりません．

・兄弟姉妹間での親の奪い合い

例：母の膝の取り合いでいつも弟に負けていた．

自己の感情表出が制限されていると，したいと思っても言い出せません．兄弟に押しのけられると拒否できず，母親の膝で甘えるチャンスを奪われてしまうことも起きます．フラストレーションが関係します．

②○○におんぶしてと甘えた（表出したか），③○○に本を読んでと甘えた（多く有ったか），④○○に着せてと甘えた（自分で着ることができても），⑤○○に食べさせてと甘えた(食べることができても)，⑥○○に一緒に遊んでと甘えた．

　　この自発的行動も受け入れられることが望ましいのです．育児で母の対応が不足（アタッチメントが不足）している場合に，補う必要があります．

対応：環境調整ではこれらの経験が少ない場合は，それぞれの甘えを実行できるように規範をゆるめ，本人が感情や意思を出せるようになることから始めます．

(2) 拒否または無視（理由をつけて行わなかった場合も含む）

　　勉強や宿題をやれと毎日指示されることで，自分の意思で行っているのではなく強制され，圧迫を受けることが問題点です（フラストレーション）．指示されたことに対し，理由を付けて拒否できる場合は，「依頼」よりも強い意思表出ができていると評価します．

対応：やりたくないと意思表出をされた場合は，親に受け入れてもらいます．子どもにとっては自分の意思を表出することと，自己主張することを通して，権威（親）に対し黙ってただ従う（圧力の甘受）だけではないことの練習になります．

(3) 要求

①○○ちゃんにもちょうだいと要求した．②（食べ物）をちょうだいと要求した．

例：自分からちょうだいと要求した経験がなく，いつもじっと待っていた．

　　自分から意思を出すことの未経験があります．

対応：環境調整の過程の中で，要求があったら親は受け入れてもらいます．なお，環境調整中であれば「要求」は意思表出の強さを判断する目安となります．

(4) 依頼

　　この項目の行動が「多」であれば問題はありません．「少」「無」の場合は感情，意思表出が不足していると判断します．「依頼」による意思表出は「要求」よりも弱いので要求できる前に出現します．

対応：環境調整の中で対応します．

(5) 感情表出（泣く，笑う，怒る）

　　感情を直接出す行動です．項目①から⑧の行動へ向かうに従い，感情を強く出せる状態であると評価します．感情を出す経験が極端に少ないと，泣くことさえできない場合があります．この問題が改善していく場合は次のステップをとります．現状がどの段階であるか判断してください．

　　現状は「泣くことができない」→「泣く仕草はあるが泣き声を出すことができない」→「泣く仕草はあり，涙も少し出てくる．しかし泣き声を出すことができない」→「涙も少し出て泣き声を小声で出すことができる」→「めそめそ泣くことができる」というステップで改善してきます．

対応：全体的な環境調整法の中で対応します．この項目だけに対応することはありません．

(6) 指示

①祖父母に遊びで指示した．②父母に遊びで指示した．

　気軽に祖父母へ指示ができていれば，祖父母から受容され安心していると判断できます．しかし祖父母にはできるのに父母にはできないのであれば，理由を分析する必要があります．他の子どもに指示できる時には自分が相手と同等ではなく，気持ちの点で相手に対し上位にいるか相手が安心できる対象です．自己の意思を相手に余裕を持って出せる状態にあります．幼児の段階ではこのような上下関係の問題を意識することなく指示することで，上下関係の束縛や恐れを排除できます．指示できるようになる順番は，多くの場合，「家庭内で安心できる相手（家族の中でも母親が多い）」→「自分より弱い相手（年下の兄弟）」→次に「年上の兄弟（兄弟が受け入れてくれる場合）」→「自分と接触が少ない相手（父親が多い）」の順です．しかしそれぞれの家庭でこの順番は異なります．まだこの段階では内弁慶です．次に家庭内だけで行動できる段階から，徐々に家庭外でも可能となっていきます．遊び相手でも自分より弱いまたは年下の者，次に自分と同等の相手に変わっていきます．この順番は拒否と攻撃行動の推移の順番と類似しています．

(7) 自己主張

　自己主張の多くの項目で，この行動ができる状態であるほど良い状態です．兄弟姉妹間での競争が前提となっており，何か行う時に自分が行うと主張すること，自分の物だと主張することや自分が先に行う等の主張は，他者を押しのけてまで自分が行動することであり，意思を強く出す行動が兄弟間で達成されていることを示します．したがって環境調整中にここまで達したのであれば喧嘩できることも遠くはありません．しかし兄弟間でこれらの主張ができたとしても，相手が友達であったり友達でない同年齢の子どもであったりすると，兄弟姉妹ほどには意思を強く出せないことがあります．したがって当人が属する社会の大きさとの関係で評価します．一般的には「親子」→「兄弟」→「仲の良い友達」→「あまり親しくないクラスメイト」→「親しくない同年齢の子ども」→「自分より強い子ども」の順で緊張が増えます．自己主張できないのであれば，自己主張よりも弱い意思表出の段階がどこまで可能かを判断します．

(8) おねだり（安い物か，高額な物かも聴取する．）

　「おねだり」の質問項目で該当する項目が多いほど良い状態です．

①○○に買ってほしいとねだった．

　買ってほしいとねだることも自己の感情，欲求を表出することです．

自分の感情，意思を出すことが制限されている場合には，ねだること（感情表出）の経験が少ないことが問題になります．さらに買いたい物を自分の意思で決定し，自分で行動することができないことが問題になります．

対応：環境調整ではなるべくこの欲求（感情）の表出を受け入れてやります．その場合も目的は親が受け入れることにより，子どもに欲求の表出を受け入れられた経験を積ませることです．金額的には安い物で回数を稼ぐほうがよく，5,000円の物を1回買うのであれば，100円の物を50回買ったほうが効果は50倍です．そして自分の欲求表出が受け入れられ欲求を表出してもよいという経験を積むと，欲求表出は増大します．したがって無限に受け入れればよいのではなく，金額が合計として限度を超えると判断した場合は，他の意思表出を受け入れるなどで対応し，買うことに対して金額を制限してもかまいません．目的は買い与えることではなく，意思表出が受け入れられた経験を積ませることです．

②○○に連れていってと頼んだ．

対応：親の時間や経済的に可能であれば，たまには実現してほしい内容です．最もよいのは時間をかけず，経済的負担の少ない近場で回数を稼ぐことです．

(9) 勧誘

「勧誘」の質問項目で該当する項目が多いほど良い状態です．

幼児期に父母，祖父母を遊びに誘い，この誘いが受け入れられたのであれば，常々の感情，意思表出が受け入れられており，安心して親を誘う行動が出現します．誘うことに恐怖や強い緊張感が伴うのであれば，他の場面でも受け入れられていない状況が予想されます．父母とのアタッチメントが確立していない場合もあります．また祖父母に育てられ，父母との対応が経験不足などさまざまな場合があります．また経済上の理由で母親が忙しく働き，このような対応ができない場合もあります．または共働きで母親はすばらしい職業人であっても，母親の立場の時間が不足している場合もあります．

対応：専業主婦の場合は可能なかぎり対応する時間を設けるように指導します．働いている場合は，主婦の部分を削ってでも対応できるような方策を立てます．

(10) 自発的説明，(11) 自発的な質問，(12) 伝達行動

父母，祖父母の誰にも自発的説明の行動がないのであれば，感情表出，意思表出の行動が抑制されています．または発話行動が拒否されている可能性も考える必要があります．相手の人物により行動の表出に差があれば，その理由も分析します．

説明は発話が長いために短く言う場合よりも吃りやすい傾向にあります．自分からいろいろと説明する段階に達していれば，それだけ積極的に行動できていることを意味します．当然，この自発的行動と話の内容

を受け入れるべきです．

　単に話す場面よりも質問のほうが自己の感情・意思を表出が積極的に行われていると考えられます．そして自己の興味が広がり行動が拡大していく過程にあります．この行動が見られないのであれば，自己の意思を出すことや発話行動が受け入れられていない可能性があります．

　伝達行動は世間話よりも，一定の内容を伝えなければいけないという心理的圧力が強くかかります．話しかけるタイミングを測ろうとすること，そして伝達内容よりも伝達の表現に注意を向け，その言葉を出そうとすること（意図的発話）が問題となり，吃りやすくなります．この状態下で自発的に伝達行動をとるならば，自己の意思を積極的に出せる状態にあることを意味します．

(13) 抗議した（文句をいう）

　抗議をする，文句を言う事は上記の「伝達行動」よりも自己の感情の強い表出です．この行動ができることは好ましいことです．「抗議」の前段階にあたる感情や意思を強く出す行動としては，前出の「自己主張」があります．

　子どもが親に受け入れられている場合に，幼児期に親に文句を言う行動が出たのであれば，本人は文句を言われる側の庇護のもとにあり，文句を言われても親は軽く受け流すことができ，謝っても余裕のある状態であるので傷つきません．この場合は幼児が文句を言っても両者の関係は大きな問題にはなりません．苦言を呈する行動が受け入れられやすく，文句を言うことの心理的圧力を減少させやすい条件下にあります．したがって文句を言う行動を最初に経験しやすい場面です．逆に年齢が近く，対等に近い兄弟姉妹のほうがむしろ喧嘩に発展しやすいのです．無論，親から消極的にまたは積極的に拒否されている関係の下では，子どもが強く感情を出すことは困難です．

2) 兄弟，友達等への行動
(1) 遊び，集団への参加

　下記の遊び，集団への参加は項目番号が後になるほど自己の感情，意思を強く出せる能力が高いと判断します．どの段階までできたかを情報収集します．

　遊びの集団との関係では，「もっぱら独り遊びをしている」→「皆が遊んでいるときに近くで見ている」→「自分から皆の輪の中に入っていけたが輪の中でぽつんとしている」→「誰かに手をさしのべてもらえば遊べる」→「自分から少し働きかけができ遊べる」→「対等に共同して遊べる」→「自分から積極的に誘って遊ぶ」→「自分が遊びの内容をリードする」

場合の順番です．

　具体例では，他の子は遊び相手がいて遊んでいるのに，独りでぽつんと遊んでいた．集団で遊んでいる中に入れず，近くで見ていた．集団の中に行きなさいと指示されて入ったが，自分ではどうしてよいかわからずぽつんとしていた．集団の中で遊んだが，常に誰かの後ろについて回ったなどです．また，「自宅に同じ園の子や知り合いの子が来ても遊べない」→「遊びに来てくれるなら，しかも親と一緒なら友達と遊べる」→「親と一緒でなくても友達と自宅で遊ぶことができる」の順です．この背後に友達が家に来て遊ぶことの未経験があります．

　遊びでの発達は，「友達との遊びを親がセッティングして友達が来ても親の後ろに隠れてしまう」「親が遊びの場面に一緒にいれば遊べるが，親が他の部屋に行くと遊びを止めて後を追いかける」の順です．

　誰かの家に行っての遊びでは，「親と一緒なら友達の家で遊べる」→「親が送り迎えしてくれれば友達の家で遊んでいられる」→「（距離的に可能なら）自分で遊びに行って自力で帰って来る」というステップで進んでいきます．もし特定の段階で止まりそれ以降は未経験であれば問題です．

(2) 拒否

　拒否も項目番号が後になるほど感情表出，意思表出を必要とします．環境調整では現状に該当する項目から後の項目にどれだけ進んでいるか否かが，改善の指標となります．また兄弟姉妹でも，多くの場合は年下の家族に対する意思表出は年上よりも楽な場合が多いのですが，年上でも個別のケースで一様でない部分もあります．また，年下の兄弟姉妹に対して怖くて感情・意思表出が難しい場合もありますので，個別に情報を得ます．

　「要求」と「拒否」との比較では，拒否のほうは他者からの働きかけに対して否定的な反応をすることであり，自発的に働きかける行動は必要ではありません．自発的な感情・意思表出が必要である要求よりも，拒否のほうが心理的圧力は少ない状態にあります．要求は相手と本人の力関係で本人が優位に立った場合に成立するものです．

(4) 依頼

　「頼む」ことは「要求」よりも感情・意思表出は弱くてもよい行動です．したがって要求よりも先に行動として現れる必要があります．「父母（祖父母）」→「兄弟姉妹」→「友達，仲間」→「同年齢の子ども」→「年上の子ども」などの順番で頼む時に心理的圧力が強くなります．

(5) 攻撃

①攻撃できた，③防御反撃

　項目番号が後のほうがより強い感情表出，意思表出を必要とします．

環境調整ではどの段階まで可能であるか，または可能であったかを判断します．

「攻撃」は力関係で相手が自分より弱いまたは安全な対象であると判断している場合に起こります．換言すれば自分が相手との相対的関係で強くなったと理解しているか，自信があることを示します．

言葉で攻撃，または罵声を浴びせることは吃音児にとって腕力で攻撃するよりも難しい場合が多いのです．したがって言葉での攻撃は吃音児にとって最も能力を必要とする攻撃の仕方です．幼児期の喧嘩は双方の攻撃と反撃の経験を通して，どこまで攻撃すればどのように反撃を受けるかなどの経験でもあり，どこまでしてよいか，どのように守るかなどの練習になり重要な行動です．この経験は将来大きな怪我の防止や他人との対応能力の基礎となります．

(6) 抗議（文句をいう）

兄弟，友達または同年齢の子どもに対して，文句が言える場合は力関係が同等か自分のほうが勝っている場合です．

(7) 指示（遊びで指示した）

兄弟，友達または同年齢の子どもに対して，優位にある場合です．

(8) 自己主張

「自己主張」は「攻撃」よりは感情や意思の表出は強くはありませんが，気持ちの面では相手と対等かまたはそれ以上の強さが必要です．前段階での自己主張でない場面で自己の感情や意思を安心して出せる経験をたくさん積ませておく必要があります．「（誰々）が悪いと主張した」は悪いと評価される原因が誰にあろうとも，他の主張よりも強く感情表出を必要とします．

(9) 勧誘（誘う）

この行動は対象児が相手を受け入れている事が前提になります．

(10) 命令（命令する．○○やれと命令できた）

命令できるのであれば，命令する立場にあるか，遊び仲間の中でも相手との相対的力関係が上位にあることを意味します．相手が誰であるかにより，その者に対し感情や意思を出せる強さの判断材料になります．

(11) 注意（注意することができた）

相手からの反撃を予想した場合に，注意をすることは心理的圧力を受けます．したがって注意できるためには心理的圧力をはね返す強さが必要です．注意ができる相手，できない相手を知ることにより，本人が感じるその人物に対する相対的心理的圧力の強さを知ることができます．

(12) 自発的説明（自発的に説明した），(13) 質問（質問した），(14) 伝達（伝達した）

　　相手への自発的行動の表出の側面の積極性の判断材料になります．発話面では特定の内容を伝えることと，話しかけるタイミングが測れないこと，内容を伝えるのではなく，言葉そのものの表出を意図しがちであることが問題になります．したがって発話への注目，発話表出自体を意図する行動の有無も評価します．

(15) 喧嘩（喧嘩した）

　　喧嘩は感情や意思を最も強く出す行動です．環境調整では喧嘩できるようになれば，その相手に対して感情を強く出せるようになったことを意味します．ただし，相手により喧嘩できたりできなかったりします．自分より力が弱い者，同等の者，やや強い者のうち，当然相手の力が弱い者のほうが喧嘩できます．この順番で「家庭内」→「友達」→「年下または同年齢の子どもで友達以外」の順番で喧嘩できているか，家庭内からより広い社会的場面に広がっているかどうかを評価します．

　　喧嘩ができることは，感情を最も出すことができる状態です．喧嘩の段階までの過程で，自己の感情や，基礎に感情表出を含む意思を表出できる能力が備わっていることを示します．

3）本人の家族以外の大人への対応行動

　　家族以外の大人に会った時に親の後ろに隠れる行動が，項目内では最も弱い状態を現し，項目番号が大きくなるほど自信がある状態を示します．

　　自分から女性の大人に積極的に話しかけることができても，男性の大人には話しかけられない場合や，その逆もあります．これは近所のおばさんとおじさんでは緊張度が違う場合です．または未経験によって，どのように対応したらよいかがわからない場合もあります．自分から話しかけられるのは，過去に家族以外の大人への対応行動が十分受け入れられている経験が積まれていて自信があり，不安や恐れが無いか，自信のほうが強いと判断できます．

4）子ども自身の規範性

　　園への持ち物を自発的に準備する行動が見られた場合は，「よい子」との関連を考える必要があります．

5. 本人の性格（自己判断）

　　自信の強さは，「家庭内で気弱」→「内弁慶（家庭内だけ元気）」→「外で積極的行動」の順に強さが上がります．家庭内で気が弱いのであれば，何事にも臆病で積極的な行動がとれません．根底として家族への感情表出，意思表出，友達への拒否，意思表出，反撃の行動がとれないことが問題です．なお，"おとなしい"は本来"気が弱い"を意味しませんが，幼児の吃音では"おとなしい"と"気が弱い"は同じ状態を意味する場合が多いのが現状です．最終目標は自信があり，おとなしくしていられる状態を目指します．

　　「細かな事にもよく気づく子であった」にチェックがつく子は細かな事にも気が回り，大人の目から見てもよく気づき良くできた子です．これは裏返せば些細な事も気になり「ねばならない」との規範が染みわたっていることが問題として抽出されます．さらに積極的に細部まで注目し，自己の行動を規制し自縄自縛となり，身動きがとれなくなっていることが問題です（フラストレーションが関係します）．また自己の細かな所まで行きわたった規範にて他人を罰することになれば，周囲からの反撃を受け，罰を与えられることにもなります．

　　「生真面目で自分でどんどん前もって準備した」にチェックがつけば，"小さな大人"でないかを分析します．小さな大人とは大人の価値観に合わせて行動し，それぞれの年齢で体験すべき子どもらしい行動ができないことにつながります．この背後に自己の感情・意思を出すことの経験不足と，その行動が受け入れられた経験の不足がないかを疑います．

　　「自分はなかなか決められないので，何でも親に決めてもらった」では自己の感情・意思を出し，受け入れられたことの経験不足による"自信のなさ"を疑います．自分で意思決定ができないことの背景には，自己の感情の表出と自己の意思表出の経験と受け入れられた経験が不足しているために，自信が無いことが考えられます．

6. 幼稚園，保育園での行動

　　1）園の特性，2）特定の活動，3）園の特定の方針，4）園での行動，5）園での発話（過去）の5つの項目があります．

1）園の特性，2）特定の活動，3）園の特定の方針

　　園によっては文字以外の学習でも教育に熱心過ぎる場合があります．例えば楽器演奏に等級を設け，進級を半ば強制する場合などです．他には園が教育産業と提携して学習を過剰に奨励している場合などがありま

す．「お勉強」に熱心な園であるために，自己の能力以上に頑張ることを必要とし，過剰な心理的負担を強いられることが，吃音においては問題なのです．例えば「楽器演奏で一定レベルの演奏ができると次々とグレードが上がり，がんばりを要求されました．さらにできないと練習を強要されました」場合です（居残り練習）．

さらに，あまりにも早期に文字の勉強が始まる場合があります．文字の学習自体が問題であるのではなく，問題の一つは文字導入のレディネスが整っていない年齢で導入し心理的圧力をかけることです．もう一つの問題は言葉自体に注意を向けさせ，自己の発話に注意が向き，吃音の発話症状に注目させることです．

その他に躾が厳しく挨拶を強要される場合です．吃音児にあってはブロックで流暢に挨拶できない場合でも，流暢に言えるまで繰り返して意図的に言わされるのは，吃音に対する罰に該当します．

4）園での行動
(1) 園では，先頭に立って行動した．
先頭に立って行動できれば問題ありません．先頭に立って行動できない場合には，この段階に至るまでには段階的に解決していくべき複数の段階があります．
(2) 園で，他の子はできても自分にはできない事があった．
劣等感，フラストレーション，罪の意識などを知るために尋ねます．環境調整では積極性が出るまで待ち，徐々にいろいろな事にチャレンジするのを待ちます．

5）園での発話（過去）（思い出せれば聴取する）
園での種々の場面での発話の状態を知るために聴取します．

III 吃音以外の問題

1. 特定の行動または心理的不安

下記項目 1)〜10)の特定の行動が吃音に合併して現れることがあります．吃音との関係では母子のアタッチメントの不足による情動の不安定の問題が考えられます．さらに過剰な圧力が加わっている場合があります．親は症状

> を指摘したり，やめさせようとして叱ったりすることが多く生じます．なお，下記のものは吃音との関係以外でも生じ得ますので，ここで述べるのは吃音と関係する場合に限定しています．

対応：下記項目 1)〜10)の問題は過去のことであれ現在進行中のことであれ，共に間接的に対応します．下記の問題に対する周囲からの指摘や罰をなくし，本人の表出する行動はそのままとします．言語環境・養育環境の全般の調整に伴い，軽減し消失していく場合が多くあります（指摘したり罰したりすることは厳禁です．爪咬みをやめさせようと指に唐辛子を塗っても別の問題が新たに発生します）．当然，吃音児ごとに言語的，心理的環境の具体的事項は異なりますので，環境調整の中身は個別に対応する必要があります．ただし対応できる範囲はあくまで心理的要因により発生した場合だけです．なお項目 10)は現在であるならば，当然医師の診察を受けるべきです．

1) チック症：目をぱちぱちすることがあった．顔面筋の不随意な動き（ピクピク動く）があった．
2) 夜尿症があった．
3) 発吃後，夜泣きがたびたびあった．
4) 寝ている時に，驚いて目覚めることがあった．
5) 爪咬みがある．またはハンカチや服の袖を咬んでいた．
6) 指しゃぶりがあった．
7) 特定の物を持っていないと不安になった，または落ち着かなかった．
8) 特定の物が，決まりきった場所にないと不安になった．
9) 常に落ち着きがなかった（座っていても，常に落ち着きがなかった）．じっとしているとイライラしてくるようだった．
10) （過去に）食べた物を頻繁に吐いた．
    （現在であれば医師の診察が必要です．同時に積極的拒否を疑います．）

2. 登園拒否，不登校

〈登園拒否または不登校の問題の対応の範囲〉

登校拒否や不登校の原因はさまざまですので，言語聴覚士がこの問題で対応する範囲はあくまで広義の言語障害に合併する場合です．他の場合はそれぞれの専門家に任せるべきです．したがってこの項目で述べているのは吃音児者に関わる場合のみであることを確認しておきます．質問は 3 項目あります．

1) 保育園，幼稚園に行くのを嫌がった．

園に行きたがらない状態には概略として二通りあります．一つは園に行くことができないのではなく，親と一緒にいるほうがより嬉しく安心

でき，本人にとって好ましい状況が家にあるために行きたくない場合です．この場合は本物の登園拒否ではありません．この場合は環境調整を行い母子でべたべたし，子どもが十分に甘え心理的に満足すれば，多くの場合は数日から1週間くらいで自発的に登園し始めます．

　二つ目は家にいるほうが本人にとって安心でき好ましいことは一つ目と同じですが，園へは自分の意思で行かないのではなく，行くことができない点が異なります．この場合が本物の登園拒否です（本物の登園・登校拒否では環境調整とともに現実脱感作を用います）．

2) 登園（登校）前に身体的不調を訴えた．

　本物の登園拒否または不登校です．登園または不登校の場合は，この問題の背景に環境調整法で調整しなければならない問題が必ず隠れています．情報を収集し，環境調整を行い，吃音とともに対応します．M・R法を適用できる年齢では環境調整法と併用して対応します．対応すべき内容は吃音への対応と変わりません．中学生以降であればM・R法だけで対応します．

3) 登園（登校）後に身体的不調を訴えた．

　なんとか登園・登校できても教室には入れない，または頻繁に腹痛，頭痛または吐き気を訴え，保健室に数日に1回または毎日行かなければならないのですが，保健室で休めばその日の身体的不調は治ってしまうなども不登校です．登校前に身体的不調を訴えるよりは状態は軽いのですが，同じ範囲の問題を抱えています．保健室（または教室以外の他の部屋）で過ごせるのであれば，全く家から出られない場合よりは軽い状態です．

例：約3週間ほぼ毎日，午前中に頭痛を訴え，保健室に行って休むと鎮痛剤の服薬無しで治る場合が多く，次の授業には出席することがほとんどだった．医師の診察を受けたが異常無しであった．早退してきた日は家では全く元気になり頭痛はなく，遊び回っている．しかし学校に行くと頭痛を訴える．

　身体的な不調そのものは言語聴覚士の守備範囲ではありませんが，Riperの吃音の悪化要因に関連する問題との絡みで分析しますと，同級生からの吃音に対する罰，自分は同等に扱われないフラストレーション，発話能力との関係で生じるフラストレーション，自分が悪いまたは自分はだめだとの罪の意識，学校での場面に対する恐れ（恐怖感）が強い状態が吃音と相互に影響し合います．

対応：「2) 登園（登校）前に身体的不調を訴えた」場合の不登校と同じ対応です．自宅での環境調整を行うとともに，対象児が学童でM・R法の適応があれば，幼

4）園に行きたくないとの拒否があった（登園拒否ではない場合）

　　朝，登園の時刻になると行きたくないと言い出し，登園を促すと泣いたりぐずったりします．この場合は母子関係が希薄だったり，不足していたりした場合が考えられます．

対応：幼児が対象の場合，環境調整法での対応は大体次のとおりです．

　指示や否定，強制を無くし，いわゆるスキンシップを十分にとり，甘やかすと同時に頑張らせることを除きます．そして感情を表出させ，攻撃性を出させ，自己のペースで行動や意思を表出し，しかも受け入れられる経験をさせます．その経験を通して心理的ストレスは減少し，遭遇し適応しなければならない種々の状態に対応していける能力の回復と並行して，安心していきます．本人が休みたい間は休ませます．登園を促したり叱ったりは厳禁です．園以外にも種々の〇〇教室などの習い事も休ませます．本物の登園拒否でない場合は1～2週間で自己が満たされ，自発的に通園し始めます．

　親も仕事に出勤しなければならない場合は，仕事と家にいて子どもの相手をすることの妥協案を探ります．できれば週のうち1～2日は仕事を休んで子どもに対応する日を作るほうがよいのです．さらに土曜日，日曜日には，子どもとのいわゆるスキンシップを図ることを他の事項よりも優先してもらいます．

　一方，環境調整を行っていく中で園に行きたくないと言いはじめることがあります．この場合は自己の感情と意思を表出できはじめたと評価します．対応は上記と同様に行います．なお，吃音以外で他の子どもにいじめられるなどの問題が園で生じていて通園を嫌がるのであれば，担任の保育士または幼稚園教諭と相談して，いじめられないよう対策を講じる必要があります．そして吃音児のほうは環境調整で感情・意思表出の能力を養い，拒否，反撃や攻撃できる力をつける必要があります．

5）現在不登校の学童が対象（年齢的にM・R法の適応が無い場合）

対応：M・R法を実施できない低学年の小学生では環境調整だけではむずかしいので，先に環境調整を開始し，家庭内での状態が安定してから通学場面に対し現実脱感作（102頁，memo「吃音治療における現実脱感作」参照）を併用します．ただし現実脱感作だけではたとえ通学できるようになっても，過去の根本的問題は残ったままですので，本人に心理的余裕が無く現実場面で他の問題が生じますと，心理的に処理可能な範囲を超え，再度登校ができなくなることがあります．しかし可能な場合もありますので行うべきです．またM・R法が可能になるまでの間の繋ぎの方法として行う価値があり，実施可能な年齢になったらM・R法に移行します．

6）現在不登校の学童が対象（M・R法の適応がある場合）

対応：M・R法の中身は，幼児期からの問題の一種の脱感作を行います．内容は吃音に関するものと同じです．学童では環境調整を併用します．

7）現在不登校の中高校生が対象（M・R法のみの適応）

対応：一般的に幼児期からの吃音に対する内容と同じ事項に対してM・R法による一種の脱感作を行います．小学生の段階が終了したら，中学校での問題となる場面を脱感作します．後に朝に家を出るところから授業への出席までの過程を細分化し，登校に関する場面に対してM・R法による一種の脱感作を行います．M・R法で対応しても復帰までに短くとも約半年は必要であり，高校生の場合は出席日数不足で進級の問題が発生しがちです．なお，吃音についての訓練は登校可能になっても継続して行う必要があります．

8）過去に不登校があった場合

対応：中学生，高校生の時のいずれかで過去に不登校があった場合です．この場合は吃音の訓練の中でM・R法で対応します．

3. 発達の問題

Van Riperの軌道論のトラック2であるかを判断するために必要な情報です．

1）運動発達に問題があったか

> 運動発達の遅れそのものが吃音の原因になるとは考えにくいですが，問題は運動の発達が遅れているゆえに親が心配になり，その子にとって過剰な訓練・練習が数ヵ月から数年間にわたり続いた場合です．この問題により圧力が与えられるのはときどきのことであっても，他の要因が与える圧力との総量で考える必要があります．

例：幼児期から知的な発達の遅れもややあり（後に小学生での検査では境界域），運動も同年齢の子どもと比べると，全てにおいて同じようにはできなかった．両親は走ること，投げること，マット運動や鉄棒，自転車乗り等を，ほめながらそして叱りながら日々特訓を重ね，何とか追いつくことを目指した．

例に挙げたような親の行動の背景には親の焦りから親の基準の押しつけがあります．子どもはその時点の能力を超えた要求を達成すべく頑張らなければならないのです．褒められてもさらに頑張らなければなりません．そして叱られれば罰が与えられたことになります．両親からそのような状況下で育てられたのであり，拒否することも知らずに自己の感

情表出の未経験，感情交流の不足，達成できないことでフラストレーションが発生します．さらに自分はだめだとの劣等感，何年も継続することでの心理的過緊張が関連します．過剰になると落ち着いていられない状態に追い込まれる場合もあります．罰，フラストレーション，不安，罪の意識，心理的過緊張，感情・意思表出と他者に受け入れられることの未経験が関係してきます．

対応：問題が現在進行中の幼児，学童低学年に対して環境調整を行う必要があります．特訓をやめさせ，対象児を人為的にむりやり発達させようとすることを止め，親の対応は対象児の種々の能力がバランス良く発達することを手助けする範囲にとどめることが重要です．

2）言葉の発達の問題があったか

> 言語発達の遅れがあるからといって，この遅れが吃音とただちに結びつくわけではありませんが，吃音が合併することもあります．ここでは吃音が発症してしまった場合のことを述べます．

〈吃音の発症前の場合の例〉

言葉の遅れを3歳児健診で指摘され，保育園に入所させ集団の中に入れるとともに，家では絵本を見せ言葉を聞かせて，それから「これはなんと言うの？」といっぱい質問し言えないときは教えた．吃音が発症してからは吃音のことは指摘してはいけないと言われたので何も言わなかった．しかし言葉の遅れを取り戻そうと吃音の発症前にやっていたことは続け，日常生活でもたびたび「○○と言う」と何回も教えたり，わかったかどうか確かめたりするためにいっぱい質問した．

対象児が吃音を発症しなければ言語を発達させようとすることに問題はありません．ここで述べるのは結果として吃音が発症した場合です．

言葉の遅れがある場合は言語訓練することは当然ですが，問題はやり方であり対象児の状態に合った訓練をすべきです．ただやみくもにやればよいのではありません．日常生活で頻回に教えたり質問して言わせたりするのはやり過ぎになります．また吃音の面から考えれば，強制的に言わせたり質問を連発したりすることは，常に自己の能力より高い状態を要求され続け，自己の現状が拒否されたと同じ結果となっているため，日常生活での言語環境として好ましくありません．本例では吃音の症状を指摘したり症状に罰を与えたりはしませんでしたが，言語環境としては意思の表出を目的とした会話ではなく，言葉に注意が向けられる状態を作り出し，しかも親の要求する言語レベルは子どもにとって高いものでした．言えないこと，間違いを直されること，そして言い方を提示さ

れることは罰であり，フラストレーションや罪の意識も発生します．

対応：幼児，学童低学年では環境調整を行う必要があります．特訓をやめさせ，対象児を人為的にむりやりに発達させようとすることを止め，親の行動は対象児の種々の能力がバランス良く発達することを手助けする範囲にとどめることが重要です．

4. 他特記事項

本人に心理的ショックを起こさせる出来事があったかを聴取します．家族に関する情報も含みます．例えば家族の入院等が本人に与えた影響を知るためです．

1) 転居（転居に伴い，生活環境の変化，園も変わる等も含む）

転居だけで吃音が発症する場合は少ないのですが，転居には物理的生活環境の変化や友達関係の変化などが伴うことを考慮に入れます．転居がきっかけで発症した場合は転居が引き金になったと考え，それ以前に緊張が高まっている状態がすでにあった可能性が高いので，それらも探る必要があります．具体例としては，居住環境の変化，新しく友達を作る必要性，集団の変化と集団内での人間関係の再構築が必要であることなどです．フラストレーション，不安が関係します．

対応：一般的な内容を行い，可能なかぎり新しい状況に早く馴れるように調整します．

2) 事故

本人が事故にあった場合だけでなく，家族の誰かが事故に遭い，家庭内に強い緊張が生じたかも聴取します．

家族が事故に遭ったり病気になったり本人に影響した問題は脱感作する必要があります．例えば親が事故で入院し自分は親戚に預けられた場合や祖母に面倒をみてもらった場合は，生活環境の急激な変化に対応できません．母や父からの強制的分離により不安に陥ることが問題です．不安，心理的緊張が関係します．

対応：祖父母等がいわゆるスキンシップで，可能なかぎり父母からの分離により発生した不安を埋め合わせる必要があります．

3) 病気

例：親の病気にて強制的分離が生じたのであれば，上記の問題と同じです．
対応：上記の事故での対応に準じます．

4) 事件に巻き込まれた（少ないがこのような場合もあります）.
　　　　恐怖，不安，敵意が関係します．
対応：安全を図るとともに，感情表出を受け止め，甘えを受容します．これでも不足かとは思いますが他には環境調整での方策はありません．積極的な策としてはM・R法が適用可能な年齢になってから脱感作し，吃音への影響を減らします．

IV　語音，発話等への注目や工夫

　自己の内的状態へ注目する行動であり，意図的な発話や発声発語器官を制御しようとする行動であり，やめるべきです．詳しい解説は「1-3．3）二次的症状」を参照してください．

V　現在，または過去の発話症状の有無

VI　友達,学校,職場の自宅以外の場面での発話

　日常生活場面での恐れと行動の状態，発話の状態を知るための質問項目であり，主観的尺度である4段階尺度または7段階尺度で情報収集します．M・R法で訓練する前と訓練中，訓練終了時の状態をチェックし，訓練の進み具合を知ります．

VII　吃音以外

　上記の項目「V　現在または過去の発話症状の有無」では収集できない情報を収集します．この項目には1. 不快な感情を起こさせる経験，2. 対人関係，3. 日常生活でのマイナスの感情の反芻，4. 身体的反応があります．基本的な項目の脱感作が進んでから，この項目で収集したエピソードに対して該当する年齢になってから脱感作をする場合と，問題が大きい場合は訓練の最終段階で脱感作する場

合もあります．

　日常生活でのマイナスの感情の反芻については，頻回にチェックをしてください．なお身体的反応については言語聴覚士は直接には対応しませんが，他の場面の脱感作が進むにつれて自律系神経系の身体的反応が減少したり消失したりしますので，脱感作の進み具合を知るために時々チェックをしてください．

第10章　事例

事例

1. 対象児の基本情報
2. 幼児期の言語環境と養育環境の評価
3. 語音，発話等への注目や工夫の評価
4. 訓練方針
5. 訓練経過
6. 日常生活場面の恐れと行動の状態と発話の状態の推移

この章で提示する事例は進展段階第4層の吃音児です．したがって「回避」が生じている事例です．本事例での臨床経過，注目，意図的発話，発話等の意図的操作，回避行動等の変化を提示することにより，M・R法を理解しやすくすることを意図しています．本事例の資料を下記の「事例の訓練経過の分析の視点」からみることによって，本法が理解しやすくなると考えます（表10-1）．

表10-1　訓練経過の分析の視点

1．臨床の間隔
2．臨床回数
3．対立内容導入のおおよその順番 　　いつ頃の年齢から対応しているか
4．脱感作する吃音質問紙の項目は何か
5．実際に用いた対立内容の内容
6．各対立内容のM・Rの実施回数は何回か
7．訓練経過日数と日常生活場面での変化 　　時間経過：対立内容の導入後，何日経過した段階にて日常生活場面で変化が現れたか
8．対立内容の数と日常生活場面での変化 　　いくつくらいの対立内容を導入した時点で，どのような日常生活場面で変化が出てきたか
9．一時的悪化を示すことはあるか

1　対象児の基本情報
（「6-2 初回面接」「7-1 吃音質問紙による情報収集」参照）

年齢・性別・所属：症例の初診時の年齢は小学校高学年，男児
吃音歴：幼児期に発吃，吃音を自覚した時期は小学校中学年
進展段階：初診時は進展段階第4層に入って間もない時期
Riperの軌道：トラック1
過去に受けた相談，訓練：無し
家族，親戚での吃音者の有無：該当者なし．

2 幼児期の言語環境と養育環境の評価
(「9-Ⅰ 言語環境」「9-Ⅱ 養育環境」参照)

　母親は専業主婦です．吃音質問紙の言語環境での「1．発話への干渉」の項については「吃音に対し放っておいた」との母親からの報告でしたが，発話の意図的操作技術を含めて10項目で該当しました．「3．親からの話しかけ方」では忙しいので一方的に話したり，理詰めで押さえつけたり，「4．聴き方（本人の発話行動への親の対応）」では子どもからの話しかけに，後でと断ったりすることが見られました．「5．本人の発話量」では話すことは少なく，質問されても返答しかしない状態でした．

　養育環境では，「2．躾」では26項目（14項目多，12項目少）が該当し，やや行動の規制が認められました．母子関係の希薄さは見られませんでした．友達や同年齢の子どもへの対応については積極的で，特に問題となることは見られませんでした．

3 語音，発話等への注目や工夫の評価
(「1-3.　3）二次的症状」参照)

　訓練開始前は「注目」では4項目，「意図的発話」そして「工夫」では7項目が該当しました．そのうち，回避は2項目でした（表10-2）．

4 訓練方針

　吃音の進展段階第4層に入って間もないことから，環境調整法と年表方式のメンタルリハーサル法（M・R法）を併用することとしました．
　親には環境調整法の一般的な内容を説明し（「第4章　環境調整法」「6-2．11）訓練方針の説明」参照），「発話への干渉」の具体的内容を伝えやめることと「躾」の中止をお願いし，行動規制の解除を試みました．
　本人には「発話等への注目，意図的発話，回避」は広い意味での吃音症状であることを説明し，この行動が無くなると第2層に戻り，恥ずかしくなくなること，

表10-2 語音，発話等への注目や工夫

	日常生活の状態のチェック日			
	初回	第4回	第6回	第8回
1．注 目				
2）発話前に，発話中に言葉に注目している．	有り	有り	有り	無し
3）発話前に，言える，言えないと判断する．	有り	有り	有り	無し
5）音が上手く出たか，吃ったか意識している．	有り	有り	有り	無し
6）発話前または発話中に口，舌の状態に注意がいく．	有り	無し		
2．意図的発話				
言葉を出そうと意図している．（言葉を意識的に出そうとしている．）	有り	有り	無し	
3．工 夫				
（構音運動・発話の意図的コントロール）				
8）話す速度をゆっくりにして話す（ゆっくり話す）．	有り	有り	無し	
11）話す直前に，口を少し動かして言い易くする．	有り	無し		
（助走または構音器官のコントロール）				
（延　期）				
23）詰まりそうな時，詰まって出ないときは，言うのを後に延ばす．	有り	有り	無し	
（回　避）				
33）吃りそうな時は，分からないふりをして言わない．	有り	無し		
35）詰まりそうな時は言わないことがある．	有り	無し		
（他）				
41）発話前に，頭の中で言えるかどうか言ってみる．	有り	無し	＋－	無し

注目は工夫よりも後に無くなる．注目だけであれば第2層の後半

回避が無くなった時点で第3層に軽減

同級生にからかわれ一時的に悪化

さらに吃音が治るためにはこの行動をやめる必要があることを説明しました．そのうえで，M・R法では頭の中で場面を想起し，発話や発話以外の行動の訓練するので，訓練は痛い思いや恥ずかしい思いをすることはないことを説明し，その場で中性イメージの想起練習として自宅の玄関，水道の蛇口を想起させ，このようにいろいろと頭の中で描くということを体験させました．

5 訓練経過

1) 臨床の期間，間隔，回数

　　訓練期間は第2回の面接日から約1年を要しました．第2回の面接は訓練枠がとれないために，初回面接日から約3カ月と3週後に行いました．

　　臨床の間隔は多くの場合は，初回の面接時に，2～4回の面接日を1～2週間の間隔で設定することを優先します．したがって初回から第2回面接時のリラクセーションの導入までの間は訓練枠との関係で決まります．うまく訓練枠にはまれば早くなりますが，この枠がとれない場合は，初回面接日から第2回の面接日の間が空くことになります．

　　本来は，リラクセーション導入後は翌週または遅くとも2週間後にリラクセーション技術の習得の状態，雑念のコントロールの状態，映像想起の状態，映像変換の状態に関する技術的なチェックが必要です（「8-1. 1）M・R法の臨床の流れ」参照）．しかし本ケースの場合は訓練枠がとれなかったため，やむを得ず電話にてチェックを行いました．面接回数は約1年の間に9回実施しました．

2) 対立内容導入の順番の大枠

　　年齢区分別での対立内容の導入は，家庭内の場面，友達，園，そして小学校の場面の順で導入しました．年齢別では表10-3の実線の楕円の範囲で示したように，基本的にはより幼い年齢から始め，徐々に対象年齢を上げる順番で対応しました．ただし対応が必要であったにもかかわらず未対応であったエピソードが後から判明したり，新たな情報が得られたりした場合には，過去のエピソードに対しては随時対応しました．したがって，一定の年齢のエピソードまで対立内容を導入した後に，より年齢が幼い時期のエピソードに対応することもありました（表10-3，波線の楕円の範囲）．また新たなエピソード情報が得られてた場合は，その時点で対応している年齢よりも上の年齢のエピソードの場合は，そのエピソードが脱感作の対象年齢になってから対応しました．M・Rは自宅で就寝時に計542回実施しました．

3) 日常生活場面での変化（図10-1）

①恐れと行動

　　各エピソードに関わる日常生活場面での恐れと行動の状態は，第2回の吃音質問紙での情報収集では24場面で恐れが認められました．吃音質問紙の日常生活場面の項目では発話回避が2場面で認められました．段階4が2場面，段階3が

表 10-3　対立内容の導入の順番

年齢区分	年齢	面接回数						
		第3回	第4回	第5回	第6回	第7回	第8回	第9回
家庭内	3歳	1, 2						
	4歳		3					
	5歳			4, 5				
	6歳			9,10			40,45,46	
	7歳		6	11	15,19		42,43	47
	8歳							
	9歳						42,43	
	11歳				19		43	47
園	年長		7	12	13,14,17,18	32	39	
友達	6歳		8		16	33		
小学校、塾、クラブ	1年				17,24,25		37,38,44	49
	2年				24			48
	3年				20,21,22,23,25	29,30	37,38,41,44	48,49,50
	4年				20,21,22,24,25	28, 30, 31	41	
	5年				20,21,22	26,27,28,29,30,31	41,44	48,50,51
	6年					34,35,36		50,52

＊マス内の番号は対立内容番号

対応が抜けていた場合や新たに得た情報への対応．基本的順番からはみ出ます．

基本的順番

1場面で認められました．他は段階2と1でした．本児は第4層ですが，全体としては軽い状態でした．第5回の日常生活場面のチェック時（第9回面接時）には全ての場面で恐れが無くなりました．

②**発話**

初回の情報収集（注目，工夫）では発話回避が認められましたが（**表10-2**），具体的場面は第2回の情報収集で2場面と判明しました．第2回の情報収集では発話症状が19場面で認められ，そのうち段階2〜1が17場面でした．第5回のチェック時（第9回面接時）には全てが段階0となりました（**図10-1**）．

4）訓練経過日数と対立内容数と日常生活場面での変化

本ケースでは「日常生活場面での恐れと行動，発話の状態」についてはM・R法に先行して環境調整法を導入し，「家庭内で父母に質問する場面」の項目で発話において，初回の情報収集時には回避があった「友達と世間話で自分が話してい

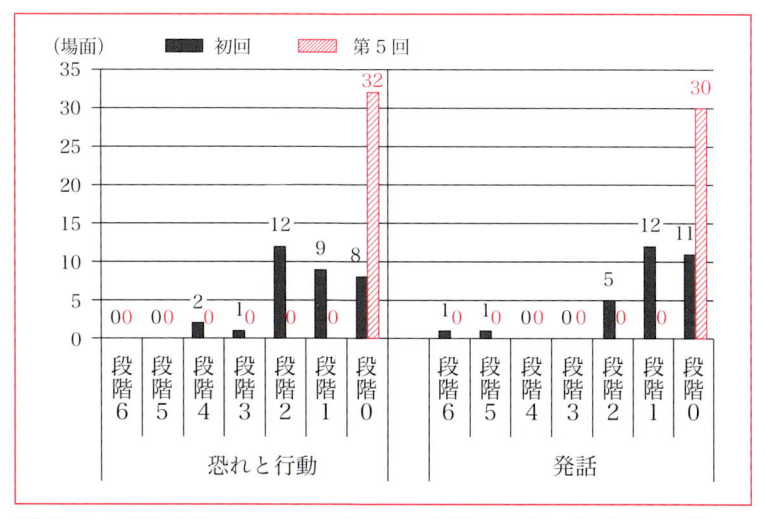

図 10-1　日常生活場面の恐れと行動および発話の状態，段階別場面数

＊恐れと行動には発話を伴わない 2 場面（発話する順番を待っている間）を含む．
初回から段階 0 の 8 場面は，恐れはないが発話症状がある場面である．発話で
初回から段階 0 は，恐れはあるが，発話症状がない場面である．

る時に質問され答える」場面は M・R 法の開始前の時点で恐れと発話の両方で軽減が認められました．これは環境調整法によって感情と意思表出，発話行動が容易になったことによる効果と考えられました．

日常生活場面では，第 3 回のチェック時（第 6 回面接時）には新たに 12 場面で段階 1 となり，「恐れはあまりない．もしくは有ったり無かったりする．」の状態に至りました．

発話では，訓練前には発話症状が見られた場面のうち，第 3 回のチェック時には 11 場面で発話症状は自覚されなくなりましたが，8 場面では自覚がありました．

5) 身体的反応

本児においては初回から緊張場面で自覚できる身体的反応（過剰な発汗や脈拍の上昇等）はありませんでした．

6) 回避，意図的発話，注目での変化

訓練開始前は「注目」では 4 項目，「意図的発話」「工夫」では 7 項目が該当しました．そのうち，「回避」は 2 項目でした．第 8 回の面接日までに全ての項目で「無し」となりました．

成人の吃音者と比較して学童のほうが回避，工夫，意図的発話，注目の行動が早く減少する傾向にあります．この行動の減少が早い者ほど，日常生活場面での恐れと発話の状態の軽減方向への変化が早く現れたことは一致していました．

7) 面接ごとの対立内容の内容

　約1年の指導・訓練期間に対立内容は52場面を導入し，M・Rの総実施回数は542回でした（表10-4）.

表10-4　面接日と対立内容の内容

面接回数	吃音質問紙の項目	連番	対立内容の内容，面接時の情報	年齢	M・R回数
初回			・基本情報収集，初回吃音質問紙pp21-22注目，工夫のみのチェック．第4層に入って間もない． ・吃音検査（モノローグのみ）：助走13回，解除反応2回確認 ・「スイミング行きたくない」との母親の前で意思表出可能（その後，スイミングはやめた）． ・行うことを説明のために非リラクセーション下でなじみのある場面（家の水道の蛇口，玄関のドアと母親の顔）を想起してもらった．母の顔が怖い．訓練枠がいっぱいのため，第2回の面接までしばらく待ってもらった． ・環境調整法だけは先行して開始する．環境調整法の基本的内容の説明を行った．		
第2回 （初回から3カ月20日後）			・訓練方法の説明 ・第2回吃音質問紙での情報収集（注目，工夫以外）		
第3回 （第2回から1カ月1週，以後第2回からの経過日数）			**面接時の情報** ・情報収集． ・リラクセーションの導入，中性イメージ：海，玄関，雑念無し，M・Rは母親が対立内容を話して行う． ・第2回の日常生活場面の恐れと行動，発話の状態のチェック（環境調整法での効果判定のため）		
	吃音質問紙の項目	連番	対立内容の内容	年齢	M・R回数
	p3, 4, 聴き方10)自分の話を聞く時に他の事をしながら聞き，しっかり聞いてくれなかった．	1	1）居間で団らんの場面（金魚の水槽，兄小●年生） 2）お母さんに友達のこと，テレビ番組のことをいっぱい話す． 3）皆ニコニコして聞いている．	3歳	7回
	p2, 4, 聴き方8)兄弟兄妹の話を聞いていると，自分の話を聞いてくれなかった．	2	1）団らんの場面（金魚の水槽） 2）お兄さんがお母さんに話しているときに話し始める． 3）お兄さんは黙って聞いている．	3歳	7回
第4回 （第2回から1カ月2週後）			**面接時の情報** リラクセーション可，対立内容No.1，No.2の内容想起可，対立内容の内容に違和感や恐れはなかった．雑念はリラクセーション中もM・R中も無い． （＊左記の面接回数の経過日数は第2回からの経過日数）		

※連番とは対立内容番号のこと．

	吃音質問紙の項目	連番	対立内容の内容	年齢	M・R回数
第4回 (第2回から1カ月2週後) (続き)	p5, 2) 片付けの指示, (1)靴を片付けなさい, 揃えなさい.	3	1) 皆で帰宅し, 靴を脱ぐ場面 2) お母さんも, お父さんも小●のお兄さんもみな, 靴を脱ぎっぱなしにして上がる. 3) 自分も同じように脱ぎっぱなしにする.	4歳	7回
	p5, 2) 片付けの指示, (2)靴を片付けなさい, しまいなさい.	4	1) 園から帰宅した場面 (兄小●) 2) 鞄を放り出して, 遊びに行きたいと言う. 3) お母さんはニコニコして, 行っていらっしゃいと言う.	5歳	7回
	p5, 3) 禁止, 指示, (2)早く着替えなさい.	5	1) 朝, お母さんに着替えなさいと言われた場面(兄小●) 2) お母さんやってと言う. 3) お母さんはニコニコして着替えさせてくれる.	5歳	7回
	p3, 1. 幼児教育, 1)習いごと	6	1) 学校から帰宅した場面 (兄小●年生) 2) お母さんに今日は●●教室を休んで遊びたいと言う. 3) お母さんはニコニコして, いいよと言う.	小2	7回
	p13, (2)拒否, ①取り合い	7	1) 園の砂場で相撲を取る場面 2) 3人に勝ち抜く. 3) 皆から●●は強いなと言われる.	園年長	7回
	p16, (8)自己主張, ②自分の物の方がよいと主張した. 同年齢	8	1) 家の近くで友達と遊ぶ場面 2) 友達に自分のボールのほうがいいと何回も言う. 3) 友達はそうだねと認める.	6歳	7回

面接時の情報

No.8, No.7が各6回残っている. リラクセーションは膝から下だけ行うと眠らなかった. M・R中雑念無い. 日常生活場面ではわずかな変化あり. 映像想起では母親の顔が笑顔で簡単に描けるようになった.

	吃音質問紙の項目	連番	対立内容の内容	年齢	M・R回数
第5回 (2カ月1週)	p3, 2) スポーツ教室, (1)水泳	9	1) 幼稚園から帰宅した場面 (兄小●年生) 2) お母さんに今日はスイミングを休んで遊びたいと言う. 3) お母さんは一緒に遊んでくれる.	6歳	5回
	p5, 3) 禁止, 指示, (9)早く風呂に入りなさい.	10	1) 夜, テレビを見ている場面 (金魚の水槽) 2) お母さんから風呂に入りなさいと言う. 3) まだテレビが面白いので見たいと言う. 4) お母さんは「じゃー一緒に見よう」と言う.	6歳	5回
	p5, 2) 片付けの指示, (7)食事の後片付けをしなさい.	11	1) 食事後, 茶碗を片付けるように言われた場面(兄小●) 2) 遊びに行くからできないと言う. 3) お母さんはニコニコして「行っていらっしゃい」と言う.	小1	5回
	p13, (2)拒否 b) 少し抵抗するが, 取られると取り返せなかった (イ) 兄弟以外同年齢	12	1) ブロックで遊んでいる場面 2) 友達が来て, 「貸して」と言う. 3) 僕が遊んでいるからダメと言う.	園年長	5回

面接時の情報

第3回の日常生活場面の恐れと行動，発話の状態のチェック

	吃音質問紙の項目	連番	対立内容の内容	年齢	M・R回数
第6回 (2カ月3週)	p18, 5）園での発話，(1)発表会での場面で吃った．	13	1）園で劇をしている場面 2）周囲をよく観察しながら，行動し客席の父母に軽く手を振る． 3）終わって，先生から●●が一番上手だったとほめられる．	園年長	7回
	p30, 5．質問に答える，6）先生から質問され，挙手をして答える．	14	1）園で絵本の読み聞かせの場面 2）先生から「●●がわかる人？」と訊かれる． 3）皆が手を挙げ，自分が当たり，周囲の状況をよく観察しながら，勝手に答える． 4）先生がニコニコして●●君は凄いねとほめられる．	園年長	7回
	p29, 4．音読，1）家で本を読む場面	15	1）家で教科書を読んでいる場面 2）周囲の状況をよく観察しながら，勝手なことを言う． 3）お母さんから，読み方がうまいとほめられる．	小1 小2	各7回
	p3, 5．本人の発話量，6）家族（特定の人物）なら自分から話すが，外ではほとんど黙っていた．	16	1）家族で旅行に行った場面 2）旅行先で同じくらいの年齢の子と一緒になり，自分から気軽に話しかける． 3）相手の子もニコニコして応じ，二人で話がはずむ．	6歳	7回
	p17, 3）本人の家族以外の大人への対応行動，(1)親の後ろに隠れた．	17	1）朝，園（学校）に着いた場面 2）先生に気軽に話しかけ，自分の玩具や，テレビ番組のことをいっぱい話す． 3）先生はニコニコして聞いている．	園年長 小1	各7回
	p16, (8)自己主張，③自分の考えが正しいと主張した．b）兄弟以外同年齢	18	1）園で友達とテレビアニメのヒーローのことを話している場面 2）互いに●●のほうが強いと言い，相手が話しても言い続ける． 3）相手は自分の言うとおりだと認める． 4）仲直りして楽しく遊ぶ．	園年長	7回
	p10, 4．対象児の対人行動，1）祖父母，父母への行動，(2)拒否または無視，①手伝いを嫌だと言えた．	19	1）夕食の場面 2）お母さんから食器を並べてと言われる． 3）テレビ番組が面白いところだから，お母さんやってと言う． 4）お母さんは明るくいいよと言う．	小1 小5	各5回
	p29, 4．音読，4）順番に当てられ本を読む（教室）．	20	1）国語の授業で本を読む場面 2）教室の様子をよく観察しながら，自分のペースで読んでいる（勝手なことを言う）． 3）終わってから，先生からクラスで一番上手だとほめられる．	小3 小4 小5	各10回
	p29, 4．音読，5）順番に本を読む時，待っている間	21	1）教室で本を読む順番を待っている場面 2）教室の様子をよく観察しながら待っている．	小3 小4 小5	各10回

	吃音質問紙の項目	連番	対立内容の内容	年齢	M・R回数
第6回 (2カ月3週) (続き)	p31, 7. 説明, 3) 授業中に, 前で説明する.	22	1) 算数の授業で, 黒板にて計算の場面 2) 計算し終わってから, クラスの様子を良く観察したり, 黒板を指さしたりして, 自分のペースで説明している. 3) 先生から素晴らしいとほめられ, クラスメイトから●●は凄いと感心されている.	小3 小4 小5	各5回
	p41, 38. 心理的圧力, 9) 年上, 社会的地位が高い人と話す.	23	1) 休み時間に廊下で気軽に先生に話しかける場面 2) 気軽に声を掛け, 歩きながら, テレビ番組のことを話している. 3) 先生はニコニコして話に乗ってくる.	小3	5回
	p43, Ⅶ 吃音以外, 1. 不快な感情を起こさせる経験, 13) 自分が悪くないのに悪者にされた経験をした.	24	1) 野球クラブで練習している場面 2) 自分が大活躍して, チームが勝つ. 3) コーチとチームメイトから●●は凄いと感心される.	小1 小2 小4	各4回
	p43, Ⅶ 吃音以外, 1. 不快な感情を起こさせる経験, 2) 吃音以外で馬鹿にされ, 嫌だった場面	25	1) 野球クラブで練習している場面 2) 先輩や後輩にいろいろ指示をしている. 3) 皆, 自分の指示で動いている. 4) 皆からありがとうと感謝される.	小1 小3 小4	各4回

面接時の情報

自宅課題が計10回分残った. 本読みの時に順番を待つ間に自分の番まであと何人かとは考えていない. 一文を読む時にブロックがある. 頭の中で音には注意が向いていない. 見えているのは教科書の文字のみ. 直前の練習はしない. しかし順番が近づいてくると緊張し, 心臓がどきどきする. 何番目か考えている. 言葉の事を考えている. 吃ったらどうしようと考え, うまく言おうとする. 塾でも同様のことがあったとの情報を得る.

	吃音質問紙の項目	連番	対立内容の内容	年齢	M・R回数
第7回 (5カ月3週)	p29, 4. 音読, 5) 順番に本を読む時, 待っている間.	26	1) 塾で英語を読む順番を待っている間 2) 前の人が先生の所へ行って読んでいる間は, 教室の様子やクラスメイトの行動をよく観察している.	小5	10回
	p29, 4. 音読, 4) 順番に当てられ本を読む.	27	1) 塾で先生の所で英語のテキストを読む場面 2) 周囲の様子や先生の様子をよく観察しながら読んでいる (勝手なことを言う). 3) 先生から読むのが一番上手だとほめられる.	小5	10回
	p31, 6. 質問, 2) 授業後に先生に質問する.	28	1) 授業が終わった場面 2) 先生の所に行き, 気軽に声をかけ, 質問している. 3) 先生はニコニコして, 良い質問だとほめている.	小4 小5	各10回
	p41, 38. 心理的圧力, 1) 相手が忙しい時に頼む.	29	1) チャイムが鳴り, 急いで教室に入る場面 2) 友達に「●●取ってきて」と自分のペースで頼んでいる. 3) 相手はニコニコしてOKと言っている.	小3 小5	各10回

	吃音質問紙の項目	連番	対立内容の内容	年齢	M・R回数
第7回 (5カ月3週) (続き)	p30, 5. 質問に答える, 6) 先生から質問され, 挙手をして答える.	30	1) 理科の授業中に先生から「わかる人？」と訊かれた場面 2) 全員が手を挙げ, 自分が当たり, 周囲の状況をよく観察しながら答える. 3) 先生から素晴らしいと言われ, クラスメイトから●●はすごいなと言われる.	小3 小4 小5	各5回
	p30, 5. 質問に答える, 11) 道を尋ねられ答えるまたは教える.	31	1) 登校の途中の場面 2) 知らないおばさんに道を尋ねられる. 3) 相手の様子をよく観察しながら, 自分のペースで道順を教える. 4) おばさんはニコニコして礼を言っている.	小4 小5	各5回
	p36, 19. 口喧嘩, 1) 言い返す.	32	1) 園で皆が並んで, 順番に滑り台を滑っている場面 2) 列の一番前に入り, 滑り, また一番前に入り, 滑り, 満足したら次の子にゆずる. 3) 相手の子からありがとうと感謝される.	園年長	10回
	同上	33	1) 公園でブランコに同時に乗ろうとした場面 2) 自分が先に来たから自分が先だと言い続ける. 相手が主張しても言い続ける. 3) 相手はごめんと謝り, 先でいいよと言っている.	6歳	10回
	p37, 21. 指示, 号令, 注意, 命令, 2) 号令: 体操で号令をかける場面	34	1) 野球クラブで挨拶の場面（試合前） 2) チームメイトの様子をよく観察しながら, 自分のペースで, 皆をリードし気合いを入れている. 3) チームメイトは自分についてきている.	現在	10回
	p44, Ⅶ 吃音以外, 1. 不快な感情を起こさせる経験, 11) 吃音以外で重圧を感じていた事	35	1) 試合が終わった場面 2) コーチから●●（自分）はチームを引っ張っている. よくやっているとほめられる. 3) コーチに礼を言う.	現在	10回
	同上	36	1) 試合の最中 2) チームの全体の様子をよくみながら, 声をいっぱい出して励ましている. 3) 後から, コーチによく声が出て, 皆をリードして素晴らしいとほめられる. コーチに礼を言う.	現在	10回

面接時の情報

No.34〜36について, 計30回分残っている.「家で自分から長く話す. 母は1分でいいから黙っていて」と言うくらい.「連続3分くらい続けて話す時に話の出だしで, たまに1回ごく短くブロックがあるくらい. 繰り返しはない」. 第4回の日常生活場面の恐れと行動, 発話の状態のチェック

	吃音質問紙の項目	連番	対立内容の内容	年齢	M・R回数
第8回 (8カ月3週)	p13, (2) 拒否 c) ことばで拒否するが, 取られると取り返せなかった (イ) 兄弟以外同年齢	37	1) 学校で休み時間の場面 2) 友達が他のクラスメイトに筆箱を取られ, 自分が取り戻し, 取った子に文句を言っている. 3) 友達はありがとうと礼を言う.	小1 小3	各5回

	吃音質問紙の項目	連番	対立内容の内容	年齢	M・R回数
第8回(8カ月3週)(続き)	p3, 1. 幼児教育, 1) 習いごと	38	1) 家に帰った場面 2) お母さんに今日は塾を休んでテレビを見たいと言う. 3) お母さんはニコニコして, いいよと言っている.	小1 小3	各5回
	p15, (5)攻撃, g) 言葉で攻撃した.	39	1) 園で, 他の子がどけと言ってきた場面 2) ●●(自分)が先に来たから, 嫌だ, バカヤロウといっぱい言う. 3) 相手はごめんと謝る. 4) 仲直りして一緒に遊ぶ.	園年長	各7回
	p3, 1) 習い事, (2) エレクトーン	40	1) 家でのんびりしている場面 2) お母さんにエレクトーンはやりたくないと言う. 3) お母さんはニコニコして, やめてもいいよと言っている.	6歳	5回
	p29, 5. 質問に答える. 5) 授業で先生の質問に答える. (答えがわからない時)	41	1) 算数の授業で, 黒板に書いて, 問題を解いている場面 2) 途中まで解き, ここからはわかりませんと言う. 3) 先生から, ここまで解けるのは●●君一人だとほめられる.	小3 小4 小5	各5回
	同上	42	1) 家で団らんの場面 2) お父さんは昔, 授業で解けない問題がいっぱいあった, と笑う.	小1 小3	各5回
	同上	43	1) 家で団らんの場面 2) お母さんは50点のテストの答案をおじいさんとおばあさんに, 何回も見せていたと言う. 3) お父さんは,「お父さんも同じだ」と言い, 笑っている.	小1 小3 小5	各3回
	p29, 5. 質問に答える. 9) 説明時に, 再質問され答える.	44	1) 教室で友達に算数の解き方を教える場面 2) 友達の様子をよく観察しながら自分のペースで教える. 質問にも説明する. 3) 友達はわかって, 礼を言っている.	小1 小3 小5	各5回
	p3, 5. 本人の発話量, 6) 家族(特定の人物)なら自分から話すが, 外ではほとんど黙っていた.	45	1) 道で近所のおばさんに会った場面 2) 自分の玩具の事をいっぱい話す. 3) おばさんはニコニコして聞いている.	6歳	10回
	同上	46	1) 近所の友達のお母さんに会った場面 2) ●●ちゃんと今日遊んでいいか, 気軽に訊いている. 3) 友達のお母さんはいいよと言い, 伝えておくねと言っている.	6歳	10回

	面接時の情報				
	第5回の日常生活場面の恐れと行動，発話の状態のチェック				
	吃音質問紙の項目	連番	対立内容の内容	年齢	M・R回数
第9回 (11カ月4週)	p9,（5）拒否，強制，④○○塾は休ませてもらえなかった．	47	1）学校から家に帰った場面（兄：該当する年齢） 2）お母さんに今日は●●塾を休んで，遊びに行きたいと言う． 3）お母さんはニコニコして，言っていらっしゃいと送り出してくれた．	小2 小5	各5回
	p17,（12）自発的説明 b）兄弟以外年上	48	1）野球クラブに行った場面 2）先輩に気軽に声をかけ，プロの選手のことを話す． 3）先輩もニコニコして話に乗ってくる．	小2 小3 小5	各5回
	p41, 38. 心理的圧力，9）年上，社会的地位が高い人と話す．	49	1）廊下で先生に追いついた場面 2）歩きながら先生にテレビ番組のことを気軽にいっぱい話す． 3）先生はニコニコして，話に乗ってくる．	小1 小3	各5回
	p31, 6. 質問，1）授業中に先生に質問する．	50	1）算数の授業中の場面 2）先生や周囲の状況をよく観察しながら手を挙げる． 3）先生から名前を呼ばれ，自分のペースで質問している． 4）先生から良い質問だとほめられ，教えてくれた．	小3 小5 小6	各5回
	p34, 13. 放送（マイクの前），4）運動会の本部席で放送する．（案内）	51	1）運動会の本部席で放送する場面 2）運動場の皆の様子をよく観察しながら，●●年生は△△に集合するように言っている．（思いついた内容） 3）先生や皆から放送が上手いとほめられる．	小5	5回
	p34, 13. 放送（マイクの前），1）全学年に放送する．	52	1）放送室で全学年に放送の場面 2）クラスの皆の姿を勝手に思い浮かべ，その姿に向かって，言っている． 3）クラスに戻って，やっぱり●●（自分）が一番上手いと言われる．	小6	5回

6 日常生活場面の恐れと行動の状態と発話の状態の推移

　訓練を実施する場合には訓練前の状態と経過を追う必要があります．臨床家が訓練途中の日常生活場面の状態や問題を把握するとともに，吃音児者（被訓練者）に現状と軽減の状態をフィードバックし，吃音児者自身の体験とあわせて変化の確認をしながら訓練を行います．

年表方式のメンタルリハーサル法では日常生活での発話場面に関わる否定的感情・情動反応である「恐れと行動の状態」と「発話の状態」を吃音質問紙にてチェックし、初回のチェック時に恐れがあったり吃ったりした個々の場面について、グラフ化してわかりやすくしフィードバックの時に用います.

本事例の発話場面ごとのグラフ内の数字は吃音質問紙での確認日を表し、各場面で吃音児者の主観的評価である7段階尺度（7件法）（112頁,「6-1. 8）対応方法の決定」参照）にてどの段階の状態にあるかを表します（表10-5）．確認は実際に遭遇した場面についてのみ行い，「その場面があったらこうであろう」との推測での評価は採用しません．表10-5のグラフの網掛けは初回からの軽減範囲を表します．

なお、本児は学童ですので第1層に遡った段階で吃っている自覚はなくなりましたが、繰り返しの症状が出ていました．そして正常域に達した段階で日常生活場面でも繰り返しも無くなりました．このように学童の場合は発話症状の出現に対する本人の自覚と他者からの評価との間にずれが生じる段階（第1層）があります．さらに軽減し正常域に達すると繰り返しもなくなり、本人の自覚と他者からの評価が一致します．

表10-5 事例の日常生活場面での恐れと行動の状態と発話の状態

確認日（初回からの経過） 第2回：1カ月1週, 第3回：2カ月3週 第4回：8カ月3週, 第5回：11カ月4週	恐れと行動の状態 6 5 4 3 2 1 0	発話の状態 6 5 4 3 2 1 0
1. 祖父母, 父母, 兄弟姉妹に話す時		
1) 拒否する時		
(3) 指示を拒否する理由を言う．	1　4	1
(8) 手伝いを嫌だと言う時．	1　　　　4	1　　　　　　　4
(12) 塾, ○○教室を休みたいと言う．	1　4　5	1
13) 質問する時（尋ねる時）		
(1) 母	1	1　2
(2) 父	1	1　2
16) テスト結果を親に報告する．		
(2) テストの点が悪かった場合	1　3,4　5	1
4. 音読		
3) ふいに当てられ本を読む（教室）．	1　3　4	1　3
4) 順番に当てられ本を読む．（教室）	1　3　4	1　　3
5) 順番に本を読む時, 待っている間	1　3　4	
5. 質問に答える		
1) 授業で先生から急に当てられ質問に答える．	1	1　3
2) （順番に）授業で先生から当てられ質問に答える．	1,3　4	1

確認日（初回からの経過） 第2回：1カ月1週, 第3回：2カ月3週 第4回：8カ月3週, 第5回：11カ月4週	恐れと行動の状態									発話の状態						
	6	5	4	3	2	1	0		6	5	4	3	2	1	0
3）授業で質問に答える順番を待っている間					1	3,4	5						1,3		4,5
4）授業で先生の質問に答える（答えが分かっている時）.					1	3								1	3
5）授業で先生の質問に答える（答えが分からない時）					1,3	4	5							3,4	1,5
6）先生から質問され，挙手をして答える.					1,3	4									
7）友達と世間話で質問され答える.						1							1		3
8）友達と世間話で自分が話している時に質問され答える.				1		2	4				1		2,3,4		5
6．質問する															
2）授業後に先生に質問する.					1	3	4							1,3	4
3）塾で質問する.						1								1	3
16．人物															
1）近所の人に話す時															
2）近所の人に質問に答える時					1,3	5								1	3
3）近所の人に自発的に話す時					1,3	5								1,3	5
4）親戚の人に話す時					1,3	5								1	3
17．議論															
1）発話を途中で遮られた時						1								1	4
2）相手の話し中に話し始める時					1	4									1
5）主張する時.						1								1	2
19．口喧嘩															
1）言い返す.					1	3	4								1
4）言葉で攻撃する時					1	3	4								1
25．断り，拒否															
1）嫌，だめ等拒否する.						1	4							1	4
28．謝罪，抗議，叱られた場面															
2）（悪いこと）行った事を説明する.					1	3	4								1
3）言い訳をする.					1,3	4									1
4）自己を弁護する（自己主張）.						1	5								1
38．心理的圧力															
1）相手が忙しい時に頼み事をする.						1								1	4

注）グラフ内の数字は恐れと行動の状態と発話の状態を確認した日を示す.

引用文献

1) Ingham JR, Fox TP, Ingham JC, et al：Is overt stuttered speech a prerequisite for the neural activations associated with chronic developmental stuttering? Brain and Language, 75, 163-194, 2000
2) 赤星俊，小沢恵美，国島喜久夫他：吃音検査法〈試案1〉について．音声言語医学，22, 194-208, 1981
3) チャールズ・ヴァン・ライパー著，田口恒夫訳：Speech Correction ことばの治療．新書館，pp248-249, 1967
4) Guitar B：Stuttering An Integrated Approach to Its Nature and Treatment. pp237, 339, 369, Lippincott Williams & Wilkins, 1998
5) 都筑澄夫：間接法による吃音訓練入門．吃音訓練講習会資料．pp20-27, 2013
6) 都筑澄夫編著：言語聴覚療法シリーズ13 改訂吃音．建帛社，pp41, 108, 2012
7) Van Riper C：The Nature of Stuttering. Prentice, Hall Inc., pp97-122, 1971

参考文献

1) 都筑澄夫：記憶・情動系の可塑性と吃音治療―発話にかかわるパラリンギスティクな要因について．音声言語医学，43（3），44-349, 2002
2) 都筑澄夫，酒井奈緒美，坂田英明：メンタルリハーサル法による成人発達性吃音治療の2例．目白大学健康科学研究，第3号，37-43, 2010
3) 都筑澄夫：第4層の発達性吃音に対する年表方式のメンタルリハーサル法の訓練効果と軽減・改善過程．音声言語医学，53（3），199-207, 2012

付表　リラクセーションの口頭指示例

1. リラクセーション開始前のチェックと説明

①中性イメージに関わる過去の嫌な思い出の有無の確認

　今までに海や山や温泉で嫌な思いや怖い思いをした事がありますか．（無ければ使用可能，嫌な経験がある場合はそのイメージをカットする.）

②雑念の想起とコントロール

　リラクセーション中にはリラクセーション以外のことや，海，山，温泉の中性のイメージを想起している時には，今日の予定や仕事のことなど目的としている事以外のことが浮かんできます．目的のもの以外が浮かんだら直ちに目的の内容に切り替えてください．

　リラクセーションしても私の声や周囲の物音は全部聞こえます．周囲で何が起こっているか全部理解できます．そして頭の中で場面の映像を描きます．その時にその場面を見ている自分の姿は描きません．今，○○さん（患者の名前）はご自分の目の前の物が見えますね，見ているご自分の顔は見えませんね．そのように描きます．（理解したか確認）．少し練習をしましょう．目をつむって○○さんの自宅の玄関のドアを思い出してください．そのドアを開けて玄関に入ってください．そうすると玄関にある物が浮かびますね．（浮かぶことの確認）．今，玄関を頭の中で描いた時に，自分の姿は浮かびませんでしたね．（主体的に描いたことの確認）．それでいいのです．

2. リラクセーション

　①それでは，今からリラクセーションを始めます．右足の親指を感じてください．「親指がここにあるな」と感じるだけです．（感じたことの確認）．言葉では考えないでください．あくまで感じるだけです．

　②それでは右足の親指から力をす～っと抜いてください．力が抜けた感じを持つだけです．力を抜いてゆったりしたところは動かさないで下さい．次に第二指，手であれば人さし指に当たるところ．力をす～っと抜いてください．次に中指～，薬指にあたるところ，小指～．

　③次に足の甲～，そして土踏まずから力がす～っと抜けていく感じを持ってください．次に足首の力をぐるりと抜いてください．

　④それでは足首とひざの間にいきます．ふくらはぎの力をす～っと抜いてください．それでは足の前，すねのほうに移ります．すねの外側に筋肉がありますから，そこをす～～と抜いてください．次に太ももにいきます．太ももの前，今天井に面しているところです．そこから力をす～っと抜いてください．次に太もものそとがわ～，うしろがわ～，今，椅子に面しているところです．うちがわ～，どんどん力が抜けていきます．次にでんぶ～

　⑤それでは，ゆったりした右足とまだ何もしていない左足の感じを比べてください．右足のほうが左足よりもほんの少しだら～んとした感じがあればそれで十分です．違いを感じたら右手人さし指を動かして合図をしてください．（患者の反応を待つ，違いがわかれば）それでいいです．

　⑥次に左足はご自分で行ってください．終わったら目を開けてください．それが終わったことの合図になります．目を開ける時に体を動かさないでください．

　（さらにお腹，脇腹，右胸，右脇，腰の右側，肩甲骨の周囲と肩甲骨に被さっている筋

肉へと進む．一側は臨床家が指示し，反対側は患者が自分で行う．体幹が終わったら右腕，右肩に移り反対側は患者が自力で行う．首と顔面，頭は臨床家の指示で行うが，本書では具体的指示内容は省略）

3. 臨床家の指示で中性のイメージの想起

①それでは，どこかの浜辺に行ってください．海の沖のほうまでず〜っと見渡していてください．海が浮かんできていれば，右手の人さし指を動かして合図をしてください．（合図あり）．それでは水平線の上に積乱雲がモクモクと湧き上がっています．空高〜く，高〜く湧き上がっています．頭の中で空をどんどん広げていってください．次に水面に目線を落としてください．沖のほうから波が寄せてきて，途中で白〜く砕けて，そして足下まです〜っと寄せてきて，またす〜っと引いていきます．また次の波がきますので見ていてください．（10秒くらい待つ）．

②それではどこかの山へハイキングに行ってください．もう目的の場所に着いています．近くの木の枝と葉っぱを見ていてください．木の種類は何でもかまいません．それでは遠くの山並みに目線を移してください．遠〜く遠〜く，広〜く広〜く，頭の中でどんどん広げていってください．それではまた近くの木の枝と葉っぱを見てください．

③それでは，どこかの温泉に行ってください．入っているのはあなた一人だけです．他には誰もいません．湯はあなたが大好きな温度です．体と気持ちはのんびりして，ゆった〜りしてきます．見えるのは湯の表面と窓の外の景色です．

（再度，海→山→温泉を繰り返す）．

4. 覚醒の手続き

①それでは，私の後について頭の中でまねをして言ってください．声には出さなくて結構です．目が覚めると体はとても軽くなっていて，（患者が頭の中で真似て繰り返す時間をとる）自由に動かすことができます．（患者がまねる）．気分はとてもすっきりして晴れ晴れとしています．必ずそうなります．（患者がまねる）．ここからは私がやります．私が数を三つ数えて，手をぽんと打ちますと目が覚めます．い〜ち，目が覚めてきました．どんどん目が覚めてきています．に〜，もうほとんど目が覚めた状態になっています．さん，（手を打つ）．

②はい，手を握って開いてください（2回）．腕を伸ばして，曲げて（2回），両肩を上げて下げて（2回），足を伸ばして曲げて（2回），前屈みになって，起こして（2回），立って座って（2回）．

③気分が悪いとか，吐き気とか，頭が痛いとかありますか．（無ければ次へ）

5. リラクセーション，映像想起，雑念の想起と変換の確認

映像想起ができたかどうかの再確認，雑念が浮かんだかどうかと，浮かんだ場合はおおよその回数，そしてすぐ目的の内容に変換できたかどうかの確認，自分の姿を入れずに場面を描けたかどうかを確認する．

（＊上記のリラクセーションの口頭指示例は紙面の都合により，一部分の例示となっています．実際のリラクセーションは「RASS 吃音研究会」（ホームページ：http://rass.jp/）の臨床家向けの講習会で体験できます．）

索 引

欧文

Bloodstein················48
Guitar··················48
M・R
　──の総実施回数·········226
M・R法················44
M・R法効果判定の大枠······49
M・R法到達率の概略········49
RASS（Retrospective Approach to Spontaneous Speech）······30, 42

あ 行

相手・周囲の者の行動········134
悪循環············21, 22, 137
アタッチメントの不足········188
悪化・改善要因の相対的量······26
悪化訓練·················95
圧力····················62
安心感の欠如·············198
言い直し··················8
異質性への注目············135
意思表出···············38, 61
一次的な安堵感············18
一種の脱感作·········53, 90, 95
一方的な話しかけ··········173
意図的操作·······7, 8, 17, 49, 53
　──による苦痛·········49, 50
意図的発話······7～9, 17, 47, 126, 205
受け入れられた経験·········204
内弁慶··················209
映像想起················145
エピソード記憶··········24, 94
エピソードの構成要素········94
延期····················7
置き換え·················55
行うべき内容··············63
恐れ（恐怖）··············132
恐れと行動の状態··········131
恐れのレベル··············97

か 行

親からの話しかけ方·········166
親子関係··············130, 175
親子関係診断検査··········191
親の感情の爆発·············85
親の心理的不安定··········196
親の心理的余裕············189
親の立場·················71
音節や語の部分の繰り返し·······8

解除反応··················7
改善した状態の定義··········51
改善阻害要因··········23, 24, 42
改善と悪化···············13
改善率··············81, 119
外的環境···········35, 60, 63
　──での基本的評価対象·····37
回避················7, 8, 47, 49
鍵っ子················189, 193
覚醒の手続き············156
過去の悪化要因············42
過去のエピソード········53, 147
過剰と不足············62, 118
過剰な心理的負担··········210
過剰な早期学習············180
過剰な要求················70
家族の生活状況············190
考え·················38, 39
考え方················6, 8, 31
環境
　──側の評価·············69
　──の調整···············36
　──の評価対象···········37
環境依存性··········36, 59, 62
環境調整法················58
　──の適応範囲············80
環境調整を困難にする条件·····71
干渉····················62
感情・意思（の）表出········78
　──の対象者の順番········78
　──の程度···············78
感情・情動·········6, 8, 37, 38
　──の状態···············65
　──の表出···············61
感情・情動反応の間接的評価···66
感情・情動反応の評価·······65
感情・情動面（不安・恐怖感）への対応···············30, 31
感情
　──と行動の受容·········68
　──（の）交流········174, 176
　──の是認··············194
　──を出す経験··········202
間接法··················30
聴き方（本人の発話行動への親の対応）···············175
帰属意識················174
吃音
　──に対する否定的価値観···49
　──（の）悪化要因···23, 24, 171
　──の悪化要因の積み重ね···23
　──の悪化要因への対応····31
　──の自覚··············169
　──の症状···············6
　──の進展···············10
　──への恥ずかしさ········50
　──への否定的価値観······16
吃音検査················145
吃音児者の内的状態と行動···134
吃音質問紙············124, 132
吃音者意識············47, 53
吃音者独特の行動··········91
吃音者の発話行動···········5
喜怒哀楽··············61, 118
軌道（トラック）の判断······109
規範性··················70
規範の押しつけ··········197
基本情報················124
基本的順番··············224
基本的情動········37, 131, 136

──の安定……………………64	コントロールした発話……………48	情報収集……………………………106
基本的情動反応……………………31		情報分析……………………………133
逆戻り要注意期間……………13, 82	**さ　行**	──の視点……………………134
境界域吃音…………………………48	再獲得………………………………91	初回面接………………………106, 144
共感…………………………………191	最終目標……………………………48	初期吃音……………………………48
兄弟と対抗意識……………………177	再評価………………………………146	職業人………………………………190
恐怖感…………………………39, 49	雑念……………………………156, 157	助走…………………………………7
拒否の程度…………………………195	自覚…………………………………172	初発時の吃音行動…………………127
許容内容……………………………62	視覚映像……………………………102	心因性吃音…………………………108
禁止事項……………………………62	時間的な情報…………………94, 158	神経原性吃音………………………108
緊張……………………………49, 203	志気…………………………………182	身体症状…………………………6, 8
苦悩……………………………19, 50	自己嫌悪……………………………185	身体的反応……………………217, 225
──の核心……………………21	自己主張………………………202, 207	心的外傷……………………………96
工夫…………………………………126	自己の良き面の発見………………101	進展段階……………………………11
訓練期間…………………81, 103, 119	実施回数………………………158, 163	──の評価……………………74, 109
訓練経過の分析の視点……………220	自縄自縛………………………199, 209	進展の防止…………………………58
訓練法の選択………………………12	自然で無意識な発話………………30	心理的（に）圧力……60, 172, 185, 186
軽減・改善過程………………43, 115	自然な発話………………………4, 54	──と社会の大きさ…………77
稽古事………………………………181	持続時間……………………………73	心理的緊張…………………………38
月齢差………………………………197	自宅練習……………………………145	心理的ショック…………64, 131, 216
言語環境………………………58, 166	躾………………………………63, 187	随伴症状…………………………6, 8
言語的要求水準……………………166	自動化された過程…………………54	スクリーニング……………………108
現実脱感作…………………………212	自発的行動…………………………168	性格形成……………………………58
現実的（に）到達可能（な）レベル	周囲からの期待……………………185	生活者の視点………………………54
………………………………47, 48	習慣的行動からの脱却……………101	成功体験……………………………32
現実的目標…………………………48	集団への参加………………………205	正常域…………………………50〜52
健常者………………………………47	主観的尺度…………………………131	正常な発話…………………………32
後期吃音……………………………48	主体的行動…………………………56	積極的拒否……………………72, 198
攻撃…………………………………207	主体的事項…………………………36	専業主婦……………………………190
攻撃行動……………………………76	主婦…………………………………190	早期教育……………………………63
攻撃性………………………………66	受容…………………………………191	早期過ぎる教育……………………70
肯定的情動反応……………………136	受容可能な吃音………………48, 52	想起の方法…………………………157
肯定的な感情・情動反応の補填……92	消極的（に）拒否	想起練習……………………………222
行動……………………………8, 31	………72, 169, 174, 175, 190, 193, 198	挿入…………………………………8
行動規制…………………………64, 135	上下関係……………………………203	遡及…………………………………42
行動抑制……………………………130	症状の積み重ね……………………12	
語尾，発話等への注目や工夫……222	症状の抑制の枠組み………………34	**た　行**
語句の繰り返し……………………8	情動の安定…………………………191	第1層（学童）………………………46
個人差………………………………197	情動の不安定………………………210	第2層，第1層の段階………………46
子どもへの拒否……………………191	情動表出が未経験…………………189	第2層前半…………………………46

第4層，第3層の段階…………44	——での評価対象……………38	——の拒否………………168
対象児の行動の変化……………74	内的状態へ注目（監視）……49, 50	——の種類………………72
対立内容……………92, 94, 158	7段階尺度………………111	——の評価………………107
——の恐れのコントロール……161	習い事………………178	——の発生位置…………73
——（の）導入の順番……223, 224	二次的症状………………6～8	——は自覚………………225
——の内容………………226	日常活動時の禁止事項………99	発話内容………………55
立場………………190	日常生活場面………………149	発話場面の条件………93
小さな大人…………199, 209	人間関係………………55	発話場面の複合的な条件………55
知的発達………………107	認知行動療法…………49, 53	発話メカニズム………58
注意欠陥多動症候群……………107	「ねばならない」との規範……209	発話量………………72, 178
注意の転換…………………17	年表方式のメンタルリハーサル法	母親の立場………………190
中核症状…………………6, 8	（M・R法）………………90	母親への甘え……………201
中学生以降………………43	年齢区分………………25, 30	場面回避………………10
中期吃音…………………48	——，対象の………………31	場面に対する恐れ………170
中止………………………8		場面の種類………………55
中性イメージ………145, 222	**は 行**	般化………………………93
注目（監視）………7, 8, 17, 47, 126	恥ずかしさ………………49	反芻の防止……………100, 153
——，症状の異質性への…………16	罰………………168, 171, 172, 185	引き伸ばし………………8
——，症状への………………16	発話………………………38	否定………………………196
注目，意図的操作の再チェック……148	——以外の行動…………38, 61	否定的価値観
注目（監視）行動………38, 137	——に対する圧力………168	………7, 8, 15, 19, 53, 114, 135, 172
治癒の宣言………………51	——の意図性………………49	否定的自己認識
長期的な視点………………200	——の状態………………131	………7, 8, 19, 47, 49, 53, 113
直接法………………30, 49	——の評価………………73	否定的指摘……………172
——での現実的到達可能なレベル	——（へ）の干渉	否定的情動反応………31, 47
………………………48	………16, 68, 129, 166, 221	否定的情動反応（顕在性）………8
罪の意識………168, 170, 172, 185	——への対応……………30, 31	評価尺度………………12
敵意………………………172	——への注目（監視）……49	不安………………39, 132, 196
適応行動…………………92	——への反応………………68	不具合…………………44
適応する進展段階………103	発話回避……………9, 224	不登校……………131, 211
適応年齢…………………103	発話行動…………………5, 61	フラストレーション……168, 185
登園拒否………………131, 211	——の課程………………45	プロソディー……………54
到達可能なレベル………49	——の拒否………………176	ブロック………………3, 8
特定の物（母親代わり）……192	——の種類………………68	分析・操作の対象………56
吃っている発話……………32	——への注目………………33	分析の視点の大枠………133
トラック…………………127	発話・行動場面の条件……134	変動性……………………13
取り除くべき内容………63	発話障害…………………3	母子関係………30, 191, 221
	発話症状………………6, 8	母子のアタッチメント……60, 64, 174
な 行	——と行事との関係………74	本人の発話量………166, 221
内的環境………35, 60, 63	——と場面………………73	

240

ま行

- 間……………………………………8
- 魔法の杖……………………………17
- 未経験………………………………200
- 道のりの険しさ……………………182
- 目的とする発話……………………31
- 目標のレベル………………………46
- 文字の学習…………………………129

や行

- 有効性の限界………………………103
- 良い子………………………85, 190, 199
- 養育環境……………………………58
- 幼児教育……………………………178
- 予期不安……………………………19, 21

ら行

- 良き面の発見………………………154
- 流暢性の要因………………………23
- リラクセーション…………………102, 155
- レディネス…………………………173, 180

間接法による吃音訓練
自然で無意識な発話への遡及的アプローチ
―環境調整法・年表方式のメンタルリハーサル法―

発　行	2015年 8 月30日　第 1 版第 1 刷
	2019年12月20日　第 1 版第 2 刷
	2022年 1 月25日　第 1 版第 3 刷Ⓒ
編　著	都筑澄夫
発行者	青山　智
発行所	株式会社　三輪書店
	〒113-0033　東京都文京区本郷 6-17-9　本郷綱ビル
	電話 03-3816-7796　FAX 03-3816-7756
	http://www.miwapubl.com
表紙デザイン	石田香里（〈株〉アーリーバード）
印刷所	三報社印刷　株式会社

本書の内容の無断複写・複製・転載は，著作権・出版権の侵害となることがありますのでご注意ください．

ISBN 978-4-89590-524-4　C 3047

JCOPY ＜出版者著作権管理機構　委託出版物＞
本書の無断複製は著作権法上での例外を除き禁じられています．複製される場合は，そのつど事前に，出版者著作権管理機構（電話 03-5244-5088，FAX 03-5244-5089，e-mail: info@jcopy.or.jp）の許諾を得てください．